KEEP SHARP

BUILD A BETTER BRAIN AT ANY AGE

桑賈伊・古普塔——著
Sanjay Gupta
張瓊懿——譯

獻給我三個女兒Sage、Sky和Soleil。為了避免將來有爭議，前面的順序是按年紀排的。我愛你們，你們成長的速度比這本書還快。永遠把握當下，因為那很可能是讓你的大腦保持明晰、生命閃閃發光最有效、也最愉悅的方法。你們的年紀雖小，但已經給了我一輩子都忘不了的回憶。

獻給我永遠熱情洋溢的Rebecca。如果生命到頭來留下的只有回憶，我的回憶肯定充滿了你美麗的笑容和堅定的支持。

獻給每一個想要擁有更好的大腦的人；我們不單單要杜絕疾病和創傷，更要以最佳狀態建立並記錄人生經歷，同時堅韌不拔地面對生命的挑戰。獻給所有相信大腦並非固若金湯、無法觸及的黑盒子，而是透過滋養便能成就非凡的人。

追憶逝去的過往，不代表我們記得它們的原貌。

——普魯斯特，《追憶似水年華》作者

目次

記憶的本質是一種學習過程——是不斷理解和分析新進資訊的結果。你每次使用記憶時，都在改變它。不久以前，神經科學家還在以檔案櫃比喻人類記憶的儲存模式，但是我們現在知道，記憶是沒辦法用固體表達的，它更複雜、更變化多端。我們也知道記憶並不局限於某些大腦區塊，也不是由某些區塊生成的，而是全腦合作的結果，大腦在快速運轉時，所有腦區都參與其中。這就是為什麼最新研究認為，記憶是可以調整的。

另外，我們甚至無法感受記憶和思考之間的區別，因為兩者經常緊密交織。這就是為什麼我們不能光靠一些記憶技巧提升記憶，雖然說這些方法對加強某些記憶元素還是有幫助。真的想提升並維持認知上的記憶，就必須顧及所有大腦功能。

◎正常和不正常
◎重新思考認知衰退
◎專注於大腦健康，一切都會跟著變好

醫界發現阿茲海默症至今已經一百多年，這期間醫學雖有長足的進展，卻依舊無法找出它的確切病因。這除了令人感慨人類是極為複雜的生物，也意味著導致阿茲海默症的原因因人而異。儘管如此，在深入探討數據後，我們對如何降低失智症罹患風險，還是有很好的見解和策略。

為了更了解這些策略，我們有必要再次檢視關於阿茲海默症的各種理論。其一是許多人耳熟能詳，幾十年來獨佔鰲頭的類澱粉蛋白假說。其實一連串的臨床失敗已讓這個假說漏洞百出；此外有些大體在解剖時發現了類澱粉蛋白斑塊，但死者生前的認知能力並未受到影響。雖然這有可能是記憶儲備的結果，但事實是：我們並不知道類澱粉蛋白在阿茲海默症中究竟是因，還是果。

3 十二個有害的迷思與支持大腦健康的五大支柱……115

12 Destructive Myths and the 5 Pillars That Will Build You

◎關於大腦的十二個迷思——
（1）大腦仍是一團謎／（2）年紀大了就一定會忘記事情／
（3）失智症是老化不可避免的結果／（4）老年人無法學習新事物／
（5）要先學好一種語言後，才能學第二種／
（6）受過記憶訓練的人能永保記憶／（7）我們只用了十%的大腦／
（8）男生和女生的大腦在學習能力和智力有所區別／

（9）玩字謎能預防大腦退化／（10）你的一邊大腦比另一邊大腦發達／（11）你只有五種感官／（12）你的腦細胞總數在你出生時就定下來了。

大腦是內建硬體，壞了就壞了，無法挽救。

◎如何保持大腦敏捷

一百多年前，心理學家威廉·詹姆士在其著作《心理學原理》中提到大腦可塑性，這是有關大腦可塑性的首次記載。但是直到最近我們才有技術偵測這種現象。利用功能性磁振造影，我們見到大腦受到特定刺激時的反應，也見到沒有使用的大腦部位被修剪掉了。我們的大腦就是這樣因著經驗、學習，甚至受傷，不斷塑型又重新塑型。而從結構和功能的角度來看，決定你的大腦樣貌的，更多時候是你選擇專注的事。

神經能夠再生這件事，加上能透過神經可塑性改變神經迴路這個大好消息，在學界掀起了一波革命。這樣的新知識也為那些想要緩和大腦病情，逆轉甚至治癒腦疾的人帶來了希望。如果大腦細胞能重新形成，連結可以再次來過，對研究神經退化性疾病將是一大福音。

運動之所以有益大腦健康，不只在於運動能為大腦帶來更多含氧血，提供神經細胞更多生長與維護所需的養分。一些新近研究顯示，運動還能保護並維持大腦的功能。運動對大腦的好處可以分成兩個方面。首先，運動能有效使用血液循環系統裡的葡萄糖、減少發炎，同時刺激生長因子釋放，促進細胞生長與運作。生長因子能支持新生神經元的健康、延攬更多血管，並維持所有神經元生存。運動帶來的另一個層面的好處雖沒那麼客觀，但一樣重要。我們知道經常運動能舒緩壓力和焦慮，同時改善睡眠和情緒，這些對大腦的結構和功能都有正面影響。長遠來看，這些作用結合起來可以建立至關重要的大腦韌性，幫助我們發揮創造力和洞察力去解決問題。

認知儲備是個頗為新穎的理論。它源自於一九八〇年代，當時加州大學聖地牙哥分校神經科學系的科學家發現，某個專業護理中心的老人們沒有明顯表現出失智症特徵，卻在解剖時發現，他們大腦的生理外觀就像重度阿茲海默症患者。他們將結果發表在《神經學年鑑》，並在文中首度提出「儲備」這個詞，表示這些患者有足夠的大腦記憶儲存，可以彌補大腦損傷，讓它維持正常運作。研究人員也發現，這些沒有失智症症狀的人大腦比較重，神經細胞也比較多。繼這項革命性發現之後一再有研究指出，認知儲備高的人比較能遏止失智症和其他大腦疾病，像是帕金森氏症、多發性硬化或中風等引起的退化性腦部病變。

近期關於睡眠的發現中，頗受矚目的一項是它對大腦具有「洗滌」作用。我們的身體會透過淋巴系統來清除組織裡的廢棄物和液體。淋巴液位於特殊管道內，是一種無色液體，能攜帶走有毒物質和細胞殘骸，這些物質會在通過淋巴結時過濾掉。過去科學家一直以為大腦沒有淋巴系統，認為它的廢棄物只能藉由擴散作用，緩慢的從大腦組織進到腦脊髓液。但是一篇論文的發表重寫了科學。二〇一二年，傑福瑞．以利夫博士和他在奧勒岡健康與科學大學的團隊發表了一篇文章，介紹大腦自行清除廢棄物的功能。一年後，以利夫和同儕謝路路與麥肯．尼德加德醫生發表了另一篇文章，指出膠淋巴系統在夜間運作特別旺盛，原因可能是睡眠提供了大腦最佳清理時機。大腦若未能及時排出廢棄物，可能會增加失智症的罹患機率。

我曾提到可以將阿茲海默症視為第三型糖尿病，因為問題出在大腦無法正常使用胰島素。我也發現，控制血糖等於支持大腦健康；許多設計周密的研究也指出，血糖濃度高的人，認知衰退速度要比血糖正常的人快。體重正常的人可能有高血糖而不自知，但體重過重的人幾乎沒有例外都有高血糖。脂肪過多除了會讓人對胰島素產生抗性，脂肪本身也會釋放荷爾蒙和細胞激素。後者會引起發炎反應，在身體和大腦點燃一把悶燒的火，加劇認知衰退。

我沒有要你完全不碰糖，每個人都喜歡生活中有點甜滋滋的味道；但是你得減

◎第三週和第四週
◎第五週和第六週
◎第七週和第八週
◎第九週和第十週
◎第十一週
◎第十二週

我已經給了你很多資訊，教你如何讓大腦保持敏銳。現在我要提供你一個為期十二週的計畫，讓你在日常生活中實踐這些資訊。永遠別忘記大腦有不可思議的可塑性——可以藉由你的經驗和習慣重新塑形和連結，而且只要十二個星期就能見效，就跟訓練肌肉一樣。第一個星期，你將從根據護腦五大支柱而來的五個新習慣開始，第二個星期重複這些習慣。接下來的每個星期都加入新習慣，直到第十二週擁有全新的生活節奏為止。

不用購買任何東西來完成這個計畫。我認為參加寫作課或瑜伽課是很好的投資，但它們不見得符合你的興趣。你可以根據自己的需求和興趣做調整。對我建議的項目不感興趣時，跳過它或以其他項目替代。我希望這個計畫是有彈性、可行的，而且符合個人需求。

我親眼目睹過，失智症對一個家庭帶來的破壞與毀滅無異於其他災難。不只是病人本身痛苦，連帶他周圍的人——從家人、朋友，到任何提供照顧的人，都會受到折磨。消耗的不只是體力，還有精神，以及大量時間與金錢。研究界遲遲未能提供有效的治癒方式更是莫大的挫折。受害者打的是長期抗戰，一拖便是數年，甚至數十年，而且毫無治癒的希望，對話總在期望與實話間閃爍不定。但是就如我在這本書接下來要談的，失智症的治療方法已經開始改變。我們的對話不再只有沮喪，而是可以把目光擺在病人照護的進展，並重塑我們的經驗，特別是在早期診斷與介入上，讓失智症患者和照顧者在我們找到治癒的方法前，還是能保有良好的生活品質。

任何照顧失智親人的人，罹患失智症的風險都會提高，我們稱這些人為「隱形的第二位病人」。專注於照顧病人的代價，就是自己的生活品質變差。媒體經常提及「毒性壓力」對身體帶來的生物影響——或許是緩緩發酵的破壞性慢性發炎，又或是壓力荷爾蒙皮質醇隨時間累積造成的生物性傷害。照顧者往往承受著毒性壓力，他們罹患失智症的風險較高，有一部分也是因為慢性發炎對身體（包括大腦在內）帶來的破壞。

照顧失智症的親人必須家庭成員和親友們團隊合作。但是對於主要照顧者，最重要的是照顧病人之外，別忘了照顧自己。注意自己的飲食、規律運動，參與

自序　鍛練大腦非難事
Introduction: Nothing Brainy about It

人類的大腦比天更廣……比海更深。

——美國詩人艾蜜莉・狄金森（Emily Dickinson）

跟大多數同行不一樣，我並非從小就嚮往當醫生，更別說當神經外科醫生了。我最早的願望是當作家，很可能是因為我當時迷戀學校裡的一名英文老師。決定以醫生為志向時我十三歲，那時爺爺中風了。我和爺爺很親，看著他的大腦功能急速退化，感覺非常可怕。突然間，他就不能說話或寫字了，但似乎還聽得懂別人說的話，也還能夠閱讀。也就是說，別人藉由交談和書寫跟他溝通時，他雖然聽得懂、讀得懂，卻無法用相同的方式回應。那是我第一次對大腦複雜而神奇的功能感到著迷。我在醫院待了好一段時間，經常跟醫生問東問西，醫生都快被我煩死了。聽他們解釋事情時，我覺得自己就像大人一樣。醫生疏通了爺爺的頸動脈好恢復血流，以免日後再次中風，之後爺爺便慢慢康復了。在那之前，我從來沒有跟外科醫生這麼長時間相處過，一下子被深深吸引了。我開始閱讀醫學和人體方面的書，不久後，便把注意力全放在大腦上，特別是它的記憶功能。記憶——這種形塑我們特質的一大要素，竟然可以簡化成大腦裡看不見的神經化學訊號，這至今仍讓我感到不可思議。對當時的我而言，大腦的世界有如魔法般神祕。

多年後，一九九〇年代初期，我成了醫學院的學生。當時的傳統知識仍認為，大腦細胞（像是神經元細胞）是無法再生的。我們出生時擁有一定數量的大腦細胞，這輩子就只會有這些腦細胞了；它們會隨時間損耗（飲酒過量、抽大麻等壞習慣會加快耗損速度——這部分我們稍後再談）。或許是天性樂觀，我從不相信大腦細胞會這樣就停止生長或再生，畢竟我們一生中會不斷有新的想法、深刻的體驗和鮮明的記憶產生，也持續在學習新事物。我認為，除非你一直不用腦，否則大腦沒道理就這麼平白凋萎。二〇〇〇年，我結束神經外科的訓練時，已經有許多證據指出，我們有能力孕育新的大腦細胞（我們稱之為神經生成〔neurogenesis〕），甚至能擴增大腦的體積。我們對這個身體主控系統的看法慢慢轉向樂觀。確實如此，每一天，你都可以讓大腦變得更好、更快、更健康——沒錯，還可以讓它變得更敏銳。我對此深信不疑。（我晚點會再回來談壞習慣；這些事情不見得會殺死腦細胞，但是不節制的話確實會影響大腦，特別是大腦的記憶能力。）

首先我要聲明：我當然崇尚精進教育，但這不是本書的重點。這本書的目的，不在提升你的智力或智商，而是協助讀者促進新的腦細胞生長，同時讓現有的腦細胞發揮更好的效率。我不是要幫助你記得更多事情、考試時拿高分，或是讓你執行任務的能力變強（雖然說擁有好的大腦確實能幫助你達成這些目標）。你會從這本書得知，要如何塑造能讓生活更加美好的大腦。這個大腦能在短程與長程世界觀間切換自如，最重要的是，它能讓你在面對一般人無法承受的生活經驗時，保有韌性。在後面我會更明確的定義「韌性」，並告訴大家如何培養這個特質；它一直是我個人成長的過程中，不可或缺的要素。

討論大腦的功能與失能這麼重要的議題時，知道事情的前因後果特別重要，另外，我們對認知能力衰退的看法，也隨著時間有了巨大的變化。失智症方面的歷史記載可以回溯到西元前一五五〇年，當時埃及醫者以一百一十頁莎草紙寫了埃伯斯紙草卷（Ebers Papyrus），上面記載著古埃及的各種醫學，其中就描述了這種異常。但是直到一七九七年，這種現象才被命名為「*dementia*」，這個拉丁文的字面意思是「喪失神智」。命名的是法國精神科醫生菲利普．皮內爾（Philippe Pinel），他因為致力於用人性化方法照護精神病患，而被譽為「現代精神病學之父」。一開始，*Dementia* 這個詞是用來指任何年齡階段的智力缺損（失去思考能力），直到十九世紀末，才變成只用來指稱特定型態的認知能力喪失。同樣在十九世紀，英國醫生詹姆斯·考爾斯·普里查德（James Cowles Prichard）則在他的著作《精神錯亂》（*A Treatise on Insanity*）中，使用了老年失智（*senile dementia*）一詞。當中的 *senile* 指的是「年紀大的」，老年失智泛指年長者的各種精神錯亂問題，由於記憶力減退是失智症最明顯的症狀，所以這個詞也就經常和老年一起出現了。

有好一段時間，人們認為患有失智症的老人是受到了咒詛，或是得了梅毒之類的傳染病（因為它的症狀有時和梅毒很相似），這導致 *dementia* 這個字帶有貶意，被視為侮辱。事實上，在我開始寫這本書時就有人問我，它是不是跟《哈利波特》裡會吸取他人靈魂的催狂魔（*dementor*）有關。失智症不是某種疾病，而是跟記憶力衰退和判斷力變差相關的一群症狀，至於它為什麼會被汙名化，我們可以在這裡簡單說明一下。

科學家和醫生使用這個詞的時候，是有臨床意義的，但病人和他們的親人在得知診斷結果後，確實經常不確定它的含義，特別是初次確診時。一方面是它不夠精準，因為失智症從輕度到重度有個範圍，而且某些失智症甚至可以完全逆轉。由於阿茲海默症患者佔了失智症患者一半以上，以致我們幾乎把焦點都放在它身上，這使得失智症和阿茲海默症幾乎被劃上了等號。這是錯誤的。然而，失智症已經成為日常生活用語，它和阿茲海默症的關聯也是如此。在這本書中，我分開使用這兩個詞，也希望日後大家談到範圍廣泛的認知衰退時，使用這兩個詞的習慣也能改變。

我還認為，過度強調阿茲海默症，會使得大家有一種年紀大了就無可避免會喪失記憶的恐懼。身體健康無恙的人，在三、四十歲時就開始因為一時忘了鑰匙放哪裡、忘了人名這種常見的情況，開始緊張。這種擔憂是誤導產生的，接下來你會知道，老化的過程中未必就會喪失記憶。

我開始在世界各地旅行，跟大家談論這本書時，發現另一件不尋常的事。美國退休人協會（American Association of Retired Persons，簡稱 AARP）對三十四歲至七十五歲的美國人進行調查後發現，幾乎所有人（九三％）都明白大腦健康非常重要，卻不知道如何保健大腦，甚至認為這不可能辦到。大家普遍以為，堅硬顱骨所包覆的這個器官猶如黑盒子，摸都摸不著，可別提改善它的功能了。其實不然。不論你是什麼年紀、環境上具備什麼條件，大腦都能隨著你的生命而變得更加豐富。我曾經打開這個黑盒子碰觸過它，在這本書中我會告訴你那些不可思議的經歷。以我的專業訓練，再加上數十年的經驗學習，我堅信我們能促使大腦有建設性的改變——讓它變得更好、更優秀。試著把它看成你的肌肉——甚至你的心臟，它本質上也是肌肉。如果你正在讀這本書，代表你一定很重視身體其他部位的健康。現在請你以相同的態度，來看待大腦的思考能力和記憶能力。你能掌控的遠比你以為的還要多，只是大部分的人連試都沒試過。這本書將為你打造專屬的大腦提升計畫，這些計畫都能在日常生活中輕鬆執行，我已經親身體驗過它們的效果，現在迫不及待想跟你們分享。

身為記者與學術界的神經外科醫師，我的工作有一大半是在教導和解釋。我很清楚，倘若希望聽眾牢記我傳達的訊息，那麼除了描述事實和說明該怎麼做，解釋背後的原因也一樣重要。所以在這本書中，我會解釋為什麼大腦是這樣運作的，以及為什麼有時候它沒辦法如你所願的運作。一旦你了解運作原理，就會明白為什麼我鼓勵你養成某些習慣，這麼一來，它們將更容易融入你的日常生活。

事實上，就連一般的身體健康，也很少有人向我們解釋身體實際上如何運作，以及怎麼樣讓它運作得更好。更糟的是，醫學專家們對於吃什麼好、做什麼好、或是究竟該睡多長的時間，看法不一，所以才會有那麼多互相矛盾的訊息。一下子說咖啡簡直是超級食物，一下子又說它會致癌。有關麥麩的議題也一直爭論不休。薑黃中的薑黃素被喻為「神奇的大腦食物」，這又是什麼意思呢？降血脂的斯他汀類藥物（statin）也像性格分裂似的：有些研究認為它們能降低罹患失智症的風險，並改善認知功能，但又有些研究顯示恰好相反。維生素D也引發了不少爭執，有些人信誓旦旦的為它背書，有些研究則說它沒有任何作用。

我們要怎麼理解這些互相矛盾的信息呢？大部分人都認同汞、黴菌這類有毒物質和病原體對身體有害，但是某些人工物質或家中的自來水呢？加拿大的一項研究指出，孕婦喝了含氟的自來水會導致孩子的智商稍微降低〔1〕。但是在水中加入氟顯然對口腔衛生有益，所以大多數醫學團體還是支持這麼做。此外，幾乎所有醫生在問診完後，都會建議病人「多休息、多運動、正確飲食」。聽起來很熟悉吧？這當然是好建議，問題是說到實際上要怎麼做，大家幾乎沒有共識。怎樣算正確飲食，它難道不該因人而異？運動呢？高強度的運動好，還是緩和而持久的？每個人都得睡足七、八個小時才夠嗎？會不會有人根本不需要睡那麼久？為什麼？每個人面對的危險因子都不一樣，這狀況下應該服用哪些藥物、吃哪些保健食品呢？說到大腦健康，不論是患者或醫界，缺乏基本了解的情形更是嚴重。醫生除了提醒你騎車時要戴安全帽，可曾告訴過你怎麼照顧你的大腦？恐怕沒有。

現在，就讓我這個醫生來告訴你該做哪些事、以及該怎麼做。如果到這裡你已經一頭霧水，千萬別擔心，我會逐步引導你。讀完這本書後，你將會比過去更了解你的

1 M. A. Rivka Green, Bruce Lanphear, and Richard Hornung et al., "Association between Maternal Fluoride Exposure during Pregnancy and IQ Scores in Offspring in Canada," *JAMA Pediatrics,* August 19, 2019. doi:10.1001/jamapediatrics.2019.1729. [Epub ahead of print.]

大腦，也會明白這些保健大腦的方法用意何在。何妨把這本書想成一門教人提升大腦表現的大師級課程，它能幫助你達成生命中的諸多目標——包括成為更好的父母或兒女。你會更具生產力、更開心，別人與你相處時也會更加愉快。此外，你會激發出更多最關鍵的元素——韌性，讓你不因日常生活的考驗而挫敗，大腦愈來愈強大。這些目標之間的關聯，遠比你認為的還要大。

「相信明天會比今天更好」是一種大膽的世界觀，但這樣的世界觀塑造了我的生命。我從十多歲起就很注重自己的身體健康——想讓身體更強壯、更敏捷，具備更大的韌性抵禦疾病和傷害。我想每個人之所以注重健康，動機林林總總。許多人是為了讓自己感覺良好、更具生產力，也希望能長久陪伴孩子。有些人在意的是自己的外表。但是隨著年紀增長，還有一種感觸是來自接觸死亡，以及更貼近的看到生命有多脆弱。我就是這樣的例子。我父親四十七歲那年，某日在外散步時胸口突然劇烈疼痛。我記得母親心急如焚的打電話給我，也記得幾秒鐘後救護車接線員的聲音。幾個小時後，父親做了緊急手術，裝了四條心導管。這件事對我們家是非常可怕的經驗，我們都擔心他撐不過這一關。當時我已就讀醫學院，因此非常自責，覺得對不起父親。我應該要察覺那些警訊、為他的健康把關，幫助他避免心臟病發作的。很幸運的，父親活了下來。這場意外徹底改變了他的生活——後來他減重十五公斤，隨時注意自己的飲食，並且非常重視規律運動。

現在，我自己也在孩子的陪伴下，度過了那個年齡，而且很看重如何預防疾病。此外我時不時評估自己的身體，確保它處於最佳狀態。過去幾十年，我一直在探索心臟與大腦間的關聯，發現對一方有益的確實對另一方也有益，但是我現在更相信，當中的祕密在於大腦——大腦才是一切的根源。一旦你的大腦運作順暢，其他生理機能便會跟著改善。你會更能忍受疼痛，更不依賴藥物，身體癒合能力也會加速。讀了這本書的醫生幾乎都認同：想要照顧好你的身體，首先得先照顧好你的大腦。事實就是如此，最重要的是要做到這一點不難。你不用徹頭徹尾改變生活，只要做些小調整就行了。

在解釋需要調整哪些地方、以及為什麼要這麼做之前，我想先談談我出於什麼理念，採用寫這本書的口吻。過去這些年，我在以下領域工作過：在大學從事學術性的神經外科工作；在白宮參與公共服務；在媒體擔任記者；為人夫，同時也為人父，有三個健康、聰明又漂亮的女兒。做這些事時，我一直謹守自己年少時學到的原則：別用恐懼影響他人。這麼做效果不彰，也不會持久。嚇唬他人時，會刺激對方的「大腦情緒中樞」杏仁核。杏仁核會反應迅速而激烈，就跟受到威脅時一樣。問題是，由情緒中樞啟動的反應，並沒有經過大腦中做判斷與執行功能的區塊。這導致這個反應雖然既強烈又即時，卻往往短暫且不協調。這就是為什麼告訴某人他要是再不減肥，恐怕會心臟病發作時，他雖然會很認真的節食跟運動一個星期，但很快又故態復萌了。以恐懼為基礎的訊息絕對不會是持久的方案，因為這不是我們該有的運作模式。告訴別人他可能會罹患阿茲海默症，結果也是如此。

有許多調查發現，人們最恐懼的事情便是大腦失能，恐懼程度甚至凌駕死亡；很多人認為這是老年的一大威脅。我外公患有失智症，看著他的病情逐漸加重，我也曾不由得擔心自己的認知能力哪天也會逐漸衰退，終至失智。我外公個性風趣、喜歡開懷大笑，所以他發病之初我們還以為是自己沒聽懂他的笑話。直到有一天，我們發現他從空洞的凝視轉為困惑，接著變成恐慌，因為他發現自己連最基本的事情和計畫都做不來了。我永遠忘不了他臉上的表情——至少我希望自己永遠別忘記。

我要強調，你不該是出於恐懼失智症才來讀這本書，而應該是為了希望不管在什麼年紀都擁有最好的大腦，而讀這本書。我會告訴你該怎麼做，並解釋為什麼要這麼做。你會發現，我沒有要你逃避某些事，相反的，我想要你衝著它去——去追求處於顛峰狀態的大腦，讓你承受得起人生在世要面臨的種種考驗。

二十五年前，我開始擔任神經外科醫生時，「改善」大腦這個想法聽起來有點誤導。訓練過程中，我學了如何清除腫瘤、夾住動脈瘤、減輕血液或其他液體累積造成的壓力。即使是今天，還是沒有神經外科醫生能進你的大腦調整裡頭上千億個腦細胞，來讓你變得更聰明，或是阻止它衰退。心臟外科醫生可以除去心臟裡的斑塊，但我沒辦法解開阿茲海默症的神經纖維纏結。沒有手術或藥物能治癒失智症，或是讓人變得更加聰明、更具創意，或者具備異於常人的記憶力，乃至開創偉大發明的能力。

大腦不同於其他器官。你可以移植心臟（或肝臟、腎臟，甚至是臉），但沒辦法移植大腦。我們對大腦的認識仍處於發展與擴展的初期階段。最近我主持了一場美國神經外科學會的專家小組會議，在當中和世界各地的腦震盪專家討論交流，最後得知一個驚人的事實。他們都是來自醫界、國防部和科技界的專家，大家侃侃談著大腦意識領域的進展，但回過頭來，對於如何治療腦震盪卻找不到明確的共識，學會發表的文章也沒有提過有效治療腦震盪的方法。在美國，每年都有數百萬人發生腦震盪，目前建議的處理方式根據的都是傳聞中證據〔2〕。光是最簡單的休息，包括採什麼樣的休息以及休息多久，都存在爭議。舉例來說，腦震盪的修復期間，應該避免從事需要集中精力和注意力的事嗎？什麼時候可以恢復快走之類溫和的運動，才能有益於身體康復，卻又不會帶來傷害呢？我聽了各種意見，但它們幾乎都沒有根據。別忘了，這可

2 Matthew J. Burke, M. Fralick, N. Nejatbakhsh, et al., "In Search of Evidence-Based Treatment for Concussion: Characteristics of Current Clinical Trials," *Brain Injury* 29, no. 3 (November 2015): 300–305.

是世界級腦部傷害專家組成的小組。

亞里斯多德認為心臟才是心智的中樞，而大腦的功能是冷卻熾熱的心臟和血液。從他的年代到現在，我們確實已有了很大的進展，但即使是今天，關於大腦的問題還是比答案多。我們現在知道動作是怎麼完成的、思考是怎麼形成的，甚至知道海馬迴就是那兩個與記憶功能息息相關的馬蹄形構造。但是對如何阻止認知衰退和失智症，仍然沒有很大進展。在為心血管疾病和某些癌症的發生機率低於上個世代而感到欣慰的同時，大腦方面的疾病卻日趨普遍。加州大學洛杉磯分校在二〇一七年做的一項研究指出，有四千七百萬名美國人有臨床前期阿茲海默症，雖然他們還沒有出現症狀，距離記憶力、思考能力與行為受到明顯影響或許還有幾年，但是他們的大腦已開始出現不良變化〔3〕。問題是：我們不知道這四千七百萬個人是誰，當中又有哪些人會徹底發展為阿茲海默症。但我們知道，到了二〇六〇年，全美罹患阿茲海默症或認知障礙的人數，將攀升到六百萬到一千五百萬人〔4〕。平均每四秒鐘，就會有一個人被診斷出罹患失智症，它將是我們這個年代最常見的神經退化性疾病。全球方面，預估到了二〇五〇年會有一億五千兩百萬的人受阿茲海默症所累，比起二〇一八年增加了兩倍。儘管我們在科學上努力不懈，至今有超過四百件相關的臨床試驗〔5〕，但從二〇〇二年到現在，依然沒有任何新療法問世。這就是為什麼在大腦疾病的藥物開發上，我們稱大腦科學與治療方法間的差距為「死亡谷」〔6〕。這是壞消息。

　　而好消息是：即使沒有重大的醫學突破，我們仍可以透過許多方法改善大腦功能、強化它的神經網絡、刺激新的神經元產生，從而預防老化所引起的大腦疾病。閱讀這本書時請你牢記這一點：認知衰退不是必然的。就像一座擁有百年歷史但依然屹立的古老建築，如果沒有經常照護，數十年的風吹日曬和使用肯定會讓它殘破敗壞。但是如果經常維護、偶爾翻新，它不僅承受得起時間的考驗，還會因美麗的外觀與重要性和卓越性而聞名。你的大腦也是如此，它的結構組成當然不比建築物，但一樣需要日常的維護和保養。我接下來要教你的策略，能協助你提供大腦一個比現在更堅固也更穩定的支撐結構，並幫助你完成強化大腦「地基」的初步「整修」工作。還有一

3 R. Brookmeyer, N. Abdalla, C. H. Kawas, and M. M. Corrada, "Forecasting the Prevalence of Preclinical and Clinical Alzheimer's Disease in the United States," *Alzheimer's & Dementia* 14, no. 2 (February 2018): 121–129.

4 For updated numbers and figures on the prevalence of Alzheimer's disease, among other brain ailments, see the Alzheimer's Association (www.alz.org) or the Centers for Disease Control and Prevention (www.cdc.gov).

5 Jeffrey L. Cummings, Travis Morstorf, and Kate Zhong, "Alzheimer's Disease Drug-Development Pipeline: Few Candidates, Frequent Failures," *Alzheimer's Research and Therapy* 6, no. 4 (July 2014): 37.

6 Nao J. Gamo, Michelle R. Briknow, Danielle Sullivan, et al., "Valley of Death: A Proposal to Build a 'Translational Bridge' for the Next Generation," *Neuroscience Research* 115 (February 2017): 1–4.

些策略則在提供後續整修所需的材料，以及建造「認知儲備」(cognitive reserve)，也就是科學家所說的「大腦恢復力」(brain resiliency)。你的認知儲備愈多，罹患失智症的風險就愈低。最後，我還會提供你一些類似每天固定打掃和保養的策略。就像我提到的，舊觀念認為大腦在童年發育後就不再變動了，但是我們透過先進科技呈現的影像和研究卻發現，大腦其實會不斷改變——事實就是這樣。

講到心臟時，你應該能很快說出哪些東西對它有害：某些食物、缺乏運動、膽固醇過高等等。但是大腦呢？雖然剛才提到的這些事物也適用，但大腦是個極其敏感的天線，每天接收數百萬個刺激，處理這些訊息的方式不同，造成的結果也會天差地別。就好比有些人看新聞看得很沮喪，但也有些人絲毫不受影響。大腦能藉由你的經驗變得健壯，就像健身一樣；但它也可能在過程中被擊垮。這兩類人有什麼差別呢？答案就在韌性。具備韌性的大腦能夠承受創傷、開發不同的思維，使憂鬱症等大腦疾病無所遁形，並保有認知記憶能力，展現最佳狀態。

此外，那些懂謀劃、有遠見的思想家，他們異於常人之處不在於智商或教育程度，而在於大腦具備韌性。關鍵在於一個人遇到挑戰時，究竟是會讓大腦更加強大，還是任其萎縮。光是這樣的能力，就足以讓你有意願去打造更好的大腦。如果你想發揮最大的潛力，就該讀這本書。如果你的親人有認知衰退或罹患了失智症，而你想要預防這樣的事發生在自己身上，就該讀這本書。（我們現在知道，早在發病的二十到三十年前，阿茲海默症就已經開始醞釀，所以年輕人也應當留意這些課題。）就算你只是想讓大腦保持最佳狀態，好充分享受生活，並且不論在什麼年紀都擁有「超乎尋常的生產力」，也應該讀這本書。不管你是慢性疾病患者，或是傑出的運動員，都能夠擁有更好的明天。事實上，大部分的人，包括我自己在內，都沒有為提升自己付出足夠的努力。寫這本書時，我嘗試做了我推薦給你們的每一件事，結果發現我的大腦從來沒有這麼敏銳過。我希望你們也有同樣的收穫，你會發現即使是極其微小的改變，也能帶來巨大的好處。

二〇一七年，我開始和美國退休人協會合作（該協會的對象其實更廣泛，而且有些人從來沒有退休）。跟我一樣，美國退休人協會也發現這本書所談的議題是當務之急，因為大家都怕大腦老化，怕失去認知能力，更怕無法獨立生活。這個協會創立了「全球大腦健康委員會」（Global Council on Brain Health），並召集了世界各地的科學家、健康專家、學者和決策人士，以收集促進與維持大腦健康方面的建議。委員會主席是約翰・霍普金斯大學醫學院的神經學教授瑪麗蓮・阿爾伯特博士（Marilyn Albert），她同時也是該校的認知神經科學部主任。

自二〇一六年起，全球委員會已經召集了九十四位來自二十三個國家、八十所大學和組織的專家，就現有科學尋求共識。另外，委員會也和五十個政府和非營利組織聯合建立了一個資料庫，為生活方式和其他可調整危險因子的影響收集證據。做為合作的一部分，我決定將這些智慧——和更多東西——寫成一本書。另外，我也和患有失智症的人，以及致力了解並治療失智症的專家交換心得。最後，我以自己一生對大腦的迷戀與理解，來梳理大量訊息，將得到的結果集結成這本書，與讀者分享維持大腦敏銳度的見解與策略。當中有些訊息會讓你大吃一驚。我會拆穿許多你信以為真的迷思，告訴你現在該怎麼做，才能確保將來擁有敏銳的大腦。（劇透：不要同時做好幾件事、不要把美好的早晨都拿來讀電子郵件、多與他人互動、挑一件科學證明能直接促進大腦健康的活動做——參見第四章）。由於在大腦健康這個領域，有很多看法是互相對立的，因此如果我建議的事具有爭議，我也會讓你知道。比較麻煩的是，當長期數據無法提供大家普遍可接受的科學證明時，留下來的——不管是好是壞——都只是理論、看法和觀點。

你會在書中不斷讀到「生活型態」。如果說科學界裡有哪個事實愈來愈明顯，那就是我們不再是由出生時拿到的那手基因牌定終身。就算你的家族有某種遺傳疾病，你還是有機會擺脫命運，打一局好牌。我們每天的生活經歷，包括吃的東西、做的運動、交往的人、面對的挑戰、睡眠的品質、舒緩壓力的方式和學習的事物，對大腦健康和整體健康的影響都遠超過我們的想像。二〇一八年發表於《遺傳學》（*Genetics*）期刊的一項新研究有個有趣的例子：比起基因遺傳，我們的結婚對象更能影響我們的壽命長短〔7〕。而且差別不是普通的大！為什麼呢？因為婚姻選擇比我們做的任何選擇，更能影響我們的生活型態。研究人員分析了第九世紀到二十世紀中葉，共計五千五百萬棵家庭樹（四億六千萬人），發現影響一個人壽命長短的因素中，遺傳只佔了七％，遠低於過去推測的二十到三十％。這意味著我們的健康與壽命長短，有九十％以上掌握在自己的手上。

二〇一九年的阿茲海默症學會國際會議上，我收集了同僚提出的重點，發現了一項事實：健康的生活能大大降低罹患嚴重破壞大腦的疾病（包括阿茲海默症）的風險，即使你帶有這樣的遺傳因子也不例外。不管你的ＤＮＡ怎麼說，選擇良好的飲食、規律運動、不抽菸、飲酒適量等正確的生活習慣，就能改變你的命運。幾年前，我親身體驗過健康的生活習慣能夠克服遺傳性心臟病的風險，我相信失智症也是如此。所以別過於擔心你的基因，也別再拿它當藉口。將焦點放在你可以抉擇的大小事上，並持之以恆。

7 J. G. Ruby, K. M. Wright, K. A. Rand, et al., "Estimates of the Heritability of Human Longevity Are Substantially Inflated due to Assortative Mating," *Genetics* 210, no. 3 (November 2018): 1109–1124.

一直以來，我們對待身體和大腦的方式都太消極了。有一大段的醫學歷史裡，醫生幾乎什麼都不做，就等著身體生病或出狀況，再針對症狀投藥，而不是追究背後的病理機制。隨著知識逐漸進化與累積，現在我們能在病情還沒惡化前偵測疾病並確診。不過對於還沒浮現症狀的疾病，我們很少採取行動。直到過去這幾十年，大家才開始關注早期介入，更近一點，才有預防疾病的觀念。但是在大腦健康上，後面這兩點依舊薄弱，甚至是缺乏的。現在讓我們來改變這個狀況。我誠心相信——而且我不是唯一這麼想的人——解決大腦衰退的方案會來自這兩個領域：預防和早期介入。我還要再加入一個：最佳化，持續打造更好、更有韌性的大腦。

市面上有許多關於促進大腦功能和長期健康的書籍，但它們大多偏向某一種理論，而且缺乏實際證據支持，能提供的建議有限。最令我擔心的是，有些大腦相關書籍不過是販售東西的平台。在這本書中，我唯一販售的東西，就只有了解大腦、並使它變得更好的方法。我希望對大腦科學做全面性的評論，然後提供大家一套隨時能實踐的方法。我還是會給大家一些嚴厲的規則，但絕對不會局限於單一種方法，要你「只能這麼做，不能那麼做」。和你一樣，我想要尋找科學能夠提供的最佳引導，而且這些引導必須切實可行。

閱讀這本書時請謹記：對你有效的方法，對別人不見得有效，因為每個人的大腦都是獨特的。這是我多年研究大腦、進行大腦手術，與頂尖科學家共事的心得。因此，以大腦健康最佳化為宗旨的計畫必須兼具廣泛性、包容性，並以無可爭議的證據為基礎。這也是我想透過這本書傳達的。不過，雖然沒有一體適用的萬能方案（如果有人說有的話，千萬別相信他），但有些簡單的介入方法是每個人都可以馬上執行，並對認知功能和大腦的長期健康帶來明顯幫助的。

我迫不及待想跟你們分享這些最新研究，在追求大腦更加敏銳的道路上，提供一份你專屬的地圖，帶你走向更光明燦爛的終點。

這本書講什麼

就大部分的人而言，任何時候大腦的使用率大概只有五成。這數字是我自己掰的，我其實不知道實際是多少（沒有人知道）。但是很明顯的，一些行為介入，像是冥想或規律睡眠，可以讓我們的大腦進入超級引擎的狀態（不是，我們平常當然不會僅僅用了一成的大腦——參見第三章）。大腦的能耐絕對遠超過它平常的表現。那麼，它是像一個母親見到孩子被壓在車子下時，能立刻展現超人般的力量拯救孩子呢？或是更像高性能的法拉利跑車，不需要開足馬力，也能在坑坑洞洞的街道上暢行無阻？我認為答案是後者，因為我們鮮少在開闊的道路上奔馳，久而久之就忘了大腦真正的性能了。

你會在書中讀到更多關於車子的比喻，這跟我的成長歷程有關。我的父母都在汽車業工作；我的母親是福特汽車雇用的第一位女工程師。童年時期的週末，我們家經常是在車庫裡敲敲打打度過的。車庫裡有各種工具，我們常說，人體跟我們正在重新打造的福特LTD其實沒多大不同。兩者都有引擎、幫浦，也都需要燃料才能維持運轉。那些交談使我對大腦科學產生興趣，因為這個身體器官是車子的機械構造無法相比擬的。畢竟車子的內裝再怎麼高級，也不具意識。不過一直到現在，我看到大腦時，還是會忍不住聯想到調整引擎、汽車維修。需要換機油嗎？加了正確的油嗎？轉速會不會太快？是不是該歇一下？擋風玻璃或底盤有裂痕嗎？所有輪胎的胎壓都足夠嗎？空調是否運行正常？速度突然改變時，引擎能不能應付得來？完全停下來需要多久？

第一部我們從基本事實開始。大腦究竟是什麼？對大腦進行手術是什麼感覺？為什麼它這麼神祕而複雜難懂？正常的老化、偶爾的大腦失靈、異常的老化，以及嚴重衰退之間，有什麼區別？接著，我們會進一步探討關於老化與認知衰退的迷思，並了解大腦的重新塑造、重新布局和成長。

第二部將能夠保護並提升大腦功能的實際策略分為五大類：（一）運動和活動；

（二）目標感、學習和發現；（三）睡眠和放鬆；（四）營養；（五）社交關係。我們會透過目前正在進行的一些研究來探索大腦，找到維護它和對待它的最好方法。你會認識幾名投注畢生精力解開大腦奧祕的頂尖科學家。每一章都提供了有科學根據的方法，讓你根據自己的喜好和生活型態做調整。這部分的結尾，我提供了一套全新且容易執行的十二週計畫，讓你可以一步一步跟著做。

第三部探討大腦疾病確診和治療時面對的挑戰。發現早期症狀該怎麼辦？這些看似失智症的症狀，會是其他健康問題造成的嗎？為什麼對於治療神經退化性疾病，我們的研究和臨床實驗敗得這麼徹底？程度不一的各種病情，分別有哪些可行的治療方法？失智症患者的配偶要如何在照顧患者的同時，兼顧自己的健康？（照顧者罹患失智症的風險比一般人高出許多。）失智症就像一個移動標靶，照顧這樣的病人極為艱難。學校沒教過我們該如何處理大腦不斷衰退的親人。有些病人的大腦變化緩慢而細微，可能過了好幾年甚至十多年，才開始出現明顯症狀；也有些人的病情發展得既突然又猛烈。不管是哪一種情形都很艱辛，也都難以預知。除了談及如何改善生活品質，好讓照顧工作容易些，我也提到了一些常被誤以為是阿茲海默症，實際上很容易處理的狀況，需要照顧者特別留意。

最後，我們將放眼未來，以非常樂觀的態度結束這本書。對於一些我們仍持續奮戰中的神經疾病（如阿茲海默症、帕金森氏症、憂鬱症、焦慮症和恐慌症等），我抱著很大的希望。我相信接下來的十到二十年間，我們在治療大腦疾病上將有長足進展，甚至能就阿茲海默症發展出成功的療法和預防性疫苗。這些進展當中，有許多可能歸功於基因療法或幹細胞療法。另外還有對大腦深度刺激，這個方法已經開始用來治療憂鬱症和強迫症了。我們的技術也會更先進，大幅降低治療的侵入性。我會解釋這些進展對你代表什麼意義，並協助你為這樣的未來做好準備。這本書提到的許多大腦疾病，都是早在症狀浮現前的幾十年便開始醞釀了。如果我年輕時就知道這些事，我會改變許多我對待大腦的方式。希望你不會重蹈覆轍。

我很喜歡我在沖繩聽到的一句格言：「我希望一生活得像白熾燈泡，一輩子熠熠生輝，然後有一天就突然滅了。」我們對大腦的期許不也是如此？我們不想要它到最後閃爍著微光苟延殘喘，像日光燈一樣預告著自己即將死亡。提到老化，我們會不禁聯想到病床和遺忘的記憶。這些都不是必然的事，你的大腦可以在年紀漸長的同時變得更加強韌。這不是什麼難事——任何人不管在什麼年紀，都能擁有更好的大腦。

就某個層面而言，我寫這本書是有私心的。因為這樣，我有榮幸拜訪世界各地的專家，聽取他們的高見和行動計畫，好讓我的大腦能盡可能避免衰退，永保明晰。一路上，我學會了如何讓自己更具生產力、不再不知所措，也愈能輕鬆面對生活。我跟身邊的所有至親好友分享了這些知識，現在，我希望你也能擁有它。歡迎來到常保明晰的大腦世界。

現在就讓我們從自我評估開始。

自我評估　你有大腦衰退的風險嗎？

Self-Assessment: Are You at Risk for Brain Decline?

過去這些年，我花了許多時間整理證據確鑿的大腦研究，希望提供大家一套指導方針。它依據的是我和同儕，還有世界各地的神經科學家與人類表現專家之間，正式與非正式的交談。為了方便大家使用，我列了個關於大腦健康與潛在問題的清單。不管你想改造生活中的哪個部分，都應該先坦誠面對自己，而回答這些問題能幫助你做到這一點。

接下來的二十四個問題，能幫助你評估大腦衰退的危險因子。這些危險因子大多能夠改變，所以如果你有任何回答是肯定的，先別慌張。這個清單不是用來嚇你的（我不相信嚇唬人能夠收效）。當中有些問題提到的症狀其實是可逆的，例如：長期睡眠不足會導致記憶嚴重喪失，甚至出現早發性失智症的症狀。而良好的睡眠是改善大腦全面性功能，包括學習和記憶新知識，最簡單、也最有效率的方法（睡眠對身體的所有系統都有好處）。有很長一段時間，我低估了睡眠的價值，還為自己能在睡眠不足的情況下，依然可以完成工作而洋洋得意。相信我，這是錯的。幸好確認這個問題後，只要早點上床，把你的電子設備和工作清單擱到一旁，就可以解決了。有些問題（像是教育程度）看起來可能不相關，這部分我後面會再解釋。有研究指出，教育程度較高有助於抵禦認知衰退，不過一旦出現失憶，它不見得能減緩衰退。換句話說，受過高等教育（大學或研究所）的人發生失智的機率雖然較低，然而一旦開始失智，便失去優勢了。

我最想告訴你的，是哪些行為會影響你的大腦現在及未來的健康。這一點格外重要。身為神經外科醫生，我很清楚快速修復帶來的滿足感，一些行為調整不但有效果，帶來改善的速度甚至能和手術相比擬。知道自己的日常行為會讓你更能掌握自身狀況，並找出應該朝哪個方向努力，以重建並維持更好的大腦運作。

這些問題依據的都是最新的科學發現。如果你有哪一題的回答是肯定的，不代表你的世界末日到了，或是將來有一天一定會完蛋。認知領域受到多重因子影響，為了讓這份問卷簡單一點，有些因子沒有列在當中。就像有人抽了一輩子菸也沒有得肺癌一樣，有些人的生活中充滿各種危險因子，卻從來沒有大腦衰退的跡象。有些危險因子和建議作法都仍具爭議，這部分我會坦言相告。但是我認為，認識所有潛在的危險因子對我們是有利的。這當中有些已經有明確證據，有些則是研究人員還在探索，但認為將來會得到證實的。我希望將這個領域發展過程中的知識及思維，都提供給各位參考。

1. 你是否有任何腦部相關疾病，或曾被診斷有中度的認知損傷？
2. 你是不是不做劇烈運動？
3. 你是不是整天大半時間都坐著？
4. 你是不是過重，甚至是肥胖？
5. 你是女性嗎？
6. 你有心臟血管疾病嗎？
7. 你有新陳代謝異常，像是高血壓、胰島素阻抗、糖尿病，或是膽固醇過高嗎？
8. 你是否曾因為感染而引起慢性發炎，並且對神經造成影響？（例如罹患萊姆病、皰疹、淋病。）
9. 你是否服用會影響大腦的藥物，像是抗憂慮藥、抗焦慮藥、降血壓藥，或是降血脂的斯他汀類藥物、抑制胃酸分泌的氫離子幫浦抑制劑，或者抗組織胺？
10. 你的大腦是否受過創傷，或是頭部曾經因為意外或運動衝擊造成傷害？你曾被診斷有腦震盪嗎？

11. 你吸菸，或是過去吸菸嗎？
12. 你曾經患有憂鬱症嗎？
13. 你是否缺少與他人社交？
14. 你的教育程度是否在高中或高中以下？
15. 你的飲食是否含有大量加工食品、高糖、高油的食物，缺少全穀類、魚類、堅果類、橄欖油和新鮮水果及蔬菜呢？
16. 你的生活是否長期處於無法鬆懈的壓力呢？（每個人都有生活壓力。這裡是指壓力持續，或大多數時間處於無法承受的壓力。）
17. 你是否有酗酒史？
18. 你是否有睡眠困擾（例如失眠或睡眠呼吸中止症），或經常性的睡眠品質不佳？
19. 你是否有聽力缺損？
20. 你的生活是否缺少認知挑戰，例如學習新事物或是玩需要大量思考的遊戲？
21. 你的工作是否過於單純，缺乏說服、指導、指示或監督等人與人之間複雜的相處模式？
22. 你是否超過六十五歲？
23. 你的親人中是否有人罹患阿茲海默症，或者你是否被診斷出帶有APOE3或

APOE4「阿茲海默症基因」？

24. 你是否需要照顧失智症患者（包括阿茲海默症患者在內）？

如果你有五個以上的問題回答「是」，那麼你的大腦很可能正在衰退，或即將開始衰退，這本書上的資訊會對你大有幫助。如果你只有一、兩個問題回答「是」，這本書能幫助你將大腦健康和功能維持在最佳狀態。想知道這些問題（和答案）跟你身上最神祕的器官有什麼關聯嗎？繼續往下讀。關於如何變得更聰明、更機靈，思緒更敏銳，你想知道和應該知道的事，我都寫進了這本書。最後再次提醒大家，這本書不只在教你預防疾病，它還能讓任何年紀的人將大腦維持在最敏銳的狀態。

我希望，最終你能成為幾年前啟發我的那對夫妻那樣，他們讓我知道「年紀大」時該有什麼樣的期許。人終會變老，總有一天必須與老去的大腦共處，但這不代表我們的大腦必定會喪失敏銳度。外表是可以蒙蔽人的。

某日我值班時，這名九十三歲的老先生進了急診室。住院總醫師跟我提到這名病人的神經系統嚴重退化時，我有些擔心。他的年紀實在太大了，動手術的話風險太高。不久後，電腦斷層掃描的結果出來了，影像顯示引起他症狀的是大腦一處明顯的出血。

我到等候室和他的家人會面時心想，他們一定會拒絕接受動手術這種高風險的積極療法。一名看來大約六十多歲、精神奕奕的女士緊張的在房裡踱步，還有幾名親人急切的坐在一旁。我得知這名女士是患者的太太、而且他們剛慶祝結婚七十週年之後，感到非常驚訝。「其實我年紀比他還大，」她說，「我們是老妻少夫。」她已經九十四歲了，非常健康，沒有服用任何藥物，而且那天早上還開車送曾孫子上學。她說患者非常熱衷跑步，目前是兼職會計師。他六十三歲的兒子則說，他們喜歡有他陪伴，因為「他的數字能力太強了」。他的大腦之所以出血，是因為他在屋頂上清理落葉時，不小心摔了下來。這對九十多歲的夫妻比起我絕大多數的病人，包括年紀比他們輕的人，都要健康。

自從我進了醫學院，這個真理就一直存在：比起實際年齡，我們更看重「生理年齡」。在家人的要求下，我帶老先生進手術室做了開顱手術來治療出血。在闔上他的硬腦膜前，我忍不住多看了一眼，眼前的景象太讓我驚奇了。由於他充滿活力、認知能力健全、反應敏捷，我以為他的大腦會跳動得非常有力，狀態會很健康。但它就是個九十三歲老人的大腦，歷經歲月摧殘後變得又皺又乾，有幾處深陷反映了它的真實年齡。我希望你讀到這裡不會覺得沮喪，因為你應該感到高興才對。

這是醫學上的另一個真理：治療你的病人，而不是治療他們的檢驗結果。他的大腦確實有年紀了，畢竟都九十三歲了，但是我們的大腦——其他器官也是如此——可以隨著年紀變得強韌，比過去更加健壯。我永遠忘不了那次經驗。我眼前的大腦和這顆大腦的主人完全兜不起來。

他恢復得很快。我去病房探視休養中的他時，問他這件事對他有什麼影響。他笑了笑說：「我得到的最大教訓，就是不要再到屋頂上清理落葉了。」

PART 1

大腦
認識你體內的這個黑盒子
THE BRAIN
Meet Your Inner Black Box

在讀這個句子的短短幾秒內，你的大腦已經啟動一連串電信號來維持生命——呼吸、運動、感覺、眨眼和思考。這些資訊通過數十億個神經細胞的速度，甚至比賽車還要快。人類的大腦是個不可思議的器官，它是演化上的奇蹟，裡面的神經連結數量堪比銀河系裡的星星〔1〕。科學家表示，人腦是我們目前已知最複雜的東西；某位發現DNA的科學家甚至稱它為「這是最後、也是最偉大的生物疆土。人類的大腦超乎我們所能想像。〔2〕」

我們的大腦刻劃了我們是誰，以及我們認識的世界。它創造我們每天的經驗、為我們帶來喜悅與驚奇、使我們與他人建立連結，更複雜一點，它為我們下決定、做計畫，以及盤算未來。甚至在我們睡覺時，它還會藉由做夢跟我們講故事。大腦知道如何適應環境、判斷時間，以及形成記憶。它就像是意識的蓄水池，雖然這部分我們還沒能完全明白。（稍後有更多討論。）神經科學家有做不完的工作，因為這個重約一．五公斤的器官就像數光年以外的星球一樣神祕。研究人員最近甚至發現了一種新的神經細胞，取名「玫瑰果神經元」（osehip neuron），目前還不確定它的功能是什麼，但它似乎只存在人類大腦，不存在於囓齒類動物腦內。這或許可以解釋，為什麼研究小鼠大腦所得的許多結果沒辦法套用到人類大腦上。另外，我們的大腦極為自私，要求特別高。它的重量雖然只佔體重的二．五％左右，卻使用了二十％的血流和二十％的氧氣。然而，沒有大腦就沒有生命。

該和你體內的黑盒子會一會了。

1 我們常聽到「大腦的神經元數量就像銀河系的星星一樣多」這個說法。這是個很籠統的比喻，為的是表達數量和規模巨大。事實上，我們既不知道我們的大腦有多少神經元，也不知道銀河系有多少星星。最新的估計是人類大腦有八百六十億個神經元，而銀河系有兩千億到四千億顆星星。所以星星的數量可能多過人腦的神經元。當然，這個比喻比的不是確切數字，我們的估計方法並不完善。關於這個問題更多有趣的解釋請見Bradley Voytek在《自然》期刊發表的文章：“Are There Really as Many Neurons in the Human Brain as Stars in the Milky Way?” May 20, 2013。

2 這段話出現在詹姆斯．華生（James D. Watson）為Sandra Ackerman的著作《探索大腦》（*Discovering the Brain*, Washington, DC: National Academies Press, 1992）所寫的前言。

1 是什麼形塑出獨一無二的你 What Makes You You

我們的大腦，那團閃亮亮的玩意兒，灰色細胞組成的夢工廠，渾圓頭顱裡的小暴君，掌管一切的神經元，無所不在的小東西，充滿喜怒哀樂的小巨蛋，皺巴巴衣物塞滿的健身包。

——摘自美國作家黛安．艾克曼（Diane Ackerman）寫的《氣味、記憶與愛欲：艾克曼的大腦詩篇》（*An Alchemy of Mind*）

我第一次見到活生生的人類大腦，是在一九九二年；那是一場衝擊極大、改變我人生的經歷。我當時無法想像，至今仍無法想像，我們現在與未來之所以會是什麼樣子，以及我們對這個世界的理解，全來自這塊錯綜複雜的組織。我在描述神經外科手術的流程時，大多數的人都會想像出一顆大腦，只是它與實際狀況往往差距不小。首先，它的外層雖然叫灰質，但它不是一團灰色組織，而更偏粉紅色，再加上一些米白色區塊。有大血管攀附在上頭，或從中穿過。深陷的凹槽叫腦溝（*sulci*），像山脊般凸起的叫腦回（*gyri*）。還有更深的裂隙乾淨俐落的將大腦分成幾個腦葉。手術過程中，大腦在顱骨邊緣輕輕跳動著，看起來生氣蓬勃。它的質地不像橡膠，而是像凝膠一樣，濕濕軟軟的。功能強大無比而變化多端的大腦竟然如此脆弱，著實讓人驚奇不已，生出一股想保護它、照顧它的欲望。

對我而言，大腦一直帶著一種神祕感。我們所做的每件事，都是仰賴它的電路系統完成的。想像一下：這東西的重量才一．五公斤，可能比你的筆電還輕，但它能執行的功能卻讓任何電腦都望塵莫及。事實上，我們經常拿電腦來比喻人腦，這有很多時候是不正確的。我們會比較它們的處理速度、儲存空間、電路系統、編碼和加密等。但人腦的記憶容量並非固定不變，它的運算方式也和電腦不同。我們每個人看待和感知世界的方式，都是一種主動式的理解，帶著個人的關注與期待，而不光是被動的接收外界輸入的訊息而已。我們的眼睛看到的世界其實是上下顛倒的，大腦接收到訊息後，才將它變成協調的影像。此外我們眼球底部的視網膜，會將左右眼分別看到的二維圖像傳給大腦，再由大腦將它們轉換成美麗而具有質感的三維立體影像。我們的視野中都有盲點，但由於大腦會不斷把訊息補上，所以我們根本感覺不到有這些盲點。不管人工智慧的發展再怎麼先進，永遠有人腦做得到、但電腦做不來的事。

和其他哺乳動物相比，我們的大腦相較於身體其餘部位的比例，可說大得誇張。以大象為例，牠的大腦佔身體總重的五百五十分之一，而人類大腦則佔了總體重的四十分之一。但是造成我們跟其他動物最大差別的，是我們的大腦所想的遠超過基本生存。魚類、兩棲類、爬蟲類和鳥類，基本上是不太「思考」的，至少在我們看來是這樣。所有動物都得煩惱吃東西、睡覺、繁衍下一代和生存等等事情——這些自發性的生物本能是由「爬蟲腦」所控制。我們也有這樣的原始爬蟲腦執行這些任務，事實上，我們的許多行為都是由它所主導（雖然我們不大願意承認）。而跟貓、狗相比，我們之所以能從事複雜的任務，都是拜大腦外面那厚厚一層構造複雜的皮質所賜。我們能善用語言，學習複雜的技巧、製作工具，並過著群居生活，全是大腦外側這層布滿皺褶、有凸起、有凹陷的大腦皮質的功勞。由於皺褶層層交疊的關係，大腦真正的表面積可能超出你的預期，因計算方法而異，大約是一千八百平方公分，跟一頁或兩頁報紙的大小差不多〔1〕。而我們的意識很可能就深藏在這些縫隙中。太精彩了！

據推測，人類大腦大約是由一千億個大腦細胞（又稱神經元），以及數十億條神

1 人類大腦皮質的表面積一般認為介於一．五到二平方英尺。相關參考文獻請見 Michel A. Hofman 著作的 "Evolution of the Human Brain: When Bigger Is Better," *Frontiers in Neuroanatomy* 8 (March 2014): 15。

經纖維組成。（沒有人知道確切數字，目前也沒有精準的計算方法。）[2]這些神經細胞間以數兆個神經突觸（synapse，神經元與神經元的末端間的連結）相連。正是透過這些連結，我們才能做抽象思考、感覺憤怒或飢餓、製造記憶、推理、做決定、發揮創意、形成語言、追憶往事、規劃未來、維持道德信念、傳達意圖、明白複雜的故事、做出判斷、回應細微的社交線索、協調舞蹈動作、知道上下左右、解決複雜的問題、說謊或說笑、墊腳尖走路、注意到空氣中的味道、呼吸、感到恐懼或危險、投入被動或積極的行為、製造太空船、睡覺和做夢、表達並經歷像是愛這樣的深層情緒、以極其複雜的方式分析資訊和刺激等等。而且，我們還能同時進行這些事。讀這本書的同時，你可能還喝著飲料、消化著午餐、計畫什麼時候整理一下雜亂的車庫、（下意識的）想著這個週末要做什麼，同時還得記得要呼吸。

大腦的每個部位都具備特殊的特定功能，這些部位互相結合以協調的發揮功能。後面這一點是我們對大腦的新認識。我讀中學時，大家還認為大腦各區塊是獨立運作的，例如一個區塊負責抽象思考，另一個區塊負責按規矩行事，或是形成語言等。如果你高中時修過生物學，或許聽過費尼斯・蓋吉（Phineas Gage）的故事。他是著名的嚴重腦傷倖存者。但是你或許不知道，在那個尚未有先進技術能測量、測試和檢驗大腦功能的年代，他遭遇的不幸意外讓科學家們對大腦的運作有了新的認識。一八四八年，二十五歲的蓋吉在佛蒙特州的卡文迪希（Cavendish）修築鐵路。某天，他拿著一根長四十三英吋、直徑一・二五英吋、重十三・二五磅的鐵桿在將炸藥填入一個洞口時，不小心引爆了炸藥。被炸飛的鐵桿插入他的左邊臉頰，貫穿了頭部（和腦部）後，從頭頂伸出來。他的左眼瞎了，但不只保住了性命，甚至沒有失去意識或經歷嚴重的疼痛。下一頁右上角是蓋吉從這起意外恢復後的照片（拍照技術是舊時的銀板攝影法〔daguerreotype〕），他握著的正是那根闖禍的鐵桿。這張照片一直到二〇〇九年才被發現。照片左方那張圖是治療他的約翰・哈洛（John Harlow）醫生畫的，曾經在麻省醫學學會的一份刊物上發表。〔3〕

但很不幸的，蓋吉的個性並沒有通過這次打擊的考驗。他從一位模範紳士，變成自私凶暴、不可理喻的人。科學家從這個特殊案例發現，創傷發生在大腦的特定區域

2 目前還沒有哪個同儕審查的期刊，曾為人類大腦擁有一千億個神經元提出證據，這只是依據不同測量方法推測出來的數字。不過Suzana Herculano-Houzel和她的同儕在二〇〇九年發表了一篇研究，表示他們用一個新穎的方法計算出大腦擁有八百六十億個神經元。見"Equal Numbers of Neuronal and Nonneuronal Cells Make the Human Brain an Isometrically Scaled-up Primate Brain," *Journal of Comparative Neurology* 513, no. 5 (April 2009): 532–41. Also check out her TED talk on the subject: www.ted.com/speakers/suzana_herculano_houzel。

3 John M. Harlow, "Recovery from the Passage of an Iron Bar through the Head," *Publications of the Massachusetts Medical Society* 2, no. 3 (1868): 327–47. Reprinted by David Clapp & Son (1869).

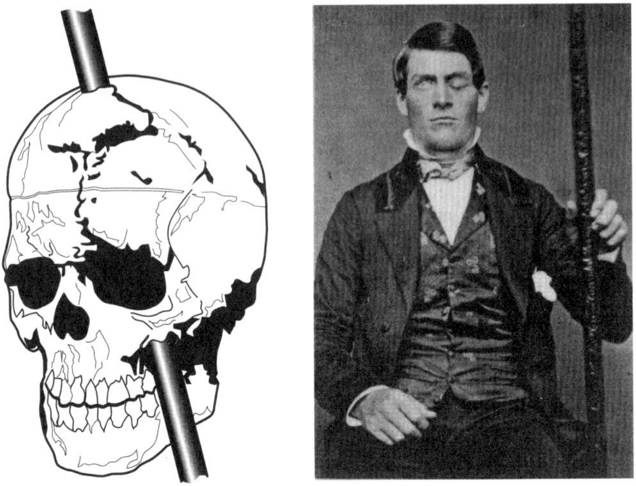

費尼斯·蓋吉的照片，以及治療他的約翰·哈洛醫生畫的大腦受創圖。

時，會造成性格改變。這是有史以來的第一例，大家過去對這件事從來沒有這麼清楚明白過。別忘了，這是一八〇〇年代，當時顱相學的學者還深信，從一個人的頭顱就能得知他的性格。事發十二年後，三十六歲的蓋吉在經歷一連串癲癇後過世了。從那時起，他便不斷出現在醫學論文中，成了神經科學領域極其著名的病例。蓋吉還向我們透露了一件對這本書來說尤其重要的事。我們從紀錄發現，接近死亡時，他原本友善的天性有恢復的跡象，這意味著即使經過嚴重創傷，大腦還是保有自我治療與修復的能力。這種大腦受損區塊重新建立網絡與連結的過程，稱為「神經可塑性」（neuroplasticity），這是我們接著要探索，非常重要的概念。大腦不像我們過去以為的是處於靜態，它是活生生的，一輩子都在成長、學習和改變。這樣的動力，為每個想要保持智能健全的人帶來了希望。

雖然蓋吉的紀錄讓我們見識了大腦的複雜性，以及它與行為間的關聯，但是要再過一個世紀我們才明白：大腦令人讚嘆的各種表現，不只源於解剖上個別區塊的功能；真正造就我們複雜的反應和行為能力的，是區塊與區塊間的迴路與溝通。不同腦區開始發展的時間不同，發展速度也不一樣。所以成人解決問題的方法和速度都跟小孩子不同，也因為這樣，老年人的肢體運動技巧，像是走路和在黑暗中的協調能力比較差，而青少年則眼明腳快，在田徑場上意氣風發。

提到大腦時，大部分的人想到的是它型塑出我們的元素，它包含了我們的意識，反映著我們內在的聲音（也就是有些人說的那個不斷在耳邊叨念的聲音）。你就是自己的老闆，會指使自己，會提出重要問題，也問瘋狂的問題，偶爾在情緒上擊潰自己，把生命視為一連串決定。我曾為藏在大腦洞穴裡的嫉妒、不安和恐懼感到困惑，但大腦不知怎麼辦到的，又再次將獲取的數據轉換為希望、喜樂和歡愉。

大腦思維是促使我研究大腦的第一步。但很不可思議的，我們至今仍然不知道意識究竟位於大腦的何處，甚至連它究竟是不是位於大腦都不知道。我發現這一點至關重要。我們對自身和周圍環境的感知——意識——一切推測的基礎仍捉摸不定。我可以告訴你大腦處理視覺、解數學題目、懂得說另一種語言、走路、綁鞋帶和安排旅行等等用了哪些區塊，但沒辦法告訴你自我意識從何而來；它很可能是大腦中各種元素匯集的結果——是多個大腦區塊相互聯繫的後設認知（metacognition）。

進到大腦的過程需要非常精心的策劃。首先，將皮膚劃開。附帶一提，皮膚是痛覺神經所在之處，所以在進行大腦手術前，必須先麻痺它們。顱骨和大腦本身並沒有感知接受器，這就是為什麼我們可以對醒著的人進行大腦手術（大概也是費尼斯．蓋吉不覺得痛的原因）。覆蓋大腦的硬腦膜上有一些感覺神經，但大腦本身沒有。

進到大腦之後我通常會停一會兒，感慨一下我們現在竟然可以對大腦做這麼多事。一旦進入城堡（頭顱），你便能暢行無阻了。大腦漂浮在澄清、沒有明顯氣味的液體中。不管用刀子劃或用探針刺，幾乎都不會感受到阻力。對一個區塊施壓太大，可能會導致某個四肢失去功能，對另一個區塊施壓則可能造成嚴重頭暈。輕輕劃一刀就可能讓病人失去嗅覺，力道大一點可能會造成失明，甚至更嚴重的後果。我經常會想，為什麼我們的大腦不能堅強一點。

大腦如此脆弱，使得我在進行手術時，總覺得自己像反恐特警組的成員，或是受過訓練的小偷。我的目標是溜進去取走我要的東西，例如腫瘤、膿腫或血管瘤，然後在沒被發現前趕快逃離現場。我希望對大腦造成愈少破壞愈好。

或許是因為包覆在顱骨裡，所以大腦經常被看成黑盒子，我們只知道它接收了什麼、又輸出了什麼，不太清楚裡面發生了什麼事。或許因為這樣，醫學上經常會簡化問題，表示「有益心臟的，就有益大腦」。事實上這個說法會這麼普及，主要是因為心臟和大腦都有很多血管。然而相較之下，大腦要複雜得多了。心臟確實是很厲害的幫浦，工程上的奇蹟，但是再怎麼說，工程實驗室已經複製出人工心臟了，這跟大腦是無法相提並論的。一個人的大腦萬一嚴重損傷，是沒有東西能替代的。它不只是身體的指揮中心，還是我們存在的證據。不管我們怎麼勘測它、探索它、用化學藥物測試它，就是無法完全摸透它的運作機制，或是減緩它的運作。這一點，無疑讓我們在了解和治療從自閉症到阿茲海默症等各種神經性退化疾病，或是複雜的大腦疾病時，備感挫折。

但曙光已經開始嶄露：我們或許永遠無法明白人類大腦的所有奧祕，沒辦法像我父母操控汽車那樣的操控它；我們或許不會知道意識究竟位在何處，或是我們的認知和觀點從哪而來；我們沒辦法像碰觸皮膚或鼻子這樣直接碰觸大腦，但這些都沒關係，我們知道它就在那裡，就像我們呼吸的空氣、吹拂在臉上的風一樣。我們也知道它裡頭住著一個我們看不到、摸不到，卻驚嘆不已的奇蹟：我們的記憶——記住事物的過程，但又不僅止於此，它是我們每個人之所以獨一無二的要素，也是大腦的思維要明晰、敏銳且具有韌性，最重要的支柱。

大腦是這樣、是那樣

- 大腦的重量約佔一個人體重的百分之二到二．五，但消耗的能量和氧氣卻高達百分之二十。
- 大腦有七三％左右由水組成（跟心臟一樣），這就是為什麼脫水二％就會影響你的注意力、記憶力和其他認知技能，而且只要喝幾口水就能恢復。
- 你的大腦重約一．四公斤，其中脂質佔脫水重量的六十％，是身體脂肪含量最高的器官。
- 大腦細胞不全都一樣，它是由功能各異的不同神經元組成的。
- 大腦是發育成熟最慢的器官，這一點當父母的再清楚不過。兒童和青少年的大腦尚未完全定型，所以他們行為莽撞、情緒調整不易。一直要到二十五歲，大腦發育才會完全成熟。
- 大腦傳遞訊息的速度可以達到每小時四百公里，比某些賽車還要快。
- 大腦能產生足以點亮低瓦ＬＥＤ燈的電力。

- 大腦每天會產生差不多數萬個想法。
- 每分鐘有七百五十到一千毫升的血液流經大腦，裝滿一個酒瓶綽綽有餘。每一分鐘喔！
- 大腦處理一個影像所花的時間比你眨個眼還要短。
- 工作非常仰賴認知能力的人（例如大腦記著倫敦兩萬五千條大街小巷地圖的計程車司機），大腦裡的海馬迴記憶中樞比一般人大得多。但是有了衛星導航後，這些記憶中樞也開始縮小了。
- 令人意想不到的是：大腦在二十四歲，就在它完全成熟之前，便開始走下坡。不過不同的認知技能會在不同年紀達到顛峰。不管你的年紀多大，總會有你愈來愈在行的事。一個極端的例子是字彙能力，很可能到了七十多歲才達到顛峰！〔4〕

4 To access a library of data and information about the brain, see www.BrainFacts.org.

記憶、思維和高級心智功能的精髓

如古希臘劇作家阿奇里斯（Aeschylus）說的，記憶是所有智慧之母。不但如此，它也是所有關於我們的事的源頭。奶奶煮菜的香味、孩子的聲音、已逝父親的面孔、二十年前一段假期帶來的震撼……，不斷累積的記憶成就了我們的生命歷程，也定義了我們的自我與認同。記憶讓我們感到自己活著、有能力而且有價值。它也讓我們在某些環境下或跟某些人相處時感到自在，它連接了我們的過去與現在，並對未來存有構想。即使是不好的記憶也有價值，它能防止我們重蹈覆轍，也讓我們做決定時有更多參考資訊。

記憶是一種高階的大腦功能，也是最廣為人知的認知能力。除了記憶，我們的認知能力還包括專注力、書寫、閱讀、抽象思考、做決定、解決問題，以及執行日常生活任務的能力，像是開車時知道方向、在餐廳用餐時會計算小費、知道你吃的食物有何好處和壞處，或是欣賞不同藝術家的作品。記憶是所有學習的基石，因為它是我們儲存知識和處理知識的地方。我們的記憶會決定哪些知識值得保留，並跟原先存在大腦的知識做連結。存在記憶裡的東西能幫助我們處理新的景況。

很多人誤以為記憶只是「記下東西」，不用時就擺放在知識倉庫裡。這樣的比喻是錯的，因為我們的記憶不同於靜止不變的建築，它在吸收和理解新訊息的過程中也不斷在改變。從大腦的觀點來看，日後的新資訊和經驗是能夠改變過去的記憶的。從演化的角度來看：記得特定事件的所有細節不見得能為生存帶來好處。記憶的功能，是幫助我們建立和維持一個具整體性的生命敘事，並在我們體驗新事物時不斷調整這個敘事。即使是記憶力沒有問題的人，記得的事物也很容易受到汙染或改變。幾年前，我根據心理學教授伊莉莎白・羅芙托斯博士（Elizabeth Loftus）的研究，寫了一個關於兔寶寶（Bugs Bunny）和迪士尼世界的報導。在這個研究中，她讓來到迪士尼樂園的訪客觀看有不同迪士尼角色參與的廣告，其中有些廣告以兔寶寶為主角。看了那些廣告的人通常會認為，他們在迪士尼樂園實際見到兔寶寶了，甚至還跟他握了手。有些人說他的嘴巴叼著一根紅蘿蔔，耳朵軟軟的。問題是：兔寶寶是華納兄弟設計的卡通人物，不可能出現在迪士尼樂園。羅芙托斯藉著這個研究，點出我們的記憶有多容易被植入或操縱。

試著想想你在讀雜誌、報紙或網路上的一篇文章時，會發生哪些事。在消化新資訊的同時，你也在使用原本就存在記憶裡的資訊。新資訊還會喚起某些根深蒂固、專屬於你的信念、價值觀和想法，來幫助你了解新資訊，並將它融入你的世界觀，最後決定是要保存這些資訊（同時改變已儲存的資訊），還是將它遺忘。因此讀這篇文章時，你的記憶也在跟著改變，一方面添加新資訊，為這些資訊尋找安置之處，同時也將這個新資訊與已經微調過的舊資訊做連結。過程要比你過去以為的記憶複雜許多。大家還要知道一點，那就是記憶的本質其實是一種學習過程——是不斷理解和分析新進資訊的結果。你每次使用記憶時，都在改變它。在討論怎麼增進或維持記憶前，我們首先必須了解它是什麼，以及它對每個人代表什麼。

我們經常擔心記不得名字或是忘了鑰匙放哪裡，但我們也應該擔心工作上或是做為父母、手足、朋友、創新者、指導者等身分所需的記憶。不管我們說的是維持認知完整、避免失智的記憶，或是想在每天的目標與責任上達到最佳表現所需的記憶，其實講的都是同一件事——相同的記憶。我希望盡可能解釋得詳盡一點，因為你愈是了解記憶，就會愈想改善它。

不久以前，神經科學家還在以檔案櫃比喻人類記憶的儲存模式，但是我們現在知道，記憶是沒辦法用固體表達的，它更複雜、更變化多端。我們也知道記憶並不局限於某些大腦區塊，也不是由某些腦區生成的，而是全腦合作的結果，大腦在快速運轉時，所有腦區都參與其中。這就是為什麼最新研究認為，記憶是可以調整的。記憶涉及的神經網絡非常廣，並透過低頻 θ 波協調當中的互動。現在神經科學家正嘗試以非侵入性的電流刺激關鍵區塊，並以物理方式讓它和原有的神經迴路同步，就像交響樂指揮在協調弦樂器和管樂器之間的演奏一樣。這類研究和可能的療法都還在起步階段，或許有一天，我們可以調整七十歲長者的記憶力，讓它恢復成數十年前那樣。

如果我問你昨晚吃了什麼，你的腦海會浮現一個畫面，或許是燉雞肉或辣肉醬。這個記憶畫面並非躺在某個神經胡同中等著被提取，而是遍布在大腦的數個神經網絡，以不可思議的複雜程度編織而成的。記憶的建構，就是將遍布大腦的細胞產生的記憶「快照」或印象重新組合。換句話說，我們的記憶不是由單一系統完成的——而是由數個系統網絡所組成，這些系統分別負責創建、儲存和提取。大腦的資訊處理功能正常時，這些系統會同步運作，給你一個完整的思緒。每個單獨記憶的背後，都是這樣複雜的建構。假設你養了一隻名叫波卡的狗，你想起牠時，不會只是從大腦的某個區塊提取一個長得像波卡的畫面，你還會提取牠的名字、長相、行為，還有叫聲。有關波卡的記憶是從不同大腦區塊集結而來，最後得到的結果則是創建之後的綜合影像。研究大腦的科學家才剛開始試著了解，這些不同區塊是怎麼整合在一起的。

你或許可以這麼想：提取記憶就像在玩一幅拼圖，先從幾塊拼片著手，隨著它們彼此連結，畫面也逐漸呈現，想要傳達的故事或分享的知識就這麼成形了。擺上的拼片愈多，表達的意義也就愈豐富。等到你將最後一塊拼片擺上，「記憶」便完整呈現出來了。從這個比喻可以得知，想要得到正確的記憶，首先得從不同大腦區塊取得正確的資訊，並正確地組合它們，就像把對的拼片塊擺放在對的位置，才能得到那幅完整的圖畫。如果有拼片缺了或擺錯位置，得到的記憶就不完美，會有縫隙、有漏洞，以及無法確信的結果。

我們也可以用音樂做比喻。唱一首歌時，你必須先提取歌詞，還要知道怎麼念這些字。這部分涉及左半部的大腦，特別是顳葉。唱歌當然不只是讀出歌詞而已，還要配上旋律，這時就必須藉助掌管非語言記憶的右頂葉和顳葉。這些資訊就是這樣在大腦左右兩邊往來，同步整合。如果你還想加點律動或節奏，就得再動用位於大腦後面的小腦。這樣說應該夠清楚了。利用功能性磁振造影觀察一個人唱歌時的影像，就像在看晴朗夜空下的燈光秀。我們知道，即使是失智症晚期的病人，還是能輕鬆唱起兒時的歌曲。這代表即使記憶系統的個別零件已經開始分崩離析，不同的大腦區塊還是能彼此協調整合。

這樣繁複的整合過程，也發生在一些看似單一動作的事情上，例如開車。跟操控汽車有關的記憶來自一組大腦細胞；記憶到目的地方向的是一組細胞；對於交通規則和遵守交通號誌的記憶是一組細胞；關於開車經驗的想法和感受，包括差點撞車的經驗，又是另一組細胞負責。我們的意識並不會發覺這些個別的心智活動和神經激發，因為它們合作無間，能很優雅協調的建構你的整體經驗。事實上，我們甚至無法感受記憶和思考之間的區別，因為兩者經常緊密交織。這就是為什麼我們不能光靠一些記憶技巧提升記憶，雖然說這些方法對加強某些記憶元素還是有幫助。真的想提升並維持認知上的記憶，就必須顧及所有大腦功能。

科學家尚未理出大腦思考、組織記憶和提取資訊背後的生理機制，但現有的訊息還是讓我們掌握了關於這項神奇技能的一些事實。

我們可以把記憶建構分成三階段，分別是：編碼、儲存和提取。

記憶建構階段一：建立記憶（編碼）

建立記憶從編碼開始，首先是利用你的感官來感受經驗。想一想你和戀愛對象或是你的另一半初次見面時的記憶。你的眼睛、耳朵和鼻子都在感受對方的生理特徵、聲音和氣味。或許你們還有了肢體碰觸。這些感受會分別進到海馬迴，也就是大腦整合這些感知或印象的地方，將它們變成單一個經驗，也就是你對對方的感受。

雖然記憶功能涉及整個大腦，但記憶的中樞位於海馬迴。（研究顯示，隨著海馬迴萎縮，記憶也會跟著退化；研究還指出腰圍與臀圍比愈高——嗯，體重愈重的人——海馬迴愈小。我們晚點會再談這個部分。）在前額葉的協助下，海馬迴會分析感官輸入的訊息，評估它們是否值得記下來。講到這裡，我們有必要了解一下記憶和學習背後的生物化學基礎，這能幫助你理解我接下來要推薦你的策略為什麼有效。所有對感知的分析與篩選，都是以大腦的電訊號和化學訊號這種語言進行的。你或許聽過，神經細胞藉由它們末端的突觸與其他神經細胞連結。帶著信息的電脈衝可以通過這些細小的空間或「間隙」(gap)，激發突觸端釋出攜帶化學訊號的神經傳導物質。常見的神經傳導物質有多巴胺、正腎上腺素和腎上腺素等，它們通過細胞間隙時，會附著於周圍的細胞上。正常狀況下，我們的大腦有數兆個突觸。神經細胞接收電脈衝的一端叫樹突，因為它們長得像樹一樣，有樹枝般的突出伸向附近的神經細胞。

大腦細胞間的依附不像電線那樣固定不動，而是動態的。它們可以不斷改變，伸展或縮回，彼此間會互相支持形成特定細胞群，每個細胞群都有各自負責處理的資訊。當一個大腦細胞將訊號傳遞給另一個細胞，兩者間的突觸便會強化。兩者間愈頻繁傳遞訊息，彼此的連結就愈緊密。

這就是「熟能生巧」的道理。每次體會新的經驗，你的神經細胞就會重新部署，來配合這個新體驗。新的體驗和學習會催生新的樹突，重複的行為或學習則會強化現有的樹突。當然，兩者都很重要。我們稱生成新樹突為「神經可塑性」，即便一開始有點薄弱。萬一大腦受傷了，可塑性可以讓它有能力重新部署。它也是大腦韌性的關鍵要素，打造更好的大腦不可或缺的元素（見第三章）。所以，當你漫遊於世界，學習新事物的同時，大腦的突觸和樹突也在改變——有新連結生成，也有連結變弱了。大腦會隨著你的經驗、教育、面對的挑戰，以及留下的記憶，不停的組織又重組。

這些神經上的改變會因為使用而加強。當你學了新的資訊、練習新的技巧，大腦會建立繁瑣的知識和記憶迴路（所謂「連結在一起的神經元會一齊開火」〔what wires together fires together〕）。如果你不斷彈奏貝多芬的〈月光奏鳴曲〉，就會以相同的順序重複活化同一組大腦細胞，使得它們下次更容易被活化。你演奏起這首曲子會愈來愈輕鬆，甚至不用一個音符又一個音符、一個小節又一個小節的思索也能彈奏它。練習更久後，最後你便能「憑著記憶」，行雲流水般的彈奏這首曲子。但是一旦幾個星期沒練習，技巧可能就不像原本那樣純熟了。你的大腦已經開始「忘記」過去熟知的事了。原本作用明確的樹突已經開始快速凋萎。幸好，你還是可以重讀樂譜，再次建立此前的神經連結。

製造記憶時，有一點要特別注意。你必須留意你的編碼是否正確。需要再說一次嗎？你必須正確了解自己正在經歷的事。你不可能注意到所有細節，大腦會自動過濾很多潛在刺激。所以事實上，進入你意識的刺激是經過篩選的。如果大腦記下所有事情，那你的記憶系統肯定會不堪負荷，到時連基本功能都執行不了。科學家還不清楚這些刺激是在感知輸入的階段過濾掉的，還是在大腦判定它不重要後才刪除的。然而，你最後能記住多少接收到的資訊，很可能大大取決於你怎麼看待那些訊息。

我也要指出，「遺忘」也有它存在的價值。就像我提到的，如果大腦對輸入的資訊來者不拒，就無法執行日常的運作，也會犧牲你的創意思考和想像能力。你的日常生活將大受影響；你或許能記得冗長的清單，背下浪漫的情詩，卻無法理解抽象的概念，甚至難以辨識面孔。有一組神經元是專門幫大腦忘記事情的，它們在晚上睡覺時最為活躍。大腦正是利用這時間進行重組，並為接收隔天的新資訊做好準備。科學家在二〇一九年發現這些「遺忘」神經元後，我們也更體認到睡眠的重要性——以及遺忘之美。這是個美麗的悖論：為了記得更多東西，我們得先忘掉一些。

記憶建構階段二：短期和長期記憶（儲存）

大家都知道，我們的記憶分為兩類：短期記憶和長期記憶。但一個經驗在成為短期記憶——這取決於你當下的焦點在哪裡，什麼事情吸引了你的注意力——之前，還有個極為短暫的感知階段。在這個初始階段，你對該經驗的認知會隨著輸入的資訊——包括你看到、感覺到和聽到的，記錄在大腦。刺激結束後，感官記憶會讓這個知覺稍做停留，接著才轉移到短暫記憶。

大部分的人在任何時間點能儲存的短期記憶大概是七項，像是七件待購物品或是七個數字的電話號碼。透過一些記憶技巧或策略，你或許能稍微提升短期記憶的能力。例如像6224751288這樣一組十個數字的電話號碼，很難一次記下來，但如果用連字號將它拆成622-475-1288，就比較容易存在短期記憶，也比較容易提取（美國的社會安全號碼就有連字號，目的也是讓它更好記）。覆誦這組數字也有助於將它納入短期記憶。如果要保留這個資訊供日後提取，就必須把它從短期記憶轉換為長期記憶。短期記憶跟海馬迴密切相關，長期記憶則和大腦最外層的皮質（見下圖）有關。

長期記憶裡的資訊是你真正明白，而且

長期記憶：皮質　　短期記憶：海馬迴

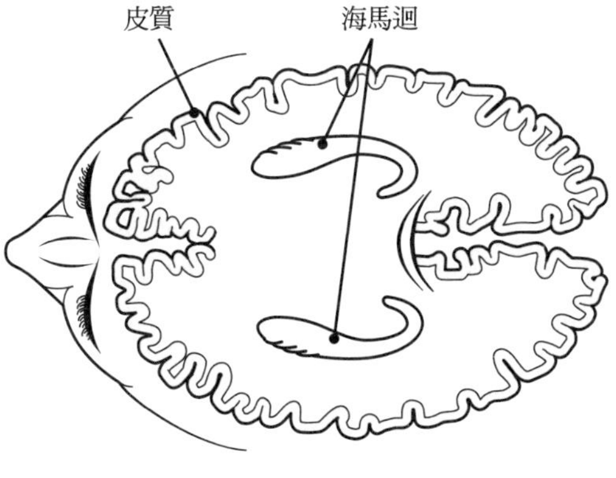

你大腦中的短期記憶與長期記憶區塊。

可以提取的。我們可以說，它是你的一部分，包含了你對上個星期、去年、童年的印象。一旦資訊變成長期記憶，你便能長時間使用它。感官記憶或短期記憶的容量有限，而且很快便會遺忘，但長期記憶沒有容量限制，也沒有時間限制。然而，短期記憶轉化為長期記憶的過程會受某些事物干擾，例如酒精。喝醉的人在執行長期記憶的編碼會有障礙，甚至毫無能力。這就是為什麼有些人在幾天後，就想不起當初在短期記憶裡還栩栩如生的記憶，因為它們從來沒有進到長期記憶，當然也就無從提取。缺乏睡眠也會破壞將短期記憶轉到長期記憶的過程，無法將它變成一輩子擁有的記憶。

記憶建構階段三：提取

當然，如果記憶無法提取，它們便毫無用處可言。提取記憶的過程中，你會先在無意識的情況下取出信息，接著將它放入你的意識中。很多人會將自己歸類為記性好或記性差的人，其實只是每個人擅長記住的事物類型不一樣而已。如果你沒有失智症或其他生理疾病，卻老是記不得別人的名字，並不代表你的記憶系統有問題。很可能只是對方在介紹名字、或是你第一次聽這個名字時，不夠專心。另一種可能是提取系統的功能不足，這時會出現那種就快想起來了，但講不出來的情形。有時候，針對某些記憶弱點，例如編碼功能或提取功能，去訓練記憶技巧，便能輕易獲得改善。很多記憶達人一開始也以為自己的記性不好，直到花時間練習特定記憶元件後，才有後來的成果。

但的確有些人的記憶會隨年紀漸長而出現問題。正常狀況下，我們的記憶速度和正確性，會在二十多歲開始走下坡，特別是暫存在大腦，讓我們能安然度過每一天的工作記憶。不過就像我在這本書中不斷提到的，記憶問題並非年紀增長的必然現象。只要還活著，我們便可以藉由各種方法來維持、增進和磨練我們記住、維持和提取信息的能力。現在，就讓我們認識接下來會用到的一些術語。認知衰退是怎麼定義的？什麼是正常，什麼又是異常呢？這個趨勢可以逆轉嗎？

2 重新定義認知衰退 Cognitive Decline—Redefined

你最好開始在洗髮精裡加入牙膏，因為你的大腦蛀了一個洞。

——阿爾奇・邦克（Archie Bunker）〔1〕，喜劇《一家子》（*All in the Family*），一九七一

當我的朋友莎拉告訴我她母親認知衰退數十年，並且在六十二歲退休後病情加劇時，我想起了我的外公。看著親人的心智逐漸凋零，不管在精神上或情緒上，都讓人難以承受。很多人的認知是緩慢的走下坡，就像長時間拖延的慢性病，但也有些人衰退得又急又猛，有如事故造成的創傷。

發現親人有認知問題時，家人的第一個反應往往是：這種情形是什麼時候開始的？怎麼會這樣？我該怎麼做來幫助他呢？當莎拉發現母親的大腦有狀況時，她就是

1 譯註：阿爾奇・邦克是演員卡羅爾・奧康納（Carroll O'Connor）在美國電視節目《一家子》中扮演的角色。

這麼問自己的。她形容母親的短期記憶「嚴重故障」了。很有意思，我們會用疼痛、阻塞、腫瘤或腫脹這類字眼，來描述大多數疾病，但是說到失智症，我們卻經常像莎拉一樣，使用這種機械化的比喻。莎拉最早注意到的現象，是母親經常喊錯孫子的名字，把科林叫成科納。慢慢的，她開始排斥與人來往，煮飯、打掃或個人衛生這類生活事務也不管了。她過去曾有輕度憂鬱症，但焦慮和情緒化的程度從來沒有這麼嚴重過。而且她愈來愈口無遮攔，經常說些很傷人、粗魯或不合宜的話，甚至爆粗話。退休後，她大部分時間都選擇待在家裡，漸漸的便跟朋友疏離了。她寧願看電視而不看書，也不出門散步或是到她最喜歡的海邊去。莎拉還從事全職工作的父親只好把家裡的雜事全攬下來。當我和專家們聊到莎拉母親的故事，他們都表示對這些症狀不陌生。病情的發展似曾相識，患者先是出了些小失誤，接著便愈來愈退縮。

當莎拉的母親開始開車出去會迷路，買東西後忘了車停哪裡，或是以為自己是走路去的，所以把車子落在停車場後，他們沒收了車鑰匙。她的情緒也開始改變。莎拉的母親一直有憂鬱傾向，這讓莎拉不禁好奇，母親的心智問題是不是長期憂鬱症沒好好治療造成的。還是她每天都會喝點酒的緣故？還是缺乏運動呢？她從年輕時就因飲食失調導致營養缺失，雖然接受過治療，但問題一直存在。缺乏社交活動、缺少興趣和有挑戰性的工作，是不是病情加速惡化的原因？數百萬個家庭都有這些疑問，但一直沒找到滿意的答案。

莎拉的故事揭露了一個事實——我們不知道認知衰退是怎麼發生的，也不知道它接下來會如何發展。原因很可能林林總總，沒有哪一個因素是罪魁禍首。我們缺的不是各種理論，而是一個明確的答案。倒是有一點愈來愈清楚，那就是早在症狀出現的幾年前，甚至是數十年前，衰退就已經發生了。這是個很重要的概念：一個年僅三十的人可能已開始步向阿茲海默症，卻不自知。五十歲以前的人通常不會想到失智症，或是擔心自己罹患失智症，因此讓年輕世代注意這個信息，並開始調整生活習慣，會有助他們預防認知衰退。

自從德國精神病學家愛羅斯．阿茲海默（Aloysius Alzheimer）首次以他的姓氏為阿茲海默症命名到現在，已經過了一百多年，這期間我們的醫學有很大的進展，卻依舊無法找出引起阿茲海默症的確切原因。這除了讓我們再次感慨人類是極為複雜的生物，也意味著導致阿茲海默症的原因是因人而異的。莎拉的母親和我外公都確診罹患阿茲海默症，但病因可能完全不同。就像癌症一樣，導致某個人罹患乳癌或大腸癌的原因，在另一個人身上不見得成立。造成特定癌症的途徑有無數種，失智症也是如此。儘管如此，在深入探討數據後，我們對如何降低失智症罹患風險，還是有很好的見解和策略。

為了更了解這些策略，我們有必要再次檢視關於阿茲海默症的各種理論。其中一個是大部分人都聽過，幾十年來一直獨佔鰲頭的類澱粉蛋白假說。類澱粉蛋白，更精確的說是β類澱粉蛋白，是一種累積在大腦的黏性蛋白斑塊，會破壞大腦細胞用以相互溝通的突觸。只不過以這個理論為基礎的治療方法，包括各種消滅這些斑塊的藥物，在臨床治療上都失敗了。二〇一七年，默克藥廠（Merck）決定終止原本看好的阿茲海默症藥物研究的同時，梅約診所（Mayo Clinic）的神經學專家大衛・諾普曼（David Knopman）醫生告訴彭博資訊公司（Bloomberg），「清除失智症患者腦內的類澱粉蛋白，就好比在牛都跑了後才決定關柵門。」〔2〕

這個疾病的發展比我們以為的要複雜多了，病因顯然不只一個。研究人員也探究了認知衰退究竟單純是正常老化的結果，還是大腦某個路徑退化造成的。近期一點的研究則專注在感染、受傷、營養缺失、長期代謝異常或接觸到有害化學物質等，會刺激免疫系統、引起發炎反應的事件。接下來，你還會一再讀到「發炎反應」這個關鍵詞。你會發現，所有關於大腦衰退的理論都是由發炎串起的。事實上，不光是大腦疾病，大部分疾病都是如此。一旦你明白了當中的理論，就更能理解我要談的降低風險的策略。

接下來，我會花點時間帶大家快速瀏覽造成異常認知衰退最常見、也最可能的原因。在瀏覽這個清單的同時，你也會得知遺傳、生活型態，以及環境因素各有什麼樣的影響。

大腦開始崩壞的八種（可能）方式

這裡列出的因素可能都只是問題的一部分，每個因素的影響程度會因個人的危險因子而異。

類澱粉連鎖假說（The Amyloid Cascade Hypothesis，簡稱ACH）

多年前，愛羅斯．阿茲海默醫師記錄了一名罹患「怪異疾病」的五十一歲婦女，她嚴重失憶、行為詭異，而且心理變化難以解釋。他為這個如今令人聞之色變的疾病，留下了最初的文件記載，最後這個疾病以他的名字命名，載入歷史。解剖過程中，阿茲海默醫師發現病人的大腦嚴重萎縮，而且神經細胞周圍有異常沉積。在這份一九〇七年的報告中，他稱這些沉積為「老年斑塊」，我們現在知道它們是β類澱粉蛋白累

2 Michelle Cortez, "Merck Stops Alzheimer's Study After 'No Chance' of Benefit," *Bloomberg Business*, February 14, 2017.

積而成的。經過了一百多年，這些類澱粉蛋白斑塊和神經纖維纏結，依舊是阿茲海默症最典型的特徵。你可以這麼想：在阿茲海默症患者的大腦內，類澱粉蛋白斑塊會在神經細胞和神經纏結間堆積。神經纏結是大腦細胞內部的纖維糾纏，主要成分為tau蛋白。（β類澱粉蛋白是在一九八四年發現的，tau蛋白則在兩年後發現。tau蛋白是大腦細胞的一種極微小成分，對大腦細胞的穩定性和生存扮演重要角色；後面會對tau蛋白加以詳述。）

接下來這部分比較複雜：我們的大腦其實是需要類澱粉蛋白和tau蛋白的。健康的類澱粉蛋白和tau蛋白是健康大腦的一部分，它們能確保大腦細胞的食物供給無礙，重要化學物質在細胞間傳遞順暢。但是當它們的結構在蛋白質折疊的過程中出錯而產生缺陷時，便會黏成一團，這時問題就產生了。當類澱粉蛋白像拉鍊的牙一樣，交錯咬合成密不透水的繩索時，這些類澱粉纖維便成了有害物質。它們像拉鍊緊緊咬合無法分開，黏在一起後形成了危險的斑塊。根據類澱粉連鎖假說，導致阿茲海默症的正是這些堆積的斑塊，雖說科學家還不確定它是如何發生、或是為什麼發生。只不過，清除β類澱粉蛋白的藥物並未在人體獲得期待中的效果。一連串的臨床失敗讓這個假說漏洞百出，β類澱粉蛋白顯然無法道出故事的全貌。另外，有些大體在解剖時發現了類澱粉蛋白斑塊，但死者生前的認知能力絲毫沒受到影響。雖然這有可能是記憶儲備的結果（之後會進一步介紹），但事實是：我們並不知道類澱粉蛋白在阿茲海默症中究竟是因，還是果。

在阿茲海默症的世界中，「獨角獸」指的是在大腦解剖時，只發現斑塊和纏結造成的傷害的病人。意思是很少失智症患者的大腦只出現單一種傷害：我們可以在老化的大腦中，找到各種可能引起阿茲海默症的變化。這個疾病的複雜程度，迫使科學家重新思考他們做研究和尋找治療方法的方式。科學家恐怕不會找到一個通用的解決辦法，比較可能的結果是：失智症有許多不同類型，也因此需要不同的治療方法。

基因遺傳也是可能因素。某些基因異常，像是前類澱粉蛋白基因（amyloid precursor protein，簡稱 APP）、早老素蛋白 1（presenilin 1）和早老素蛋白 2 的編碼發生突變，都可能生成過多 β 類澱粉蛋白，造成早發性阿茲海默症。南美洲某個家庭中，有許多成員都在四十七歲左右出現認知障礙，五十一歲左右發展成失智症，並在六十歲左右死去。科學家研究了世界各地有明顯家族傾向的患者的基因突變，發現在當中偶爾會出現帶有早發性阿茲海默症突變基因，但由於受了其他罕見基因突變的保護，始終沒有表現出認知退化病徵的幸運兒。他們的大腦雖有阿茲海默症患者的神經特徵，卻沒有認知衰退的跡象。

透過了解阿茲海默症的自然史和基因基礎，我們希望不只為帶有阿茲海默症基因突變的人，也為那些沒有基因突變、但仍罹患了失智症的人，找到新的藥物或基因療法。這些類澱粉蛋白相關基因和它們的產物相當複雜，牽扯到的功能甚至不局限在大腦神經元。研究這些基因並不容易，但我們愈是了解它們如何操控和引起阿茲海默症，就距離找到解決方法更近一步。你或許聽過APOE基因和阿茲海默症的關係；這些只是眾多與晚發性（發生於六十五歲之後的）阿茲海默症相關基因的一部分。我稍晚會更詳細的介紹這些基因。

雖然早發性阿茲海默症受基因遺傳的機率較高，但晚發性阿茲海默症也可能受到基因影響。身體會隨年紀變得脆弱的原因之一，是我們的DNA修復系統效率變差了。例如我剛才提過，像拉鍊般的類澱粉蛋白分子，一開始可能只出現在一小段胺基酸鏈上，但隨著年紀增長，修復酶的速度跟不上了，出問題的部分便會愈來愈多。癌症的情形也是如此：隨著年紀增長，DNA的修復能力變差，當基因突變不斷累積，發生惡性腫瘤的機率也就提高了。科學家正試著藉由了解這些問題，一步步找出造成阿茲海默症的原因。一個由加州大學洛杉磯分校教授大衛．艾森柏格博士（David Eisenberg）領導的國際團隊，希望這樣的探索有一天會引領我們找到新的治療方法。

正常的腦細胞內部有健康的tau蛋白，外側則有β類澱粉蛋白。

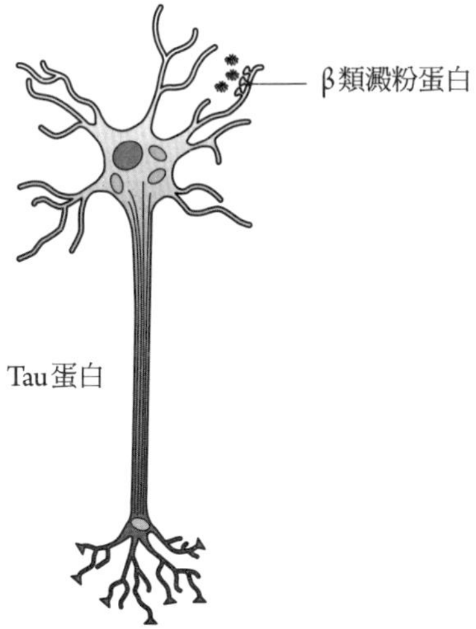

生病的腦細胞內部有纏結的tau蛋白，外側有類澱粉蛋白斑塊。

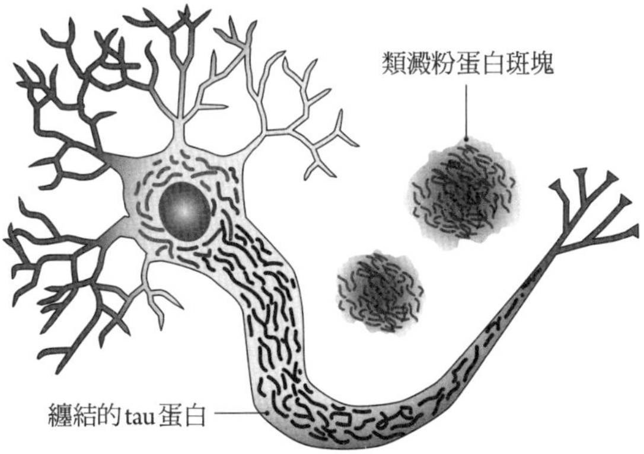

tau蛋白和纏結

神經纖維纏結代表tau蛋白出了問題。相對於類澱粉蛋白是堆積在大腦細胞「外側」，tau蛋白有時被比喻成大腦細胞「內部」的火車鐵軌（見前一頁下圖）。它們的工作是穩定大腦內的神經細胞，並協助不同腦區進行溝通。但是當它們發生化學變化，就不再對神經細胞有利了。有缺損的tau蛋白會糾纏在一起，對大腦不再是助益，而是負擔。tau蛋白的聚集與擴散型態和類澱粉蛋白不同，所以部分科學家持續在找同時包含tau蛋白的理論，而不單單看類澱粉蛋白。近期研究甚至以「板機和子彈」來比喻這種理論——類澱粉蛋白是板機，tau蛋白則是子彈[3]。

tau蛋白也被認為和慢性創傷性腦病變（chronic traumatic encephalopathy，簡稱CTE）有關。這是腦部反覆遭受衝擊造成的退化性腦疾，患者會有行為異常、沮喪、記憶喪失和失智等問題。在從事如拳擊、摔角、足球、美式足球等身體碰觸多的運動的職業運動員中，慢性創傷性腦病變特別常見。二〇一九年，參加過世界杯的退役明星足球員布蘭迪・查斯頓（Brandi Chastain）和蜜雪兒・阿科爾斯（Michelle Akers），發起了一項以退役女足球明星為對象的研究。她們想要知道她們的「老年失智」是不是有跡可循。兩個人在球場上都會用頭去頂球，也有過多次頭和他人的頭相撞，或是頭撞倒地的經驗。這項研究由波士頓大學醫學院神經學教授羅伯特・斯特恩（Robert Stern）主導，目的是探討這些頭部碰撞是否會影響認知能力〔4〕。關於tau蛋白研究的第一個突破性時刻，發生在二〇一三年十一月，加州大學洛杉磯分校的一個醫療團隊發現，時年五十九歲、曾入選名人堂的前達拉斯牛仔隊頂尖跑衛東尼．多塞特（Tony Dorsett）患有慢性創傷性腦病變，並在大腦掃描時發現濃度異常高的tau蛋白。這是患者尚在世時，就診斷出患有慢性創傷性腦病變的最初案例之一。

傳染性蛋白顆粒（prion）也逐漸在討論斑塊與纏結時被提及。這是另一種出現在大腦的蛋白質，它會導致其他蛋白質（如β類澱粉蛋白和tau蛋白）折疊時出錯。幾個和傳染性蛋白顆粒有關的疾病都是感染造成的，而且都有致死的能耐，其中最廣為人知的，是吃了受感染的肉造成的庫賈氏症（Creutzfeldt-Jakob disease，俗稱狂牛症）。有些研究人員正在研究類澱粉蛋白和tau蛋白是否會以傳染性蛋白顆粒的形態存在於大腦，迫使正常蛋白質折疊時發生異常、形成纏結，最後導致阿茲海默症。

3 G. S. Bloom, "Amyloid-β and Tau: The Trigger and Bullet in Alzheimer Disease Pathogenesis," *JAMA Neurology* 71, no. 4 (April 2014): 505–508.

4 To follow Dr. Stern's research, go to his academic website: www.bu.edu/cte /about/leadership/robert-a-stern-ph-d.

血流（Blood Flow）

斑塊（有時纏結也是如此）在有嚴重血管（包括動脈和靜脈）疾病的患者身上較常見，也較嚴重。這意味著阿茲海默症的發展或許和大腦血流異常有關。血流灌注不足（hypoperfusion），也就是進入大腦的血流減少，一直被認為是造成斑塊和纏結的原因之一。也許是血流灌注不足會在神經細胞和支持它們的神經膠質細胞（glia）引發危機，導致細胞變質，從而造成認知衰退。別忘了，我們的大腦是血管密度極高的器官，需要循環系統不斷提供養分和氧氣。任何影響大腦血流的因素，從吸菸到膽固醇過高，都會嚴重影響大腦功能，增加衰退的風險。

此外，阿茲海默症的血管假說或許也可以解釋，為什麼高血壓或有中風病史的人，比較容易罹患阿茲海默症。高血壓會對通往大腦的動脈造成細微傷害，進而減少流經大腦的血液和氧氣。血流不足而導致大腦無法獲得所需能量時，問題就產生了。有研究指出，血腦屏障是大腦微血管內的半通透性屏障，它受損時，流到大腦的血液會減少[5]。由於大腦實在太珍貴了，所以它不只受到頭顱和腦脊髓液保護，還有血腦屏障有效的將大腦的血液供應和身體的血液供應分開來。這層屏障功能正常時，會讓氧氣、葡萄糖等大腦所需的分子通過，但是將較大且有時有毒的分子隔絕在大腦外。萬一屏障出現漏洞，有害的大分子便會進入大腦，在裡面累積。這時，大腦會慢慢腫脹，使得顱內的壓力升高，對通往大腦的血流行成阻力。大腦無法獲得足夠的含氧血，神經元和神經膠質細胞再度陷入危機，這將讓大腦再次腫脹、受損，並且形成更多β類澱粉蛋白斑塊和 tau 蛋白纏結。最近有研究指出，血腦屏障出現漏洞時，海馬迴會變得特別脆弱。由於失去了保護，來自血管的有害物質便能進出神經元，加劇記憶喪失和認知障礙的情形。〔6〕

新陳代謝異常

失智症的另一個危險因子是廣泛的新陳代謝異常。據估計，美國成人有將近三十五％的人（六十歲以上有五十％）患有新陳代謝症候群，這是一系列你不想遇到的健康狀況，包括肥胖、高血壓、胰島素阻抗、第二型糖尿病和血脂異常（壞的膽固醇太多，好的膽固醇太少）等〔7〕。二〇〇五年開始，就有研究人員著手尋找糖尿病和阿茲海默症罹患風險之間的關係，特別是糖尿病未受控制，血糖濃度長期過高的

5 Lulit Price, Christy Wilson, and Gerald Grant, "Blood–Brain Barrier Pathophysiology following Traumatic Brain Injury," in *Translational Research in Traumatic Brain Injury* (Boca Raton, FL: CRC Press/Taylor and Francis Group, 2016), 85–96.

6 A. Montagne, S. R. Barnes, M. D. Sweeney, and M. R. Halliday, "Blood-Brain Barrier Breakdown in the Aging Human Hippocampus," *Neuron* 85, no. 2 (January 2015): 296–302.

情形[8]。由於阿茲海默症患者的胰島素大多有問題，有些人甚至稱阿茲海默症為「第三型糖尿病」。胰島素是將葡萄糖送進細胞供它們使用的荷爾蒙，缺少胰島素，細胞便無法吸收它們用以產生能量、賴以維生的葡萄糖。第一型糖尿病屬於自體免疫疾病，病因是患者用來製造胰島素的特化胰臟細胞受損，無法製造胰島素，最後只能藉由自行注射來提供身體胰島素。第二型糖尿病的特徵則是長期血糖濃度過高，因而導致胰島素分泌急劇增加，最後造成細胞對胰島素脫敏。就像進到一個音樂很大聲的房間，讓你不得不摀住耳朵，這就是細胞對胰島素過多時的反應：乾脆關閉用來接收胰島素的受器，讓它無法進入細胞。所以第二型糖尿病的患者雖然有能力製造胰島素，但是他的細胞卻不領情（我們稱這種情形為胰島素阻抗），最後患者的葡萄糖仍舊留在它不該待的血液中。第一型糖尿病是免疫系統出錯造成的，第二型糖尿病則多由飲食引起——攝取過多糖分和加工過的碳水化合物，使得胰臟必須不斷製造胰島素。科學上的發現指出，阿茲海默症有可能是西方高糖飲食的另一個潛在副作用。

第二型糖尿病患者罹患阿茲海默症的機率，是一般人的兩倍以上。那些處於糖尿病前期，或是患有新陳代謝症候群的人，發展出失智症前期或是輕微認知障礙的風險也較一般人高[9]。不是所有研究都認同這個觀點，只不過證據一再累積，讓科學家不得不從不同的角度，更廣泛的看待大腦疾病的風險問題。從不良飲食習慣發展成阿茲海默症的途徑，不一定非得經過第二型糖尿病。研究人員發現，和血糖濃度正常的人相比，血糖濃度高（但還沒達到糖尿病標準）的人發生認知衰退的機率也較高。一份有五千多人參與、追溯時間超過十年的研究發現確實如此[10]。認知衰退速度確實與血糖濃度有關，血糖濃度愈高，衰退速度愈快。

第三型糖尿病所持的理論是：大腦裡的神經元對胰島素沒有反應，也就是它們失去了吸收葡萄糖的能力，最終細胞將因為飢餓而死亡。有研究人員認為，胰島素缺乏或胰島素阻抗是阿茲海默症認知衰退的關鍵，那些惡名昭彰的斑塊也跟它有關。

二〇一七年，梅約診所的神經學家步國鈞博士（Guojun Bu）提出了更多關於第三型糖尿病的證據，並指出阿茲海默症基因中的APOE4會干擾大腦處理胰島素的方

7 Maria Aguilar, Taft Bhuket, Sharon Torres et al., "Prevalence of the Metabolic Syndrome in the United States, 2003–2012," *JAMA* 313, no. 19 (May 2015): 1973.

8 Owen Dyer, "Is Alzheimer's Really Just Type III Diabetes?" *National Review of Medicine* 2, no. 21 (December 2005). www.nationalreviewofmedicine.com /issue/2005/12_15/2_advances_medicine01_21.html.

9 H. J. Lee, H. I. Seo, H. Y. Cha, et al., "Diabetes and Alzheimer's Disease: Mechanisms and Nutritional Aspects," *Clinical Nutrition Research* 7, no. 4 (October 2018): 229–240.

10 Fanfan Zheng, Li Yan, Zhenchun Yang, et al., "HbA1c, Diabetes and Cognitive Decline: The English Longitudinal Study of Ageing," *Diabetologia* 61, no. 4 (April 2018): 839–848.

式[11]。一般大眾中，有大約二十%的人帶有APOE4基因，阿海默症患者中則有一半以上。步博士的報告指出，帶有APOE4基因的老鼠會出現胰島素障礙，特別是年老的時候。

綜合上述訊息，我們可以說，基因遺傳、飲食不當和認知衰退之間是有關聯的。很有趣的，我們不但見到了第二型糖尿病患者和肥胖症同時增加的趨勢，還開始在失智症上看到了相同的增長模式：在第二型糖尿病案例增加的同時，阿茲海默症的案例也增加了。請記住這一點，因為這將解釋我們稍後在這本書提出的一些對應方案。

在這裡，我要再談一下體重。我們知道體重和糖尿病風險之間經常有關聯，如果阿茲海默症的風險會隨新陳代謝異常而增加，那麼按道理，因新陳代謝障礙引起的體重增加也會提高罹患阿茲海默症的風險。現在科學已經為我們證實了這件事，並發現腹部周圍多餘的體重對大腦傷害特別大。一份引起許多媒體關注的研究調查了一九六四年到一九七三年間，六千多名四十歲到四十五歲的人的腰圍大小[12]。經過幾十年後，他們評估了當中有哪些人得了失智症，並和他們當初的腰圍進行比對，結果發現失智症風險和二十七年前的腰圍有明顯關聯：腹部脂肪多的人罹患失智症的風險，大約是腹部脂肪少的人的三倍。我們有足夠證據顯示，控制你的體重對預防日後大腦衰退有很大的幫助。

有毒物質

我們還需要更多研究，來了解哪些化學物質會造成大腦異常。我說的不是那些眾所皆知，像是鉛、破傷風毒素（來自破傷風桿菌）和汞等等，會嚴重損害大腦功能的神經有害物質，而是那些日常生活無意接觸到，會隨時間緩緩造成傷害的化學物質，像是農藥、殺蟲劑、塑膠中的物質、食品添加物，以及一般家庭用品中的化學物質。有好一段時間，大家以為鋁會造成阿茲海默症，因而紛紛把家中的鋁鍋丟了。雖然鋁的神經毒性一直有爭議，但我們沒有發現它和阿茲海默症之間有直接關係。現在關於鋁會導致失智症的理論基本上已經被推翻了，但還有許多神經毒素是大家擔心的，希望未來的研究能為我們解答。

二〇一九年夏天，我去了懷俄明州的傑克遜谷（Jackson Hole），在民族植物學家保羅．艾倫．考克斯（Paul Alan Cox）那待了一些時間。他的研究重點是原住民與環境的關係，特別是和植物間的交互作用。工作的關係，他曾去過關島，研究當地的查莫羅

11 N. Zhao, C. C. Liu, A. J. Van Ingelgom, and Y. A. Martens, "Apolipoprotein E4 Impairs Neuronal Insulin Signaling by Trapping Insulin Receptor in the Endosomes," *Neuron* 96, no. 1 (September 2017): 115–129.e5.

12 R. A. Whitmer, E. P. Gunderson, E. Barrett-Conner et al., "Obesity in Middle Age and Future Risk of Dementia: A 27 Year Longitudinal Population Based Study," *British Medical Journal* 330, no. 7504 (June 2005): 1360.

人（Chamorro）。這些人罹患包括阿茲海默症在內的神經退化性疾病的機率，是一般人的一百倍以上，這點讓他很不解。於是他發揮專業，並與不同領域的科學家組成了一個研究團隊來調查這件事，最後的發現可能跟你我都有關。原來，查莫羅人在飲食上毒害自己，被他們視為美味的狐蝠含有高濃度的ＢＭＡＡ，這是一種藍綠藻產生的神經毒素。查莫羅人確實攝取了高劑量的ＢＭＡＡ，但我們的飲食中很可能也都接觸了ＢＭＡＡ。ＢＭＡＡ神經毒素會讓包括類澱粉蛋白和tau蛋白之類的蛋白質在折疊時發生錯誤，並聚集形成斑塊或纏結，很可能是重要的阿茲海默症危險因子。考克斯認為，類澱粉蛋白和tau蛋白或許不是導致阿茲海默症的原因，而是結果，有愈來愈多科學家也這麼認為。這是個大膽的想法，但是比起這個，更重要的是考克斯的團隊正在研究如何以一個簡單的方式，治療阿茲海默症。

他們發現以名為Ｌ－絲胺酸（L-serine）的胺基酸取代這些蛋白質的某個結構單元，就可以讓類澱粉蛋白和tau蛋白不再出現折疊錯誤。目前，考克斯的團隊已經在白鼬猴身上證明這個方法可行，人體試驗則還在新罕布夏的達特茅斯學院（Dartmouth College）進行中。更令人開心的是Ｌ－絲胺酸非常容易取得（買得到膠囊狀的補充品），不但價格便宜，還幾乎沒有任何副作用。然而考克斯會告訴你這個方法沒辦法逆轉已經發生的認知衰退。別忘了，阿茲海默症通常在症狀出現的多年前就已經悄悄發酵了。如果我們可以在更早的階段就給予這個簡單的治療，或許能在源頭遏阻症狀產生。這是個令人振奮的研究，也再次推翻了β類澱粉蛋白的理論，為類澱粉蛋白斑塊是疾病症狀，而不是疾病根源提出證據。

感染

阿茲海默症會是身體過去遭受感染造成的嗎？我們知道有些病原體感染，包括博氏疏螺旋體（*Borrelia burgdorferi*）引起的萊姆病、單純皰疹病毒（herpes simplex virus）、茲卡病毒（Zika）、梅毒、狂犬病，甚至牙齦疾病，都會影響神經系統[13]。有些科學家開始認為，神經退化性衰退可能是身體對這些感染的反應[14]。這個理論目前仍備受爭議，我們尚不知道究竟細菌本身就是病因，會加速疾病發展，還是它其實是事情的後果。這個理論確實有它合理的地方，足以吸引頂級科學家注目。

13 C. C. John, H. Carabin, S. M. Montano et al., "Global Research Priorities for Infections That Affect the Nervous System," *Nature* 527, no. 7578 (November 2015): S178–186.

14 Bret Stetka, "Infectious Theory of Alzheimer's Disease Draws Fresh Interest," Shots: Health News from NPR September 9, 2018. See www.npr.org/sections/health-shots/2018/09/09/645629133/infectious-theory-of-alzheimers-disease-draws-fresh-interest.

二〇一六年，由已故的哈佛大學研究員羅伯特．戴維．莫爾博士（Robert D. Moir）領導的團隊做了一項極有爭議的研究，最後指出各種感染，包括那些症狀輕微甚至沒有任何症狀的感染，都會刺激大腦的免疫系統，最終導致阿茲海默症〔15〕。他們所持的理論是：病毒、細菌或黴菌穿過了血腦屏障（它確實會因為老化而出現漏洞），觸發了大腦的自我防禦系統。為了抵禦入侵者，大腦會製造類澱粉蛋白，做出有黏性的陷阱網來捕捉它們（B類澱粉蛋白事實上是一種抗微生物的胜肽——免疫系統用來捕捉病原體的陷阱），最後留下的，就是我們在阿茲海默症患者的大腦看到的網狀斑塊。

這部分還有待更多研究確認，畢竟不是每個大腦有感染的人都會發展成阿茲海默症，也不是每個失智症患者都能回溯到某種感染。有些人的大腦天生就比較容易將殺死微生物後的β類澱粉蛋白清除乾淨，有些人的大腦則比較脆弱。麻省總醫院神經退化性疾病研究中心（MassGeneral Institute for Neurodegenerative Disease）的遺傳與老化部主任魯道夫．譚茲博士（Rudolph Tanzi）目前領導的大腦微生物體計畫（Brain Microbiome Project），宗旨就在研究大腦裡有哪些細菌，以及怎麼區別有益和有害的微生物聚落。譚茲博士也是在一九八〇年代和一九九〇年代發現阿茲海默症基因的人，他在談話中確定了某些感染和阿茲海默症之間的關聯。請見底下的「魯道夫．譚茲博士『培養皿裡的阿茲海默症』」。

魯道夫．譚茲博士「培養皿裡的阿茲海默症」

從二〇一四年起，因為魯道夫．譚茲博士培養皿裡的阿茲海默症，讓科學家對阿茲海默症的病理學研究向前跨了一大步。他和他的團隊取了迷你類大腦器官——將大腦細胞放在培養皿裡培育出來的「迷你大腦」，並將阿茲海默症基因注入裡面，觀察後續的發展。藉此，我們可以觀察斑塊和纏結間的互動，以及接下來發生的事：神經發炎，接著有大量細胞死亡。他的比喻令人害怕，卻一針見血。「類澱粉蛋白像火柴，纏結像灌木叢著火，神經發炎則是森林大火，」他這麼告訴我。譚茲認為大腦的免疫系統想要撲滅灌木叢的火，於是派來了一大票發炎細胞，但是引起的神經發炎反應卻讓神經細胞的死亡數目高了一百倍，為將來的失智症留下禍因。

據譚茲博士表示，這也說明了為什麼臨床試驗會失敗：它們對類澱粉蛋白下手的時間太晚了。預防森林大火最好的辦法，是一開始就將火柴熄滅。也就是說，治療阿茲海默症的關鍵在於：是否能在最初階段就阻止類澱粉蛋白生成，不讓它的症狀有機會表現出來。

15 W. A. Eimer, D. K. Vijaya Kumar, N. K. Navalpur Shanmugam et al., "Alzheimer's Disease-Associated β-Amyloid Is Rapidly Seeded by Herpesviridae to Protect against Brain Infection," *Neuron* 99, no. 1 (July 2018): 56–63.

那麼是誰點燃了火柴呢？譚茲博士的實驗室發現，單純皰疹病毒之類的病毒、細菌，或者像是酵母菌的真菌出現時，周圍會立刻有類澱粉蛋白形成。「短短二十四小時內，病毒就會被困在斑塊中。我們稱這些為『細胞外陷阱』，它是我們先天免疫系統的一部分。抗體要在感染發生一段時間後才會出現，在那之前，我們只能先倚賴原始的免疫系統。」雖然免疫系統在發生感染當下是在幫助我們，卻有可能因此埋下日後罹患阿茲海默症的禍害。

不一定要有病菌才會形成斑塊，其他病菌「成分」也能引起斑塊。但這也不表示特定病菌絕對會引起阿茲海默症。另外，基因遺傳也讓某些人更容易出現斑塊。有趣的是，隨著年紀增長，我們身上帶的病毒、細菌也會愈來愈多。有些病菌，像是會導致口角炎的第一型單純皰疹病毒，有可能在日後捲土重來。發生這種情形時，類澱粉蛋白會像在種雲（cloud seeding）一樣迅速包圍病毒，將它困在其中，防止它破壞大腦內的神經細胞。譚茲認為，我們需要一點β類澱粉蛋白來保護大腦，但是保護過頭也會帶來問題。那麼為什麼有些人斑塊多，卻從未罹患失智症呢？譚茲稱這樣的大腦為「有韌性的大腦」（resilient brain），我們晚一點會揭曉它背後的祕密。總之，不要讓大腦免疫系統的神經發炎反應過度。我之後也會告訴你一些相關策略。

頭部創傷和損傷

頭部反覆遭受撞擊會造成持久性傷害。加州大學洛杉磯分校記憶診所（UCLA Memory Clinic）的創辦主任蓋瑞・斯莫爾醫生（Gary Small）是名精神病學教授，也是UCLA長壽中心（Longevity Center）主任、全球大腦健康委員會的專家，更是診斷托尼・多塞特有慢性創傷性腦病變的醫生。斯莫爾醫生的團隊是最初發現多次性腦震盪與破壞性tau蛋白累積有關的人。多塞特由於受盡憂鬱症和記憶喪失困擾多年，於是前來尋找答案。他想要知道，這些症狀跟他一九七〇年代到一九八〇年代打美式足球期間經常腦震盪是否有關。在多塞特確診後，幾十名前足球員也陸續確診罹患了慢性創傷性腦病變，並且控告國家足球聯盟（National Football League）。蓋瑞・斯莫爾身為大腦醫學界的前鋒數十年，這次我有機會針對他的研究和發現向他請教，你在第二部分會讀到更多他對維持大腦敏銳的策略。

免疫系統挑戰和慢性發炎

我已經提過免疫系統在神經退化上可能扮演的角色，以及發炎反應帶來的後續影響。這部分的細節值得我們再次強調，因為慢性發炎加上老化（發炎性老化〔inflamm-aging〕）可說是所有退化性問題的中心，這包括會增加失智風險的糖尿病和血管疾病，以及和大腦直接相關的憂鬱症和阿茲海默症。幾十年來，科學家們對發炎與大腦疾病的關係一直保有爭議，但最新研究結果指出，發炎不但會讓衰退中的大腦病情加劇，還可能是這些疾病的始作俑者。約翰．霍普金斯醫學院於二〇一九年發表研究表示，中年時期的慢性發炎與晚年的認知衰退和阿茲海默症有關〔16〕。

說得更明白一點，發炎反應是身體面對潛在侵犯和傷害時的抵禦作用，但是當這個系統不斷釋放化學物質，讓免疫系統不斷處於緊張狀況，就會衍生其他問題。過去的研究認為，服用抗發炎藥物，例如依布洛芬（ibuprofen）和萘普生（naproxen）兩年以上，有可能降低罹患阿茲海默症和帕金森氏症的風險，不過後來的臨床試驗並未發現它們能顯著降低或完全預防阿茲海默症，而且這些藥物本身也有副作用和其他風險〔17〕。與此同時有研究發現，罹患阿茲海默症和其他退化性大腦障礙的人，大腦內的細胞激素（cytokine）濃度比較高。細胞激素是我們體內的細胞所分泌，是發炎程序中的信號燈。也就是說，慢性發炎在大腦衰退中很可能扮演重要角色。利用最新影像技術，我們能直接目睹阿茲海默症患者的大腦細胞製造發炎相關細胞激素的過程。

大腦的發炎也可能與類澱粉蛋白和tau蛋白纏結直接相關，這些現象讓我們再次感嘆阿茲海默症的各種病因間的關係實在錯綜複雜。大腦中有種扮演「管家」或說「支援人員」的特化細胞叫微膠質細胞（microglia），或是我先前提到的膠質（glial）或膠質細胞（glial cell），它們會把這些蛋白質視為外來物質，並釋放發炎分子來清除它們。膠質細胞是大腦裡唯一的免疫細胞，與白血球中的巨噬細胞相似。不過，這當中的因果關係依舊是個謎。雖然我們無法肯定的說發炎是導致阿茲海默症的直接病因，但絕對是整件事的關鍵。

認知缺失的類型

就像認知缺失可以分為許多種類，我們很難為正常老化的大腦到完全發作的阿茲海默症間，定義一條明確的發展途徑。首先讓我們看一些名詞的區別。阿茲海默症是失智症的一種，病情因人而異，差別可以很大。根據阿茲海默症學會的說法，高達四十%的失智症是由阿茲海默症以外的疾病所引起[18]。

16 K. A. Walker, R. F. Gottesman, A. Wu et al., "Systemic Inflammation during Midlife and Cognitive Change over 20 Years: The ARIC Study," *Neurology* 92, no. 11 (March 2019): e1256–e1267.

17 C. Zhang, Y. Wang, D. Wang et al., "NSAID Exposure and Risk of Alzheimer's Disease: An Updated Meta-Analysis from Cohort Studies," *Frontiers in Aging Neuroscience* 10 (March 2018): 83.

18 www.alz.org.

正常老化

就像身體的其他部位一樣，大腦會隨著年紀增長而變化。雖然突觸會因著老化而有組織流失和退化的現象，但有個值得我們高興的好消息。二〇一八年，哥倫比亞大學的研究人員首次發現，健康的老人產生新大腦細胞的能力和年輕人是一樣的〔19〕。他們發現，這種從海馬迴記憶中樞的前驅細胞產生新神經細胞的能力，並不是單由年齡決定的。就像年紀大的人新生成的血管數量較少，也不那麼健康，新生的神經細胞也較不容易形成連結，但這不代表他們無法生成新的大腦細胞。這裡的關鍵字是「健康」——前提是這個人必須是健康的。我們現在很清楚了，想維持神經生成、血管生成的能力，並產生新的神經連結，你必須身體健康。這是大腦和身體的關係如此緊密的另一個原因。

我們的大腦大概在二十多歲時開始老化，最快在三十歲出頭便出現結構上衰退的情形。四十歲過後，海馬迴會以每年〇．五%的速度萎縮。但是萎縮速度因人而異，差異相當大，生活型態、環境因素、基因遺傳和醫療條件等，都是重要變因。這些因素對海馬迴的影響，遠勝於其他大腦區塊。已經有數十份神經科學研究報告指出，不管大腦受到何種衝擊，海馬迴都是最脆弱、也是萎縮最快的腦區。例如大腦創傷性受損、糖尿病或缺乏維生素B12時，海馬迴的萎縮都是最嚴重的。

我們都有過記憶組裝失敗的經驗，這種失敗在我們年輕時比較不容易察覺，但是五十歲過後，情況便會開始惡化。我在解剖過程中見過大腦老化時的生理改變——大腦萎縮，皺摺變得更加明顯，血管硬化，也不那麼健康了。在顯微鏡下，你可能會見到神經細胞死亡的證據，甚至突觸的變化。儘管如此，這些變化不一定和顯露在外的認知衰退有直接關聯。大家的觀念已經轉變，即使老化是特定疾病的風險，但老化本身已經不再被視為疾病了。也就是說，年紀增長不代表就會發生認知衰退。任何認知上的衰退，不管是「正常」或「異常」，因素都不會只有年紀增長和大腦退化而已。

輕微認知障礙

輕微認知障礙通常是失智症的最初階段，但不是每個有輕微認知障礙的人最後都變得更嚴重，或發展成阿茲海默症，只不過他們的風險確實比較高。輕微認知障礙的人會有輕微、但通常不明顯的記憶功能衰退。例如一個七十五歲的人在一個小時內，重複問了五、六次相同的問題，但仍能開車出門，打理日常生活。和那些語言或身體控制能力受影響的認知衰退不一樣，輕微認知衰退的人受影響的，只有他們的記憶。

19 M. Boldrini, C. A. Fulmore, A. N. Tartt et al., "Human Hippocampal Neurogenesis Persists throughout Aging," *Cell Stem Cell* 22, no. 4 (April 2018): 589–599.

及早治療這些症狀非常重要。據估計，六十五歲以上的族群中，有十%到二十%的人有輕微認知衰退[20]。

失智症

「失智症」可以泛指從輕微認知衰退到嚴重失智症等，各種症狀不同、程度不一的認知衰退。換句話說，失智症講的不是單一種疾病，而是概括了記憶、溝通和思考受影響的各種疾病。失智症可以分為幾種類型。

- **血管型失智症**（Vascular Dementia）。血管阻塞或受損引發中風或腦溢血，導致供應大腦的血液不足，是造成這類失智症的原因。有些患者可能同時有血管型失智症和阿茲海默症的症狀。受損的位置和程度，是決定病人是否會出現失智症，以及思考和身體功能是否會受到影響的主要因素。過去，血管型失智症曾被用來做為排除阿茲海默症的證據（反之亦然），但現在已經不這麼做了，因為如今我們知道，阿茲海默症和血管型失智症可以在一個人身上同時存在。只有十%的失智症患者只出現了血管型失智症的症狀，而阿茲海默症的患者中，有一半的人中風了卻不自知（silent stroke）[21]。
- **路易氏體失智症**（Dementia with Lewy Bodies）。有五分之一的失智症患者受這情形影響。被稱為路易氏體的蛋白質又稱α－突觸核蛋白（alpha-synuclein），會在大腦負責認知、運動和整體行為的區塊累積，使患者出現記憶問題和類似帕金森氏症的症狀。患者初期常有視幻覺，是診斷的重要線索。

- **額顳葉型失智症**（Frontotemporal Lobar Dementia）。又稱為匹克症（Pick's disease）。造成這類失智症的原因，是大腦額葉和顳葉神經細胞逐漸流失，而導致患者出現行為問題（例如缺乏社交禮儀、失去同理心、缺乏克制力、失去判斷能力）、語言困難和記憶問題（發病初期一般不會出現記憶問題）。性格和行為改變通常是最早的徵兆。有六十%的額顳葉型失智症患者，發病時間在四十五歲到六十歲間。這類失智症約佔所有失智症案例的十%〔22〕。
- **阿茲海默症**。這是最常見的失智症型態。初期症狀發展緩慢，接著開始急劇惡化，到了晚期，患者的思緒錯亂、不能打理自己的日常生活，也無法控制身體的活動或獨立生活。阿茲海默症佔失智症案例的六十%到八十%。六十五歲以上的美國人當中，每九個就有一個受阿茲海默症影響，在死因排行榜上排名第六。估計有

20 These figures are from the Alzheimer's Association and are based on long-term studies.
21 See the Alzheimer's Association's annual "Disease Facts and Figures" at www.alz.org.
22 Ibid.

記憶衰退、輕微認知障礙，以及失智症（阿茲海默症）

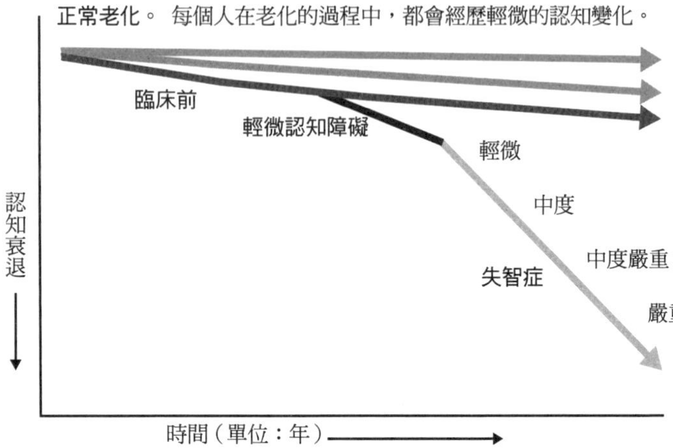

重度失智的發展過程

近六百萬名美國人患有阿茲海默症。我們稱同時患有阿茲海默症和其他失智症的情形為混合型失智症〔23〕。

正常和不正常

早上起床時，發現忘了今天星期幾，這樣正常嗎？還是哪裡出了問題呢？想不起自己二十年前的電話號碼，或是當時的田徑教練叫什麼名字，正常嗎？許多人在忘了一些很基本的事，或是開同學會想不起某個同學的名字時，問自己的第一個問題就是：這樣正常嗎？還是我的認知開始衰退了？瑪麗．費歇爾（Mary A. Fischer）為美國退休人協會解釋了六種正常、不需要擔心的記憶喪失。可以鬆口氣了！[24]

- 心不在焉（absentmindedness）。我把鑰匙放哪了？我來廚房做什麼？我們都有這樣的經驗，它們基本上都可以歸咎於注意力不集中。忘了好久沒去過的地方該怎麼走是正常的。但如果去了平常採買的商店後忘了回家的路，就不是心不在焉的問題了。哈里・洛瑞內（Harry Lorayne）和傑瑞・盧卡斯（Jerry Lucas）在他們的開創性著作《記憶書》（*The Memory Book*）詳細描述了他們稱之為「最初意識」（original awareness）的重要性[25]。這個名詞的重點在「最初」——指的是你第一次見到某個東西或做某件事時想要記住的事。放下鑰匙時，你必須對放下這個動作建立一個最初意識，來幫助你記得它放在哪裡。你必須主動觀察自己所做的事。事實上，觀察是建立最初意識很重要的環節，有別於「隨意的看」。用眼睛「看」和用心「觀察」是兩回事。如果心不在焉，就無法做到觀察，你就不會意識到這個動作，當

23 Ibid.

24 Mary A. Fischer, "6 Types of Normal Memory Lapses and Why You Needn't Worry About Them," AARP, stayingsharp.aarp.org/about/brain-health/normal-memory/.

25 Harry Lorayne and Jerry Lucas, *The Memory Book: The Classic Guide to Improving Your Memory at Work, at School, and Play*, reissue ed. (New York: Ballantine Books, 1996).

然也就無法對它建立「記憶」。

- **堵塞**（blocking）。這是那種你明明知道大腦裡有那個記憶，偏偏取不出來，典型令人挫敗的經驗，知道自己想要說什麼，但就是吐不出來。造成堵塞的原因通常是幾個相似記憶導致了混亂。多份研究指出，年紀較長的受試者在執行記憶任務時，啟動的大腦區塊通常比年輕人多〔26〕。你可以把它想像成提取記憶的按鈕時不時卡住的結果。
- **錯置**（scrambling）。如果你記得整件事的大概，或是一些重要訊息，只不過忘了細節，那你的問題只是錯置——對細節感到混淆。例如，一個好友告訴你他想要修寫作課，好完成他正在寫的小說。事後，你正確記得這件事，只不過他是在電話上講的，你卻記成是當面講的。這是海馬迴的小失誤，它記錯時間和地點了。
- **消退**（fading away）。我們的大腦會不斷清除舊記憶，好騰出空間給新記憶。不常提取的記憶因為沒有得到加強，很容易就會消退。這就是為什麼比起多年前的事，我們更能記得最近發生的事的細節。記憶這個用進廢退的基本特色被稱為遺忘（transience），不管發生在什麼年紀都是正常的。
- **提取困難**（struggling for retrieval）。這和心不在焉相似。你和某個人第一次見面，才一下子，你就想不起他的名字了。或是你剛看了一部很棒的電影，但隔天想跟朋友介紹時，發現已經忘了電影名稱或演員的名字。老化會改變神經元間的連結能力，新訊息如果沒有一再使用，便會從短暫記憶中被刪除。這就是為什麼當下就要記好名字，用個特別或熟悉的聯想幫你記住它，也能避免這樣的失誤。

- **一心二用引起的混亂**（mvuddled multitasking）。同時處理多項任務的能力，會在某個時間點開始降低，例如你可能沒辦法一邊寫電子郵件、一邊看電視了。有些研究認為年紀愈大，就得費更多力氣才能讓大腦專注，除此之外，從一件事投入到另一件事所需的轉換時間也會更長。我們會在第六章討論，為什麼不要同時進行多項任務事實上對大腦是有益的。

重新思考認知衰退

阿茲海默症被過度診斷了嗎？這是個極富爭議的問題，而且可以引出一些令人振奮的想法。阿茲海默症不像糖尿病或心臟病有明確的診斷方式，所以我們有可能太輕易就把人貼上標籤。有些人的認知衰退之所以改善了，是因為他們一開始就沒有罹患

26 For a review, see Cheryl Grady, "Trends in Neurocognitive Aging," *Nature Reviews Neuroscience* 13, no. 7 (June 2012): 491–505.

阿茲海默症。這是在某次熱烈的討論中，馬吉德．佛杜希醫生（Majid Fotuhi）提出的論點，我認為很值得我們進一步討論。

佛杜希醫生是名神經科醫生和神經科學家，他在約翰．霍普金斯和哈佛醫學院有二十五年的研究和臨床經驗，專長是記憶、老化和大腦復健。來求醫的病人有各種疑難雜症，包括認知障礙、腦震盪後症候群、眩暈、慢性偏頭痛和注意力缺乏等。他表示，患者在接受以跨科別的方式為他們量身安排的治療方案後，成效非常顯著。他將重點放在調整生活型態，藉以降低血管疾病、維生素缺乏、肥胖、糖尿病、憂鬱症、焦慮症、睡眠呼吸中止和久坐行為，以達成整合性的大腦健康計畫。在他自己的研究紀錄中，一些原本已經對自己的大腦不抱希望的病人，都有了明顯的改善。他用結果來向他們證明他們是錯的。有些病人甚至在接受治療的幾個星期後，海馬迴記憶中樞的體積就明顯增大了。

我接下來建議你在家做的事，跟他提供那些公司高級主管的治療，有很多相似之處。「我想要改變交談內容，」佛杜希醫生說道。他不告訴病人他們的病會致命，而是將重點放在大腦的成長和修復。他希望有更多人受到啟發，一起追求更好的大腦。他甚至建議大家，不要再用「阿茲海默症」這個宛如世界末日的名稱，也不需要發明新詞，就簡單稱輕微、中度和重度認知障礙就好。就像我在寫這本書時請益過的其他研究人員一樣，對於將類澱粉蛋白理論當做所有阿茲海默症患者的生病基礎，佛杜希醫生也頗有微詞。他在二〇〇九年的《自然評論》（*Nature Review*）期刊中提出了另一個理論，叫動力多邊形假說（dynamic polygon hypothesis）〔27〕。

他這麼解釋：「多種危險因子——還有保護因子彼此間的交互作用，如果不是讓我們的大腦在老化過程中保持敏銳，就是讓它快速衰退。我一直認為，將類澱粉蛋白視為老化衰退的唯一禍首，太過天真了。類澱粉蛋白或許是早發性阿茲海默症的唯一病因，但這和晚年阿茲海默症畢竟不一樣。」許多被確診認知衰退的患者既沒有類澱粉蛋白，也沒有阿茲海默症。

專注大腦健康，一切都會跟著變好

在和大腦健康領域的各界專家和先驅交流時，有一個人的說詞讓我印象特別深刻。說這句話的人是美國陸軍前中校丹·強斯頓醫生（Dan Johnston）。他曾在五角大廈和伊拉克等地擔任軍醫和研究人員，最近則與人共同創立了BrainSpan，這家公司暨

27 Majid Fotuhi, "Changing Perspectives Regarding Late-Life Dementia," *Nature Reviews Neurology* 5 (2009): 649–658.

實驗室的主要目標是開發測量、追蹤並改善大腦功能的產品和計畫。身為醫療人員，公司的產品大多是經由醫生推廣的。

說強斯頓的目標是將大腦健康和表現最優化是低估了。根據他的說法，他的目標是「從頭開始」改變我們對健康的看法。講到健康時，一般人立刻想到的是體重、膽固醇、罹癌風險、血糖和心臟健康等，很少會想到大腦。這些東西似乎更容易掌握些，畢竟被包覆在頭顱裡的大腦一直保有著神祕特質。通常要等到大腦生病或受損了，我們才會考慮到大腦的健康。但關鍵是：當你把大腦擺在第一優先位置時，其他健康問題也會各得其所。大腦才是基礎，別忘了是你的大腦造就了你。沒錯，跳動的是你的心臟，但是讓它跳動、決定你生活品質的，是你的大腦。沒有健康的大腦，你甚至沒辦法做健康的決定。而擁有健康的大腦不但能給你健康的身體、體重、心臟等，還能為你帶來自信，也因為它的聰明決定，你未來的經濟基礎會更穩定，有更好的人際關係、生命中充滿愛，整體的幸福感大大提升。

接下來的章節我們會把大腦放在首位。如果你有其他方面的擔心——或許是身上多了十公斤肉、一般的疼痛問題、失眠或長期頭痛等，試試看把大腦健康放在第一位，看看會發生什麼事。

3

十二個有害的迷思與支持大腦健康的五大支柱

12 Destructive Myths and the 5 Pillars That Will Build You

就我們的大腦自身的了解，人類的大腦是宇宙上最複雜的東西。

——美國生物學家愛德華・威爾森（Edward O. Wilson）

身為神經外科醫生，我的人生目標定義非常清楚。病人遇到了棘手狀況來到醫院，將所有希望放在我身上，這是一種令人生畏的責任。行醫近二十年，我在告知病人家屬手術成功時——不管是移除腫瘤、清除創傷後的瘀血，或是修復了斷裂的脊椎——內心依舊激動不已。另一方面，我也帶著這份專業跑新聞，在新聞事件發生時換上記者身份，上前線為大家報導。醫學世界與媒體世界碰在一起時，場面可說非常精彩。

二〇〇三年，我和一群綽號魔鬼醫師（Devil Docs）、支援海軍陸戰隊的軍醫一起在伊拉克待了幾個星期。我們一起在沙漠上行進了好長一段日子，幫患者處理嚴重的傷口，也在各種難以想像且充滿挑戰的環境中熟悉彼此。有一天，幾位魔鬼醫生來找我，問我可不可以從記者身份換回外科醫生身份。一名年輕上尉的後腦勺中彈了，一開始大家以為他必死無疑，但是當他們將他抬到魔鬼醫生的紮營處時，他的脈搏恢復了。他還活著，但是需要盡快動手術。時間非常緊迫，而我是附近唯一的神經外科醫生，所以他們希望我能夠幫忙。我馬上將傷者送到臨時手術房，確認了他需要進行顱骨切除（craniectomy）——切去部分頭顱——來釋放顱內壓力，並排出累積在裡面的血液。沙漠中的帳篷裡沒有適當的工具，所以我拿了一把普通的電鑽，將它消毒，再拿一個消毒過的手套套在它上面，用它打開了顱骨，好讓腫脹的大腦不受壓迫。接著，我切開了大腦的外層，清掉裡面的血塊和子彈碎片。最後，我需要有個東西蓋住他的大腦，讓它保持無菌狀態，否則感染了腦膜炎或是出現大腦發炎，他還是無法活命。於是我拿了一個點滴袋（那是帳篷裡唯一真正無菌的東西了），剪開它，用它的內側來重建大腦的外層。

最後，我將他的頭包起來，讓他搭黑鷹直升機前往科威特。我不確定有沒有機會再見到他，甚至不確定他是不是能活下來。幾個月後，聖地牙哥的一名醫生跟我報告了他的狀況。他的名字是耶穌．維達納（Jesus Vidana），他活了下來，而且狀況很好。不久後我去看他，並邀請他在我為南加州大學醫學院做的畢業演說上擔任嘉賓。大家站著為他鼓掌了好久，現在回想起他那既英俊又健康的笑臉，還是會讓我起雞皮疙瘩。傷勢那麼嚴重還能活下來，這可說是我生命中最令人振奮的一次經驗。我時常開玩笑的說，在沙漠中為耶穌開刀是我這輩子最難忘的經驗了。

我喜歡分享這個故事，因為它告訴我們，即使面臨這麼大的挑戰，我們的大腦還是有機會生存下來。它的韌性和修復能力遠比我們以為的強大。就算事情看起來絕望，我們還是能想辦法阻止大腦走向滅亡。這個例子有點極端，但是在你試著改變自身狀況，來降低將來遇上大腦相關疾病、甚至致死的大腦相關疾病的風險時，想想這個故事。

關於大腦的十二個迷思

你已經自前面幾章獲得許多大腦方面的知識了。但是我敢打賭，你對大腦的能力、以及它怎麼隨著歲月改變，仍有許多錯誤的觀念。我說過，我想讓你知道維持大腦健康背後的機制和方法，但是在那之前，我得先揭穿十二個有關大腦老化最常見的迷思。這會讓你更能掌握大腦年輕化與長久健康的作法。我稱這些迷思為十二大錯誤。

（1）大腦仍是一團謎

我對這個迷思又愛又恨。我不喜歡它，因為這不是事實，但我也喜歡它，因為它讓我有機會糾正大家的錯誤觀念，並帶給他們希望。關於大腦，我們還有許多不明白的地方，但是近年來已有許多重大的進展。我們對不同腦區間的連結，以及它們和我們的思考、移動和感覺的關聯，已有更多的認識，可以在解剖學上清楚指出憂鬱症、強迫症及成癮分別是哪些腦區出了問題。在修復受損或中風後的大腦上也有進步。神經科學領域幾乎永遠有新鮮而刺激的突破，我在第二部會進一步談到它們。

（2）年紀大了就一定會忘記事情

這個迷思確實有部分是事實；隨著年紀增長，你的一些認知技巧的確會開始衰退，尤其如果你不用些策略來提高專注力，幫助記憶的話。年輕時，你學習新語言的速度或許較快，或是很輕鬆便能記住一串不相關的字詞，但現在的你卻更能掌握字彙，判斷能力也變得更好，這能讓你在社交溝通上更上層樓，更懂得如何處理爭端或平息衝突。

（3）失智症是老化不可避免的結果

你現在應該可以自己消彌這個迷思了。大腦的老化和疾病不可混為一談。我們要做的是減緩前者的速度，避免後者發生。

（4）老年人無法學習新事物

學習是不分年紀的，特別是能刺激認知的活動，像是認識新朋友或嘗試新嗜好。動態的記憶和新神經元生成兩種可能性的結合，意味著我們可以持續改變大腦內的資訊、容量，以及學習能力。年紀大的人想專精一項新技巧，像是第二或第三語言，確實要花比較長的時間，但不代表你無法實現這樣的創舉。永遠別說「不可能」。即使認知開始衰退，甚至被診斷患有阿茲海默症，還是可以持續學習新事物。

（5）要先學好一種語言後，才能學第二種

孩童在學習母語的同時學習另一種語言，並不會有搞混的情形。想要同時專精兩種語言或許需要花較長的時間，但不見得是壞事。不同大腦區塊間不會打架，所以不會互相干擾，相反的，學習雙語的孩子還會更通盤理解語言結構。孩童學起新語言比大人容易的原因之一，在於他們比較不在意他人的眼光。

（6）受過記憶訓練的人能永保記憶

在第二部，我介紹了幾個訓練記憶的方法來培養這些技能。其中一點是「用進廢退」——不管是對你的記憶，或是肌肉訓練和整體身體健康，這一點都適用。和其他長期策略一樣，它需要你持之以恆。

（7）我們只使用了十%的大腦

大家對這個迷思應該都不陌生吧？這個說法歷史悠久，它意味著我們還保留著大量未開發的潛力。但是我們真的浪費了九十%的大腦嗎？當然不是。光是從演化的角度來看，這都是再荒謬不過的事。大腦是個需求非常高的器官；不管是發育時期的建構，或是成年時期的維護，都耗費極大能量。從演化上來看，扛著這麼大量多餘的大腦組織實在不合理（讓我們用點邏輯思考一下：如果這個只用了大腦十%的說法是正確的，我們就不大需要擔心大腦損傷了）。以正子斷層掃描和功能性磁振造影進行實驗的結果指出，即使是很簡單的任務，大腦的大部分也都派上了用場，說話中樞（eloquent areas）受了微小損傷也會對語言、運動、情緒或感知帶來重大影響。

屍體解剖研究顯示，在阿茲海默症的症狀出現前，大腦就已經出現病變（例如沿著神經元的類澱粉蛋白斑塊）。或許我們真的在失去部分大腦組織時，還能保有完整功能，但能不能百分之百的發揮大腦的潛力，又是另一回事了。一個人的動機如果夠強，確實可以在智力測驗時拿到較高的分數，這不讓人意外。如果把大腦想像成一座城鎮，你會有一些重要機構，像是住家和商店，幾乎永遠處在使用狀態；這樣的區塊約佔了大腦的十%到二十%。其他部分就好比連接商店和住家的馬路，如果沒有這些馬路，訊息便無法抵達它需要去的地方。雖然馬路不是一直處於使用狀態，卻是不可或缺的。

（8）男生和女生的大腦在學習能力和智力有所區別

傳聞說，由於生物學上的差異，男生對數學和科學比較在行，女生則較具有同理心和直覺。一些宣稱可以從生物學角度解釋兩性差異的研究，可說是史上設計最糟糕、最無法複製，也最具偏見的研究。男女的大腦構造確實有所不同，因此功能也不一樣，但是並沒有哪一方的「裝備」比較好。雖然科學家仍在研究兩性的大腦差異，但我們應該從更廣的層面來看待這件事：所有人都有學習、記憶和理解周遭世界的能力，然而每個人的大腦設計都有它的獨特之處。

不過有一件事值得注意，那就是女性罹患阿茲海默症的比例要比男性高〔1〕。美國的阿茲海默症患者中，有三分之二是女性，我們還不明白為什麼差異會這麼懸殊，以及究竟是什麼原因導致女性比較容易罹患阿茲海默症。除了女性平均壽命比男性長之外，肯定還有某種生理上的原因。懷孕次數是科學家探討的理論之一[2]。懷孕會引發許多生物事件，像是荷爾蒙變化、免疫功能改變等，至於它們是否會導致女性在年老時失去抵禦失智症的保護作用，我們現在還沒有答案，但是荷爾蒙療法一直是廣受討論的解決方案。在某些情況下，荷爾蒙療法被認為會損害認知能力，但如果使用的時間正確（分別是五十歲出頭，或是在六十五到七十九歲間），則是有利的。我們比較肯定的是，療法必須因人而異。因著患者是否有糖尿病、阿茲海默症相關基因等個人的危險因子，不同女性對荷爾蒙療法的反應也不盡相同。

女性在字彙能力上通常比男性佔優勢，這是辨識認知問題時要考慮的重要因素。比較大腦掃描上病症程度相同的男女，會發現失智症早期的女性在標準測試得到的分數比較高[3]。簡單的說，就是女性原本的語言能力就比較好，所以比較容易隱藏阿茲海默症的症狀，導致他們無法及時接受治療。認知受損進入後期後，女性便不再具有這樣的優勢。很可能是這樣，讓人覺得女性在確診後衰退的速度比較快——病情也比早先測試的結果嚴重。因此不管是研究和臨床領域，都有人呼籲應該依性別定義不同的標準。（這部分我在第十一章和瑪麗亞・雪里佛〔Maria Shriver〕[4]有更詳細的討論。）

（9）玩字謎能預防大腦退化

另一個傳聞是玩字謎能讓大腦保持年輕。很不幸的，字謎遊戲只能訓練到一部分的大腦，主要是找字的能力（或稱流利度）。所以說玩字謎雖然能精進這方面的能力，卻不見得有助於維持整體大腦的敏銳度。話雖這麼說，字謎遊戲或數獨之類的數字遊戲都是有價值的。二〇一九年，一份由埃克塞特大學醫學院（University of Exeter Medical School）和倫敦國王學院（King's College London）做的跟進研究證實了先前的研究結果，表示字謎做得愈多，在專注力、推理能力和記憶力上的表現就愈好〔5〕。他們分析的對象來自歷時二十五年、超過一萬九千名年紀五十歲以上的健康成人參與的「保護研究」

1 L. Rena and Meharvan Singh, "Sex Differences in Cognitive Impairment and Alzheimer's Disease," *Frontiers in Neuroendocrinology* 35, no. 3 (August 2014): 385–403.

2 M. Colucci, S. Cammarata, A. Assini et al., "The Number of Pregnancies Is a Risk Factor for Alzheimer's Disease," *European Journal of Neurology* 113, no. 12 (December 2006): 1374–1377.

3 E. E. Sundermann, A. Bigon, L. H. Rubin et al., "Does the Female Advantage in Verbal Memory Contribute to Underestimating Alzheimer's Disease Pathology in Women versus Men?" *Journal of Alzheimer's Disease* 56, no. 3 (February 2017): 947–957.

4 譯註：瑪麗亞・雪里佛是前加州州長夫人，阿茲海默症宣傳大使，因執行製作《阿茲海默症計畫》（*The Alzheimer's Project*）節目而兩度獲得艾美獎。

（PROTECT Study）。這個大規模研究每年追蹤參與者，觀察他們大腦老化的情形，並探討哪些因素會影響晚年罹患失智症的風險。研究人員表示，他們的研究結果沒有直接或明確顯示做字謎遊戲能改善大腦功能、讓大腦更敏銳。但是保持大腦活動的確能改善思考技能衰退，對某些人來說，做字謎確實是個辦法，但不見得適用於每個人。

（10）你的一邊大腦比另一邊大腦發達

和你過去聽說的正好相反，你左右兩邊的大腦是相互依存的。你或許聽過有些人的右腦比較發達，有的人則是左腦比較發達——右腦發達的人創造力和藝術能力比較好，左腦發達的人則擅長技術性和邏輯性事物。這個關於左右大腦的說法，源自我們發現許多人較常用左腦表達和接收語言，較常用右腦表達空間概念和情緒；心理學家曾用這一點來區別不同的人格類型。但是大腦掃描顯示，左右兩半大腦通常是處於複雜的合作關係。例如一直以來，大家認為語言處理只發生在左邊大腦，但我們現在知道兩邊大腦都參與其中，左邊大腦負責文法和發音，右邊大腦處理語調；對於閱讀和數學，也是左右大腦都必須派上用場。

（11）你只有五種感官

你應該說得出這五種感官：視覺（ophthalmoception）、嗅覺（olfacoception）、味覺（gustaoception）、觸覺（tactioception）和聽覺（audioception）。這些詞當中的 cept 在拉丁文是「拿取」或「接收」的意思。但我們的大腦還處理了另外六種感官，帶給我們更多來自外界的訊息：

- 本體感覺（oroprioception）：知道自己的身體部位在哪裡，以及它們在做什麼。
- 平衡感覺（equilibrioception）：它就像你體內的導航系統，讓你知道自己是坐著、站著還是躺著。它位於你的內耳（所以內耳有問題時會導致眩暈）。
- 痛覺（nociception）：對疼痛的感覺。
- 溫度感覺（thermo[re]ception）：對溫度的知覺。
- 時間知覺（chronoception）：感覺到時間流逝。
- 內感受（Interoception）：感覺內在需要，像是飢餓、口渴，需要上廁所等。

5 Keith A. Wesnes, Helen Brooker, Clive Ballard et al., “An Online Investigation of the Relationship between the Frequency of Word Puzzle Use and Cognitive Function in a Large Sample of Older Adults,” *International Journal of Geriatric Psychiatry* 34, no. 7 (2018): 921–931. Helen Brooker, Keith A. Wesnes, Clive Ballard et al., “The Relationship between the Frequency of Number Puzzle Use and Baseline Cognitive Function in a Large Online Sample of Adults Aged 50 and Over,” *International Journal of Geriatric Psychiatry* 34, no. 7 (July 2019): 932–940.

（12）你的腦細胞總數在你出生時就定下來了。大腦是內建硬體，壞了就壞了，無法挽救。

新生兒的頭相對於身體的比例確實比成年人大得多，那是胎兒期間大腦和身體的發育速度不平均的結果。新生兒的大腦體積在一歲期間會成長三倍；在那之後，增長會開始減緩，但隨著我們持續學習，會有更多東西裝入這個重約一．五公斤的腦袋瓜。接著發展的，是讓我們得以處理更多資訊的神經網絡複雜性。過程中會修剪掉某些不使用的突觸，以騰出更多空間給新生成的突觸。這也能解釋為什麼大腦的大小和智商沒有直接相關。九個月大的嬰孩大腦有成人的一半大，兩歲時則大約是四分之三大，所以嬰孩的頭必須夠大、成長夠迅速，才容得下它。平均而言，女孩的大腦在十一歲半會達到最後的大小，男孩子則是十四歲半——一直要到二十五歲，大腦的內部發展和執行能力才會臻於成熟。

成年人的大腦體積，顯然不會因為接收了更多資訊而變大（想像一下，如果大腦會因著學習新知而變大，會是什麼情況）。但是神經元——即神經細胞——的數量是會增加的，會在不斷的修剪和成長中變得更複雜。基因遺傳確實對突觸衰退有重要影響，但近期最令人震驚的研究則是關於經驗的影響力，也就是環境如何影響修剪突觸的過程。這就是老生常談的先天與後天影響的實際運作。受經驗鍛鍊的突觸會強化，反之則愈來愈弱，直到最終被修剪掉。

就像我先前說的，我們原以為這輩子擁有的神經元數量是固定的，一旦毀損就沒得替補。科學家也曾經這麼以為，認為大腦是無法改變的，一旦出了錯便無法修復。但現在我們知道事情不是這樣。大腦一直具備可塑性，它會因著你的經驗而改寫。在某些情況下，大腦也能生成新細胞，例如失明的人在大腦無法正常處理視覺後，會發展出更好的聽覺。一個人在學習一項新技能時（例如拉小提琴），大腦負責精細動作的部位會「重新連接」。受傷的大腦部位會徵召其餘大腦部位，來彌補失去或受損的組織。就連我們的智能也不是固定不變的。

神經生成早在其他動物身上證實，但是一直到一九九〇年代，才開始有研究人員致力於證明人類能生成新的腦細胞。終於在一九九八年，瑞典神經學家彼得．埃里克森（Peter Eriksson）率先發表了一篇爾後被廣泛引用的研究，指出我們的大腦——海馬迴裡——有個神經幹細胞的儲備站，能夠源源不斷的補充分化過的神經細胞〔6〕。我們一定都經歷過大腦發展（至少經歷過某個腦區的發展），也具備重組和重新塑造大腦的技術。這催生了一個熱門的新興領域：「神經可塑性」——大腦形成突觸連結並加

6 P. S. Eriksson, E. Perfilieva, T. Björk-Eriksson T. et al., "Neurogenesis in the Adult Human Hippocampus," *Nature Medicine* 4, no. 11 (November 1998): 1313–1317.

以重組的能力。一百多年前，哈佛大學心理學家威廉．詹姆士（William James）在他的著作《心理學原理》（*The Principles of Psychology*）中提到大腦可塑性，這是有關大腦可塑性的首次記載。他寫道：「有機物質，特別是神經組織，似乎擁有一種超乎尋常的可塑性。」但是直到最近我們才有技術偵測這種現象，得以看見它。利用功能性磁振造影技術，我們見到了大腦受到特定刺激時的反應，也見到沒有使用的大腦部位被修剪掉了。我們的大腦就是這樣因著經驗、學習，甚至受傷，不斷塑型又重新塑型。而從結構和功能的角度來看，決定你的大腦樣貌的，更多時候是你選擇專注的事。

神經能夠再生這件事，加上我們能透過神經可塑性改變神經迴路這個大好消息，在神經科學界掀起了一波革命，改變了我們對大腦的看法。這樣的新知識也為那些想要緩和大腦病情，逆轉甚至治癒腦疾的人帶來了希望。如果大腦細胞能重新形成，連結可以再次來過，對研究神經退化性疾病將是一大福音。按這些發展來推測，我相信再過不久就會有新療法問世。事實上，已經有一些因大腦嚴重受傷或生病而飽受折磨的人，生命因此得到了改造。莎朗．貝格利（Sharon Begley）在《訓練你的心智，改變你的大腦》（*Train Your Mind, Change Your Brain*）描寫的真實故事，就足以證明我們的大腦富有可塑性[7]。諾曼．杜伊奇醫生（Norman Doidge）在他的著作中，也用類似的故事記載了大腦如何改造它自己。如果嚴重中風的人能夠再次學會說話，那麼那些出生時大腦有殘缺，或是由於生病或手術而移除部分大腦組織的人，也可能藉由大腦重新連結而受益，我們這些想要在老化過程中保住大腦功能的人，也有了新的盼望。甚至那些為了治療某些罕見神經疾病，像是頑固型癲癇症（intractable epilepsy）或大腦惡性腫瘤，而在童年時期移除半邊大腦的患者，也有希望在成年時期擁有正常的大腦功能。藉著大腦重組和各種網絡連結，便能彌補這樣的缺失。

如果你好奇大腦究竟怎麼「長出」新神經元的，關鍵就在一種名為「腦源神經營養因子」（brain-derived neurotrophic factor，簡稱BDNF）的蛋白質，它的對應基因位於第十一對染色體上。曾寫過許多文章談論身體健康和大腦健康間的關係，任職哈佛大學的神經心理學家約翰．拉蒂博士（John Ratey）稱BDNF為大腦的「神奇分子」〔8〕。BDNF除了滋養神經生成，還能保護現有神經元，並促進突觸生成。很有趣的是，研究發現阿茲海默症患者的BDNF濃度比較低，科學家也理所當然的著手尋找能提高大腦BDNF濃度的基本生活習慣。他們提出的建議包括了運動、恢復元氣的睡眠、減壓，以及適當的日照。

7 Sharon Begley, *Train Your Mind, Change Your Brain: How a New Science Reveals Our Extraordinary Potential to Transform Ourselves* (New York: Ballantine, 2007).

8 Seewww.johnratey.com.

要特別注意大腦的可塑性是雙向的。也就是說，損害記憶和身心健康，跟改善它們幾乎一樣容易。我很喜歡加州大學舊金山分校的大腦可塑性研究先鋒暨榮譽教授邁克爾・梅澤尼奇博士（Michael Merzenich）的說法，他說「年紀大的人很擅長改造大腦，只不過是往錯誤的方向。〔9〕」你的行為甚至你的想法，要不是讓大腦變得更好，就是讓它變得更差。壞習慣會經由神經地圖更加根深蒂固。負向塑性（Negative plasticity）可以改變神經連結，讓它們變得有害。負面思想和過度擔憂會改變大腦，造成憂鬱和焦慮。重複性的心理狀態，也就是你的注意力所在、你的經驗，以及對事情的反應方式，都會成為你的神經特質。梅澤尼奇博士有一段話經常為人引用：「感官區域的神經元活動，會隨一個人的注意力模式變化。經驗和注意力會改變神經系統的物理性結構，影響它日後的功能。這告訴我們一個生理方面很清楚的事實……我們無時無刻不在選擇如何雕塑這個不停改變的大腦。我們決定了下一刻要成為什麼樣的人，而這些選擇在物質形態的自我上留下了物理性刻痕。〔10〕」

9 Michael Merzenich, *Soft-Wired: How the New Science of Brain Plasticity Can Change Your Life*, 2nd ed. (San Francisco: Parnassus Publishing, 2013).

10 This quote was written by Michael Merzenich and a colleague in 1996, though it never appeared in a peer-reviewed journal. It's best memorialized in Sharon Begley's *Train Your Mind, Change Your Brain: How a New Science Reveals Our Extraordinary Potential to Transform Ourselves* (New York: Ballantine, 2007), 159.

超級老人的祕密

這裡說的超級老人（Super Ager）是指上了年紀，但大腦依舊像年輕時一樣敏捷的人。人人都想擁有這樣的大腦，但大多數人都沒有這種優良基因。這一小眾精英人士即便八十歲，甚至超過八十歲了，記憶力還是不輸給年輕他們二、三十歲的人。他們大腦的記憶相關網絡，絲毫未隨著年紀增長而萎縮〔11〕。大腦最外層，也就是處理記憶、專注力和其他思考能力的皮質層，厚度依舊很足，就像五十多歲的人一樣。科學家正在探索當中的祕密，希望能把每個人都變成超級老人，目前他們已經發現這並非完全由基因決定。有愈來愈多科學證據指出，生活型態的簡單改變，就能大大影響大腦的命運。超級老人的行為通常不太像老人。生活習慣良好是他們保持大腦敏捷的關鍵。

11 Matthew J. Huentelman, Ignazio S. Piras, Ashley L. Siniard et al., "Associations of MAP2K3 Gene Variants with Superior Memory in SuperAgers," *Frontiers in Aging Neuroscience* 10 (May 2018): 155.

如何保持大腦敏捷

本書第二部將以支持大腦健康的五大支柱，引領你繼續朝對的方向前進。你會更深入了解這五根支柱背後的科學，並學習如何輕鬆的將它們應用在生活中。對於那些願意接受挑戰的人，我會告訴你如何將每個建議的難度都再往上拉一、兩級，好讓你的大腦真正達到最佳狀態。我提出的策略不見得適用於所有人，但是我相信每個人都能在當中找到合用的。對於那些需要明確指示的人，我也提供了詳細的計畫（我已經聽到某些人的請求了：請你直接告訴我哪些事該做、哪些事不該做）。最後，我會多提供一些技巧給那些想提高生產力、妥善運用時間（讓每天多出一個小時），以及想要戒掉壞習慣、同時養成好習慣的人。這些課題的核心是我們的終極目標：藉由敏銳的大腦追求更美好的生活。

首先，支持大腦健康的五大支柱分別是：運動、探索、放鬆、滋養和連結。提出這五個支柱的是美國退休人協會，他們根據科學證據指出，這幾個項目是想要一輩子保有良好認知功能的基礎。我建議你跟著這麼做，好讓大腦不管在什麼年紀都能維持敏銳。以下是對這五個支柱的進一步介紹：

• **運動**。這一項應該不會讓人太意外。不管是有氧或無氧（重力訓練）運動，除了有益身體健康，也為大腦帶來不少好處。每天坐下來寫這本書之前，我都會先做些體能活動，可能是騎腳踏車、伏地挺身、游泳或跑步。有時寫不下去了，或是寫出來的東西不符合我的期待，我便藉由運動來刺激大腦。事實上，體能活動是目前唯一有科學記載，能夠促進大腦健康和功能的作法。雖然健康飲食和健康大腦之間也存在關聯，但體適能方面的紀錄更明確、也更直接而有力。運動能增加、修復和維持大腦細胞、提高生產力，讓你一整天維持敏捷，而且幾乎立即見效，成果令人驚艷。我一直謹遵我的好友，演員兼健身愛好者馬修・麥康納（Matthew McConaughey）的建議：「試著每天流點汗。」

- **探索**。二〇一四年，德州大學達拉斯分校的一份研究指出，投入一項新嗜好，像是畫畫或數位攝影，甚至學個新軟體或語言，都能夠強化大腦[12]。看一部3D電影，加入一個新社團，甚至用你不慣用的那隻手刷牙，都是新的嘗試。這個部分，我會談到腦部訓練活動的好處和陷阱，並告訴你如何透過提升注意力和專注力，來發掘大腦的最佳潛力。
- **放鬆**。不只是你的身體，你的大腦也需要放鬆。我們在第六章會提到許多設計完

12 Matthew J. Huentelman, Ignazio S. Piras, Ashley L. Siniard et al., "Associations of MAP2K3 Gene Variants with Superior Memory in SuperAgers," *Frontiers in Aging Neuroscience* 10 (May 2018): 155.

善的研究，它們一再強調睡眠不足會影響記憶，而長期壓力會破壞你學習並適應新狀況的能力。麻省理工學院的一群研究員表示，光是手上同時進行多項任務這樣稀鬆平常（且具有壓力）的事，都會減緩你的思考速度〔13〕。壓力尤其具有破壞力。我將幫助你找到減壓的辦法（不需要強制性冥想，不過你當然可以試試；見第六章），除了從事減壓活動外，還要確保每個晚上都有修復性的睡眠。

- **滋養**。關於飲食與大腦健康之間的關聯向來有種種說法。現在，我們終於有證據證明，多攝取某些食物（例如冷水性魚、全穀食物、初榨橄欖油、堅果和種籽，以及富含纖維的蔬菜水果）、避免攝取特定食物（高糖、飽和脂肪、反式脂肪）能保護你降低罹患一些大腦疾病的風險，避免記憶和大腦衰退，還能提升大腦表現。除了飲食，我們還會談談我們的微生物夥伴。腸道微生物菌群——數以兆計住在我們腸道的細菌，也在我們的大腦功能和健康中扮演重要的角色。我們的飲食內容會影響微生物菌群的生理，進而影響我們的大腦。
- **連結**。如果說以猜字謎遊戲促進大腦功能的成效只能得到B-，那麼做什麼事可以拿到A呢？答案是與他人連結，面對面互動。一份二〇一五年的研究告訴我們，多樣性的社交網絡能促進大腦的可塑性，有助於維持認知能力〔14〕。與他人互動不但能減緩壓力，增強我們的免疫系統，還能降低認知衰退的風險。

做好重塑生活型態的準備，我會把它變成確實可行的事。你的大腦——不，你的整個身體——都會愛上它。

13 D. C. Park, J. Lodi-Smith, L. Drew et al., "The Impact of Sustained Engagement on Cognitive Function in Older Adults: The Synapse Project," *Psychological Science* 25, no. 1 (January 2014): 103–112.

14 T. Molesworth, L. K. Sheu, S. Cohen et al., "Social Network Diversity and White Matter Microstructural Integrity in Humans," *Social Cognitive and Affective Neuroscience* 10, no. 9 (September 2015): 1169–1176.

PART 2

大腦信託

如何維持心智健全

THE BRAIN TRUST

How Not to Lose Your Mind

預防是面對所有疾病最好的解決之道，對於退化性疾病，像是某些大腦和神經系統疾病，更是如此。令人驚訝的是，有一半的成人還不認識失智症的危險因子，因此對這個疾病有諸多誤解和恐懼。因為你無法預防你不了解、「看不見」的事。

年齡是失智症與阿茲海默症最重要的危險因子，但恐怕沒有人能告訴你怎麼減緩老去的速度。我們只知道，六十五歲過後，阿茲海默症和血管型失智症的發生機率會大幅提高，幾乎是每五年就增加一倍〔1〕。到了八十五歲以上，大約有三分之一的人患有失智症〔2〕。但這不代表疾病是到了這個歲數才開始萌芽的，事實上，他們大概在五十五歲到六十五歲間，便開始出現大腦退化的症狀。同樣的，六十五歲患有失智症的人當中，有十%的人在三十五歲到四十五歲間，大腦就已經開始悄然退化了。一位著名的神經學家就表示：「阿茲海默症其實更適合稱為中年人，甚至更年輕一點的人的疾病。」

我們通常不會在進入壯年期時就想到失智症，但我們應該這麼做，因為它能帶給我們絕佳的機會。過去幾十年來的長期觀察研究告訴我們，除了年紀，大部分大腦疾病的危險因子都是可以控制的，你對控制大腦衰退風險有絕對的話語權。你可能已經猜到了，一些最能影響衰退、也最容易調整的因子，都跟生活型態有關，像是缺乏運動、不良飲食習慣、吸菸、社交孤立、睡眠不良、大腦缺少刺激，以及酒精濫用等。

在美國，有一半的阿茲海默症案例是這些壞習慣造成的。高血壓、肥胖症、糖尿病和膽固醇過高等，特別是發生在中年時期時，會明顯增加日後（可能是幾十年後）罹患失智症的機率。預防工作要及早開始，但要有效果，還得先有對的策略，而且是可以輕鬆融入生活的策略。在第二部分，我會提供你各種能立即上手的工具，來確保你一生擁有敏銳的大腦。這些工具涵蓋了維持大腦健康和功能的五大支柱，並以為期十二週量身打造的計畫進行。

我也會解釋這些因子如何影響大腦的敏銳度，讓你更了解它們，從而更能想像這麼做能帶來什麼益處。你可以把這些看成是你個人的「大腦信託」。最棒的一點是，這些事你全都做得到。

1 The Alzheimer's Association, www.alz.org.
2 Ibid.

4 運動的神奇效果 The Miracle of Movement

體適能不只是身體健康的關鍵，還是活躍而有創意的智能活動的基礎。

——約翰・甘迺迪（John F. Kennedy）

每當有人問我，想要提升大腦功能並避免疾病，什麼事最重要，我的回答只有兩個字：運動——讓身體多活動，並經常鍛鍊體適能。你可能以為我會回答正確的飲食、玩字謎或是受更高的教育，但事實上，活動身體才是最重要的。如果你過去從來沒有規律運動的習慣，那從今天就開始，這麼做能迅速而明顯的提升大腦健康（當然也對全身健康有益）。就算你帶著某些危險因子——像是年紀、遺傳狀態等，體適能才是讓你健康長壽最重要的條件。這聽起來難以置信，但運動是唯一獲得科學證明，可以透過生物性影響助益大腦的行為。我們還不能肯定的說運動能逆轉認知缺損和失智，但是愈來愈多證據指出，想要身體健康就多動一動。記住，活動的身體才能保持

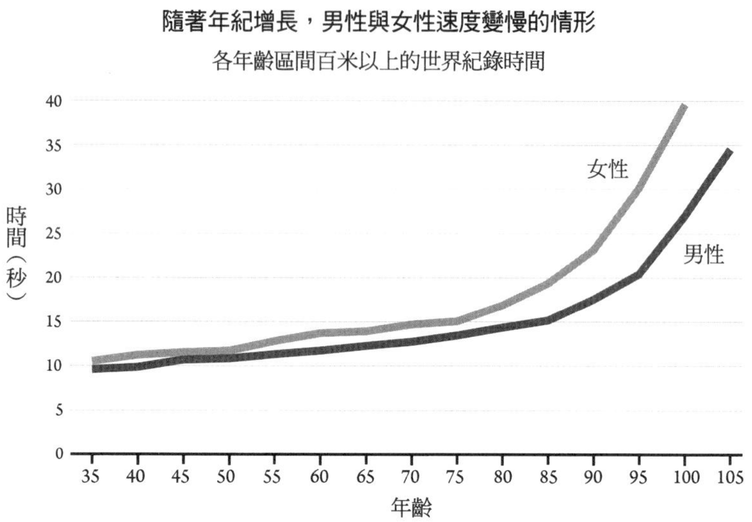

來源：世界運動大師百米短跑紀錄（World Masters Athletics records for 100-meter dash），2019

活動。如果你還沒有運動的習慣，從今天開始也不嫌晚，保護你的大腦就從現在做起！

你認識八十多歲還能臥舉一百一十五磅重啞鈴的人嗎？我認識；她叫爾尼絲汀．謝波德（Ernestine Shepherd），在巴爾的摩的一間健身房擔任健身教練。她其實五十六歲才開始運動，當時她和妹妹下定決心要恢復身材。你聽說過七十七歲的芭蕾舞者（蘇賽爾．普爾夫人〔Madame Suzelle Poole〕）或是五十多歲的足球員（三浦知良）嗎？二〇一八年，八十八歲的約翰．斯塔布魯克（John Starbrook）成為完成倫敦馬拉松的選手中年紀最大的。琳達．亞胥摩爾（Linda Ashmore）在七十一歲時橫渡英吉利海峽。這些人都證明了人可以從事運動一輩子，而且任何時候開始都不嫌遲。

科學家終於開始研究這些「運動大師」（masters athlete，三十五歲以上認真投入運動的人）。他們讓我們見證了隨著年紀增長，我們的身體仍擁有各種可能性，運動帶來的好處不局限於我們的身體，還擴及我們的大腦。首先，這些研究推翻了許多關於老化的迷思。七十歲之前，我們的速度受年紀的影響其實不大，另外，一些強度相對較低的活動，像是走路、園藝或社交舞，帶給我們的好處也遠超過預期。當我看到前一頁的圖表時，想到的第一件事是：「我再也沒有藉口了！」事實就在擺在眼前。

老化的速度

運動對大腦功能的影響之大，讓美國神經學會在二〇一八年初，發布了一份新的指導原則給像我一樣的醫生們，讓我們根據它來決定治療病人，特別是輕度認知障礙（通常會發展成失智症）的患者最好的方式[1]。負責更新這份指導方針的委員會小組，認真檢視了八種可能阻止輕度認知障礙發展成阿茲海默症的藥物，但截至目前為止，沒有任何藥物有效：有些藥物確實得到了食品暨藥物管理局（FDA）核准，可以用來治療阿茲海默症患者的失智症狀，但是FDA目前還沒有核准任何藥物治療輕度認知障礙。此外也沒有合格的長期研究證明，有什麼藥物或食品能促進認知或是減緩輕度認知障礙的發展。這些科學家唯一宣布確實可行的，就只有運動：「為期六個月的研究發現，每個星期運動兩次對輕微認知障礙者有益。運動還能促進全身的健康，而且通常沒什麼風險。」如果這樣還不足以讓你信服，那我再告訴你，缺乏運動已經被視為認知衰退和失智症最重要的危險因子了[2]。

沒有哪個治療方法是被普遍接受的，唯有運動；而且就算沒有其他理由，你也應該這麼做，以預防運動缺乏。梅約診所的朗．彼得森醫生（Ron Petersen）是全球大腦健康委員會創始人之一，也參與擬定這份指導方針。他是神經學家，畢其一生研究正常老化下的認知改變，以及各種認知障礙，包括阿茲海默症、路易氏體失智症、額顳葉失智症（額葉和〔或〕顳葉神經細胞流失導致的行為、語言和運動衰退；是六十歲以下的患者最常見的失智症型態）。他是阿茲海默症研究領域的世界權威，也是梅約診所的阿茲海默症研究中心主任，主導該中心的老化研究。我向他請教如何維持整體大腦功能時，運動在他的清單上位居首位。「文獻記載對運動──特別是有氧運動──的角色已經講得很明白了，」他說，「快走的效果就很好了。」走路！看來真的是很基本，即使你請教的對象是世界一流的專家，花了一輩子研究大腦的人，答案也一樣。

彼得森在職業生涯中，目睹了影像技術如何在他的研究領域興起革命。最早的時候，他只能憑藉解剖來診斷阿茲海默症。現在，正子斷層掃描能讓我們毫髮不傷的一窺大腦內發生了什麼事。這些影像技術能幫助我們偵測大腦在不同情況下的變化。目前為止，體能運動為大腦帶來的正面影響，證據是最充足的。而且這樣的運動遠比你想像的輕鬆：光是快走就能達成目標，你就知道有多容易了。但是你每個星期的運動時間必須達一百五十分鐘，當中還要搭配間歇性的肌力訓練。間歇訓練是指交替進行不同速度、強度和難度的運動。把它想像成給你的身體一點驚喜，而不是在同樣的車軌痕跡上反覆行走，這樣沒辦法為身體帶來挑戰，進步也容易受限。肌力訓練是指藉由負重或以自己身體的重量為阻力，進行訓練。這麼做能增加肌肉量和肌力，並訓練身體的平衡和協調。

1 R. C. Petersen, O. Lopez, M. J. Armstrong et al., "Practice Guideline Update Summary: Mild Cognitive Impairment: Report of the Guideline Development, Dissemination, and Implementation Subcommittee of the American Academy of Neurology," *Neurology* 90, no. 3 (January 2018): 126–135.

2 D. E. Barnes and K. Yaffe, "The Projected Effect of Risk Factor Reduction on Alzheimer's Disease Prevalence," *Lancet Neurology* 10, no. 9 (September 2011): 819–828.

經常有人對我說他們「沒時間」運動，這一點，你只能設法騰出時間。忙碌的生活中，運動往往是第一件被犧牲的事，你必須改變這一點。不是為了外表好看和虛榮，而是為了你的幸福和健康。體能運動是許多衰退風險的解藥，是回報極高的投資。這裡有個很簡單的例子：你已經知道高血壓和糖尿病會增加日後罹患失智症的風險，而運動就是讓你控制這些問題最有力的工具。

美國疾病管制及預防中心（CDC）指出，有八十％的美國人日常運動量不足。只有二三％的男性和十八％的女性達到建議的運動量。運動量最多的族群年齡介於十八歲到二十四歲（佔所有運動者的三一％）。一份報告分析了五十歲到七十一歲的美國成人，發現從十多歲起到六十多歲，每個星期運動二到八個小時的人在研究的二十年期間，死亡機率比其他人低了二九％到三六％〔3〕。

運動短短幾分鐘，就能讓大腦既發達又聰明

我知道我不是第一個告訴你體能運動擁有強大治癒能力的人，但我可能是第一個跟你解釋為什麼運動能讓大腦更靈活的人。廣泛來說，運動能促進消化、新陳代謝，讓身體更結實、更有力，並提高骨骼密度。很多人會把它想成是一種減肥工具，它的確是，但不僅於此。它還能啟動你的「聰明基因」，穩定你的情緒，並消除你的憂鬱症和失智症。選對了運動，不但能讓你樂在其中，還能藉它提升自我價值和信心。我是認真的，不要輕看這一點：運動一個小時後做個評估，會發現你變得更聰明了。這究竟是怎麼回事？

運動並不會將歷史事實自動輸入你的大腦，也不會教你計算複雜的數學題目或開飛機。但是它能讓你的大腦更專注，思緒變得更快、更清晰。這當中有幾個我們很快就會談到的直接和間接原因。試試看，出去快走一圈，回到家時觀察一下你的感受，看看你的大腦是不是變得活力充沛。我敢打賭，雖然運動讓你喘不過氣來，但是你的大腦會變得更有精力，你也會變得更樂觀，更能面對一天的挑戰。十九世紀的哲學家

3 P. F. Saint-Maurice, D. Coughlan, S. P. Kelly et al., "Association of Leisure-Time Physical Activity across the Adult Life Course with All-Cause and Cause-Specific Mortality," *JAMA Network Open* 2, no. 3 (March 2019): e190355.

暨心理學家威廉・詹姆士說得很好：「每天做點不費吹灰之力的運動，就能讓生命機能永遠活躍。」

我是年紀大一點了才開始固定運動。一直以來，我都比較像個書呆子，認為體能運動不過是讓身體健康的活動，或是一種休閒娛樂罷了。到了三十歲左右，我才開始把運動當成一種有益大腦的活動。那時候，全美各地的學校都在縮短下課和體育課的時間，好騰出時間安排更多基礎課程。會展開這樣的轉變，是因為美國學生的標準考試成績大幅下降，遠遠落後其他國家的學生，於是就有了「多學點數學，少一點玩樂」的想法。

我開始研究這類政策改變對整體學習的影響，並發現了無法否認的事實：花較多時間和精力從事個人或團體運動，對學生的學習有正面影響，而那些縮減運動時間的地區結果恰好相反。那是我第一次認為應該將運動視為促進大腦健康，而不是只促進身體健康的方法。儘管早在幾千年前，運動對健康的好處就已被證實，但是一直要到二十世紀中葉，才有大規模研究指出體適能訓練能預防疾病，守護身體健康。在那之前，它就只是休閒活動。現在運動生理學已經自成新興領域，幾乎每個星期都有新研究指出運動有保護神經的作用，久坐會讓大腦萎縮，同時增加罹患阿茲海默症和其他型態失智症的機率。

有一點需要釐清——這個結論跟你的體型無關。不管你的體重多重，光是不運動的致死機率就是肥胖症的兩倍。如果你關心了最近的新聞，或許會看到有個新聞標題稱整天躺在沙發的人（couch potato）等同「吸菸者」，因為「久坐等同吸菸」。這個標題有點誤導讀者，因為這兩個習慣其實不能相提並論。吸菸導致罹患慢性病和早發性死亡的風險，還是比久坐來得高，不過這則新聞確實點出了一個重要事實：長時間坐著——一天八個小時以上，沒有任何體能活動——可以致死，或是讓你提早死亡。它造成的傷害大部分與新陳代謝相關。事情的經過是這樣的：當你坐著不動，血液循環速度會變慢，身體使用的葡萄糖量會變少，這會導致你的血糖濃度上升。久坐不動也會對血脂、高密度膽固醇（好的膽固醇）、休息時的血壓，以及讓你有飽足感的瘦素（告訴你停止吃東西的荷爾蒙）帶來負面影響。它會讓你的肌肉處於休眠狀態，這種情況下肌肉的電活動會減弱，導致肌肉萎縮和流失。此外，身體不再製造脂蛋白脂酶（lipoprotein lipase），導致脂肪分子無法分解而在血液中累積。隨著你的新陳代謝速率變慢，身體消耗的熱量也會變少。

但好消息是：如果你起身活動，即使只有幾分鐘，也能抵消久坐帶來的影響。缺乏運動雖然是造成早發性疾病或死亡的危險因子，但簡單的運動就能扭轉這樣的命運。二〇一五年，一份猶他大學醫學院的研究就指出，只要每個小時站起來走動兩分鐘，就能讓三年內的死亡機率減少三三%[4]。就只要兩分鐘！短短的時間就能帶來這麼大的預防效果。每個小時一百二十秒，便能夠抵消久坐對身體帶來的損害。

迷思：隨著年紀增長，肌肉質量便不如心肺功能來得重要。

真相：大家都忽略了肌肉質量對於生活品質、從疾病和受傷復原的能力、保持行動和活動的能力、處理日常事務的能力，以及整體新陳代謝健康的重要性。肌肉組織和脂肪組織不一樣，脂肪的主要功能是儲存熱量，但肌肉是燃燒熱量、充滿活力的組織。這解釋了為什麼同樣是休息，精瘦、肌肉多的人會比脂肪多的人消耗更多熱量。

所以，除了做有氧運動來提升心肺功能外，持續增強並維持肌肉質量也很重要。隨著年紀增長，肌肉會逐漸流失，但是你可以利用肌力訓練和重量訓練來減緩這個趨勢。

演化中的運動

整個人類歷史進程中，大部分階段我們都維持每天運動的狀態，因為只有不停的動才得以生存。科學甚至發現，幾百萬年來，我們的基因組一直因著生理挑戰而不斷演化——尋找食物和水顯然是很費力的事。也就是說，我們的基因組期待、也需要我們的身體經常活動。我時常告訴學生：「人體並不是設計來讓我們每天坐著或躺著二十三個小時，然後去健身房運動一個小時的。科學已經顯示我們的身體需要經常活動，從個體到分子層級都是如此。」〔4〕

關於體能活動對人類外觀和功能的影響，哈佛大學的生物學家暨古人類學家丹尼爾．李伯曼（Daniel E. Lieberman）再清楚不過了。他和來自猶他大學的丹尼斯．布蘭博（Dennis M. Bramble）合作，寫了一篇關於人類演化與運動史的文章，這篇後來廣受引用的文章發表於二〇〇四年的《自然》期刊〔5〕。文中提到，我們之所以能在地球上生存

4 S. Beddhu, G. Wei, R. L. Marcus et al., "Light-Intensity Physical Activities and Mortality in the United States General Population and CKD Subpopulation," *Clinical Journal of the American Society of Nephrology* 10, no. 7 (July 2015): 1145–1153.

5 D. M. Bramble and D. E. Lieberman, "Endurance Running and the Evolution of Homo," *Nature* 432, no. 7015 (November 2004): 345–352.

這麼久，要歸功於運動能力敏捷。因為我們的祖先有能力追蹤獵捕珍貴的獵物做為食物，才使人類得以生存。有了糧食，才有能量進行交配，也才得以將基因傳給更強壯有力的下一代。在二〇一三年出版的著作《人體的故事》(*The Story of the Human Body*)中，李伯曼振振有詞的說道，現今社會中慢性疾病之所以大行其道，是因為我們現在的生活型態跟我們的演化特質是背道而馳的：「出於適應環境的原始本能，我們選擇了甜甜圈和搭電梯，對此我們不知道如何是好。[6]」發表於二〇一五年的後續文章中，李伯曼點出當中的矛盾：「人類已經演化成我們到了年老時，仍能從事適度的規律運動，」但是「我們的天性也會讓我們選擇避免不必要的勞累。[7]」他在《人體的故事》的引言中總結了健康長壽的祕密，開門見山便提到運動：「四十五歲到七十五歲經常從事體能活動、吃大量蔬菜水果、不吸菸、飲酒不過量的男女，平均死亡率是有不良習慣的人的四分之一。[8]」希望這個結果能打動你，因為這些建議並不困難，任何人都做得到。

根據文獻記載，西元六百年前——距今超過兩千五百年——來自印度河谷文明(Indus Valley civilization)的妙聞(Sushruta)是第一個建議病人適度運動的醫生，而且他建議「每天都要做到」[9]。妙聞要病人多運動，理由是運動能使人強壯、結實、輕盈，還能促進四肢和肌肉生長、改善消化和氣色、預防怠惰，以及減緩衰老。梵文翻譯直接指出「運動絕對有利維持健康」〔10〕。兩千多年前的醫學界，就已經意識到身體運動和大腦健康之間的關係了，現在，它再次成了舞台焦點。

6 Daniel Lieberman, *The Story of the Human Body: Evolution, Health, and Disease* (New York: Pantheon, 2013).

7 D.E. Lieberman, "Is Exercise Really Medicine? An Evolutionary Perspective," *Current Sports Medicine Reports* 15, no. 4 (July–August 2015): 313–319.

8 Lieberman, The Story of the Human Body: p. 6.

9 C.M. Tipton, "The History of 'Exercise Is Medicine' in Ancient Civilizations," *Advances in Physiology Education* 38, no. 2 (June 2014): 109–117.

10 Susruta Susruta and Kunja Lal Bhishagratna, *An English Translation of the Sushruta Samhita, Based on Original Sanskrit Text*; Vol. 1–3 (Franklin Classics, 2018).

運動的好處〔11〕

長久以來，運動便被認為對大腦健康有正面影響，但我想確保你知道背後的原理。一個重要原因是運動可以控制血糖。燃燒葡萄糖來提供肌肉能量，而不是讓它閒置在血液裡，可以避免葡萄糖和胰島素濃度大幅波動，進而增加失智症風險。運動還能減少發炎，這也是預防失智症的關鍵。此外運動還有以下好處：

- 降低各種因素所引發的死亡風險
- 提升耐力、肌力、柔軟度和體力
- 提升肌肉張力和骨骼健康
- 促進流到細胞和組織的血液和淋巴循環，以及氧氣供給
- 讓休息更徹底，提升睡眠品質
- 減少壓力
- 提升自尊和幸福感
- 促進腦部釋放化學物質腦內啡，這是一種天然的鎮痛劑，能使人心情愉悅
- 降低血糖濃度，以及胰島素阻抗和罹患糖尿病的風險。
- 維持理想的體重分布

- 促進心臟健康，降低罹患心血管疾病和高血壓的風險
- 減少發炎，降低包括癌症和失智症等老化相關疾病的罹患風險
- 強化免疫系統

培養健康的身體就能改造大腦

運動之所以有益大腦健康，不只在於它能為大腦帶來更多含氧血，提供神經細胞更多生長與維護所需的養分。我們都知道，促進大腦血液流動是好事，然而關於運動能保護並維持大腦功能的最新研究，就不是那麼廣為人知了——但它們值得一提。運動對大腦的好處可以分成兩方面。首先，運動能有效使用血液循環系統裡的葡萄糖、減少發炎，同時刺激生長因子（growth factor）釋放，促進細胞生長與運作。生長因子能支持新生神經元的健康、延攬更多血管，並維持所有神經元生存。運動帶來的另一個層面的好處不是那麼客觀，但一樣重要。我們知道經常運動可以舒緩壓力和焦慮，同時

11 For a well-cited review of all the benefits of exercise, go to the National Institutes of Health's U.S. National Library of Medicine online and access its Medline Plus "Benefits of Exercise" topic at medlineplus.gov/benefitsofexercise.html.

改善睡眠和情緒，這些對大腦的結構和功能都有正面影響。長遠來看，這些作用結合起來能建立至關重要的大腦韌性，幫助我們發揮創造力和洞察力去解決短期問題。

我相信再過不久，我們就會有足夠證據可以下結論說，體能活動會降低罹患失智症的風險。我們已經知道經常活動的人認知衰退的風險較低，身體健康的人在老化的過程中，大腦能維持相對較好的機能。一份二〇一八年的研究指出，身體硬朗的老年人比較能記起單詞[12]。我很認同許多同儕常說的：運動是大腦細胞受傷後的「急救箱」，它能在我們受傷後、中風後或歷經重大情緒壓力後，加速細胞修復。我不確定有哪個藥物有這種能耐。

無論生活中或做報導時，我都親眼目睹了身體健康的好處。多年來我在世界各地旅行，遇過各種文化背景的人，我發現身體健康的人頭腦也較敏銳。你可能也注意到這些人的大腦似乎不大會老。保持身體健康讓我得以四處旅行，而且工作效率大增。運動則使我的思緒更清楚，更能記住新信息。我發現不運動時，我以為的「新」想法其實多是舊瓶裝新酒。唯有保持運動，我才能有創新的靈感，那種感受真的很神奇。

內在力量和心理韌性，是我們控制住普遍存在於現代生活的壓力後，所得到的成果。提到運動對大腦的好處，減緩壓力大概是每次運動完都能經歷到的。我已經多次提到運動能減緩壓力，接下來談談它的作用機制。身體感受到壓力時會釋放壓力荷爾蒙皮質醇，愈來愈多研究將長期的大腦改變歸咎於它。這也是為什麼童年時期長期暴露於壓力的人，日後比較容易有焦慮或情緒障礙等精神問題。加州大學柏克萊分校的整合生物學家丹妮拉・考菲（Daniela Kaufer）在幾年前和同仁進行了一系列實驗，結果指出長期處於壓力導致的皮質醇濃度升高，對我們的記憶和學習有令人震驚的負面影響[13]。他們還發現，過多皮質醇會讓生成髓鞘的寡樹突膠細胞（oligodendrocyte）數量過多、神經元的數量過少。你可以把它想像成一條電線包覆了太多塗層（即髓鞘），真正能導電的銅（即神經元）反而太少。這會導致大腦記憶中樞海馬迴萎縮。考菲的團隊也發現，慢性壓力會讓原本應該發育成神經元的神經幹細胞，轉而發展成抑制前額葉皮質區神經連結的細胞，而前額葉皮質正是學習和記憶發生的腦區。

這些只是壓力會影響大腦的部分例子。試著想像壓力和大腦之間的關係，一旦你掌握了其中的概念，就會更懂得控制壓力和隨之而來的皮質醇浪潮，而運動就是最好、也最簡單的方式。

12 K. Segaert, S. J. E. Lucas, C. V. Burley et al., “Higher Physical Fitness Levels Are Associated with Less Language Decline in Healthy Ageing,” *Scientific Reports* 8, no. 1 (April 2018): 6715.

13 S. Chetty, A. R. Friedman, K. Taravosh-Lahn et al., “Stress and Glucocorticoids Promote Oligodendrogenesis in the Adult Hippocampus,” *Molecular Psychiatry* 19, no. 12 (December 2014): 1275–1283.

迷思：身體會隨著年紀增長變得衰弱，這時運動是危險的。

真相：我們應該從事運動一輩子。它能增進身體和大腦的健康、延緩老化，並且預防甚至治療疾病。這是不靠藥物就能提高老年人活動能力和獨立能力最有效的方法〔14〕。最近有研究以五十五歲到七十九歲騎自行車的人為對象，發現他們身體各部位的狀態都非常好〔15〕，可以輕鬆完成日常生活的各種任務。另外，這些人在頭腦敏捷度、心理健康和生活品質方面的測試，得分也很高。我不是要你也開始騎自行車。挑個你喜歡，而且適合你身體狀況的運動就行。如果你容易跌倒，膝蓋不好或是有關節炎，就選擇不容易讓你受傷或病情加劇的運動。游泳就是很好的選擇，既不會衝擊膝蓋，也沒有跌倒風險。

稍早我曾引用研究指出，血糖濃度高的人——不管是不是已經達到糖尿病的標準——認知衰退的速度，要比血糖濃度正常的人快。但是我沒有解釋原因。高血糖導致失智症的原因有許多。首先，高血糖會讓血管變薄，增加大腦小中風的機率，引發多種型態的失智症。第二，攝取過多糖分會使得細胞（包括大腦內的細胞）產生胰島素阻抗。這意味著體內雖有胰島素，卻發揮不了作用。這會回過頭導致大腦細胞無法適當吸收糖分，來供應活動所需的熱量。也就是說，不管你再怎麼吃，大腦還是處於飢餓狀態。

另一個重要的失智症危險因子「高血壓」也是如此，就像血糖一樣，只要採取正確飲食和運動，便能夠輕鬆管理。約翰・霍普金斯醫學院的神經學家雷貝嘉・戈特斯曼醫生（Rebecca Gottesman）從一九八〇年代開始，進行一項參與者多達數千人的研究，當中有些人有高血壓，有些人沒有。研究結果顯示：中年時期有高血壓，是認知衰退的主要危險因子之一。而且這項發現與其他危險因子，例如肥胖，是分開來看的〔16〕。

二〇一七年，戈特斯曼發表了後續研究結果，點名高血壓、糖尿病、抽菸習慣等各項危險因子對失智症罹患機率的影響〔17〕。其中以吸菸和糖尿病的威脅最大：糖尿病

14 R. B. Silva, H. Aldoradin-Cabeza, G. D. Eslick et al., "The Effect of Physical Exercise on Frail Older Persons: A Systematic Review," *Journal of Frailty Aging* 6, no. 2 (2017): 91–96.

15 R. D. Pollock, S. Carter, C. P. Velloso et al., "An Investigation into the Relationship between Age and Physiological Function in Highly Active Older Adults," *Journal of Physiology* 593, no. 3 (February 2015): 657–680; discussion, 680.

16 R. F. Gottesman, A. L. Schneider, M. Albert et al., "Midlife Hypertension and 20-Year Cognitive Change: The Atherosclerosis Risk in Communities Neurocognitive Study," *JAMA Neurology* 71, no. 10 (October 2014): 1218–1227.

17 K. A. Walker, M. C. Power, and R. F. Gottesman, "Defining the Relationship between Hypertension, Cognitive Decline, and Dementia: A Review," *Current Hypertension Reports* 19, no. 3 (March 2017): 24.

會讓失智症罹患機率提高七七％，中年吸菸提高四一％，而高血壓則提高了三九％。戈特斯曼的研究也指出，肥胖會讓日後類澱粉蛋白增加的機率高出一倍〔18〕。

我特別要提出一篇二〇一八年出自德州大學西南醫學中心（University of Texas Southwestern Medical Center）的報告。和先前採用參與者自行報告運動習慣的方式不同，這篇研究決定測量參與者在有氧運動時的最大攝氧量（maximum oxygen consumption，簡稱VO2 Max），做為評估參與者體適能狀態的標準〔19〕。這個測試有美國心臟學會認可，可以更準確評估一個人的心血管狀態。受測者的平均年齡六十五歲，當中有健康的人，也有輕度認知障礙的患者。

所有參與者都做了一系列測試，包括在跑步機上的最大攝氧量（和心臟壓力測試類似，測試時間大約十分鐘），以及記憶和推理的認知測試。此外研究人員也以特殊影像技術，來呈現大腦白質的完整性或者說功能。白質是神經束經過的地方，信息就是藉著它們在不同灰質區塊之間傳遞的，所以白質健康與否，意味著不同腦區間是否溝通良好。如果白質出了問題（可能發生在任何年紀），大腦內的連結就會變弱。

這份研究結果顯示運動對大腦健康的重要。患有輕度認知障礙的人，有氧體適能和白質的連結功能都比較差，連帶的大腦功能也比較弱，所以在記憶和推理測試上表現得較不理想。研究人員結合了各種線索後下了結論：體適能表現好的人，白質比較健康；白質較健康的人，記憶和推理能力較強。目前研究人員還在釐清什麼樣的體適能程度，最能降低失智症罹患風險，以及一旦出現症狀後，減緩病情進展。如果簡單活動身體就能大幅降低罹患失智症的風險，為任何疾病發展踩上煞車，何樂而不為呢？

運動就像刷牙，每天都要做

「運動」包含了有氧運動（像是游泳、騎腳踏車、慢跑和團體有氧課程等）、肌力訓練（如自由重量訓練、使用彈力帶的運動、使用健身器材的運動、地板彼拉提斯、跨步、深蹲等），以及可以增加柔軟度和平衡的運動（如伸展、瑜伽）。另外，在平常生活中保持身體活動（比如走樓梯而不搭電梯、避免久坐、空檔時間走路，以及跳舞、健走和園藝之類的嗜好），也是運動。

對我而言，每天運動就像刷牙一樣，是無法妥協的，我建議你也這麼做。我每天

18 R. F. Gottesman, A. L. Schneider, Y. Zhou et al., "Association between Midlife Vascular Risk Factors and Estimated Brain Amyloid Deposition," *JAMA* 317, no. 14 (April 2017): 1443–1450.

19 K. Ding, T. Tarumi, D. C. Zhu et al., "Cardiorespiratory Fitness and White Matter Neuronal Fiber Integrity in Mild Cognitive Impairment," *Journal of Alzheimer's Disease* 61, no. 2 (2018): 729–739.

都試著讓自己流一場汗，除了盡可能讓身體保持活動，還期許自己花一個小時運動。我的優先選擇是游泳、騎腳踏車或跑步，另外，我每個星期會做幾次肌力訓練。四十歲時，我發現自己的肌力和肌肉質量都在隨年齡逐漸消耗，於是加入了鐵人三項的訓練。我的家族中，有幾名男性成員都在四十多歲便罹患心臟病，這讓我不免為自己擔心。過去偶爾為之的網球和跑步起不了作用了，我必須建立更有組織的健身方案，同時加入更多選項，並把運動當成生活中重要的一環。身為三個孩子的父親，從事一份繁忙的工作，再加上經手各種計畫，我還是有辦法每天找到時間運動。我們總是得在有限時間內，完成該完成的任務，過於忙碌時，為了騰出一個小時做其他事，運動常是第一個被犧牲的。但是我不會這麼做，運動時間對我來說是神聖不可侵的。

不管我去到世界哪個角落，我一定帶著跑步鞋、泳褲和蛙鏡。我還會帶著彈力帶做些肌力訓練，並聽從神經外科主任的建議，每天做一百個伏地挺身。對我來說，方便非常重要。我把一些工具放在隨手可得的地方，方便我隨時運動。例如我把啞鈴放在臥室裡，在家裡和辦公室的門框都裝了單槓。順帶一提，引體向上是訓練背肌和核心肌肉很好的方式，一開始會有點困難，但是效果幾乎立竿見影。大家經常忽略了上半身的肌力，特別是年紀大時，但是它對姿勢、骨質密度和新陳代謝都很重要，甚至能幫你抵禦肺炎，特別是住院或臥病在床時。

接下來我會鼓勵你按照一個十二週的計畫做運動，這個計畫能根據各人需求進行調整。你不需要成為像爾尼絲汀那樣的健美冠軍，也不需要花錢成為健身房會員，或是為了某個耐力活動而運動（雖然我喜歡看七、八十歲的人在跑道上揮灑汗水），只要是可以讓你的心跳加速、讓你的肌肉用力的運動都行。理想狀況下，你的目標是每個星期做五次有氧運動，每次至少三十分鐘。這三十分鐘內，有二十分鐘必須讓心跳速度比靜坐時快五十％。很抱歉，坐在高爾夫球車上打球不算運動。另外兩天可以嘗試恢復元氣的瑜伽課或散步之類的休閒活動；不要都不動。

如果你想要從運動獲得最大的好處，同時降低過早死亡的機率，較新的研究建議：把每個星期一百五十分鐘的運動時間，拉長到每天一個小時多一點。聽起來很多，但這是累計的運動時間，不是待在健身房的時間。提出這項建議的研究於二〇一五年發表在《美國醫學會內科醫學》（*JAMA Internal Medicine*）期刊。美國癌症研究中心（National Cancer Institute）、哈佛大學等數個單位的研究人員，藉由六份大規模健康問卷調查[20]，匯集了五十多萬名成年人的運動習慣。為了探討運動時間長短和死亡風險之間的關係，他們將參與者按運動時間長短，從完全不運動，到運動時間超過建議量十

20 H. Arem, S. C. Moore, A. Patel et al., "Leisure Time Physical Activity and Mortality: A Detailed Pooled Analysis of the Dose-Response Relationship," *JAMA Internal Medicine* 175, no. 6 (June 2015): 959–967.

倍以上（每星期超過二十五小時）分為幾組。接著對照他們的死亡紀錄。哪些人不在了呢？運動時間長短和死亡率間有什麼關係嗎？

一點也不意外——他們發現，那些完全不運動的人，過早死亡的風險最高。接著是從事運動，但沒有達到每個星期一百五十分鐘建議運動量的人；不過死亡率還是降低了二十%。達成建議目標的人在十四年間的死亡率，則比那些從來不運動的人低了三一%。而長壽冠冕最後頒給了那些每個星期運動四百五十分鐘的人。重點是這些人達成目標所用的方式幾乎都是走路。走路！和那些完全不運動的人相比，他們過早死亡的機率低了三九%。這些益處當中有多少和大腦健康相關，還有待確認，但我還是想要跟大家分享這些數據，因為它們很有說服力。只要每天花六十四分鐘，就能擁有頭腦敏捷的長壽生活。我要再說一次，只要走路就可以了。

如果你還沒有固定運動的習慣，我希望你看了我提供的證據後，會想要開始運動。我建議你把它當成生活中的重點事務，還沒有規律運動習慣的人，請你現在就重新安排事情的優先順序；已經有運動習慣的人則可以試著增加運動強度和持久度，或是嘗試新項目。這都會讓你的身體更強健，大腦更敏捷。

舉重很重要，但光是舉重還不夠。就如一些研究發現的，年紀稍長的人在舉重一年後，認知能力確實改善了，但要發揮最大好處，你還必須搭配每個星期五次、每次至少二十分鐘的有氧運動，例如慢跑、游泳、騎腳踏車、跳舞、健行或快走。

5

目標感、學習和探索的力量
The Power of Purpose, Learning, and Discovery

光是活過不夠，我們還應該決心為某個目標而活。

——美國作家暨演說家利奧．巴斯卡格里亞博士（Dr. Leo Buscaglia）

人的一生有兩個最重要的日子：出生那天，以及明白你為何而生的那天。

——馬克．吐溫（Mark Twain）

我大概永遠不會退休，因為我會不知所措。我也知道許多人早早退休的後果：罹患失智症的風險提高。此外，還可能出現其他會增加失智症罹患風險的症狀，像是憂鬱症。有研究指出，每多工作一年，罹患失智症的風險就會降低三．二％〔1〕。這份研

1 C. Dufouil, E. Pereira, G. Chêne et al., "Older Age at Retirement Is Associated with Decreased Risk of Dementia," *European Journal of Epidemiology* 29, no. 5 (May 2014): 353–361.

究以五十多萬名法國人為對象，結果發現六十五歲退休和六十歲退休的人相比，罹患失智症的機率降低了十五％。（法國在阿茲海默症的研究相當傑出，這要歸功於前總統尼古拉．薩科吉〔Nicolas Sarkozy〕把它當成重點工作。另外，法國對加入健康照護系統的自雇人員亦做了詳細的健康紀錄，所以參考資料比較完整。）

結論很合理。從事一份自己滿意的工作，會讓你的身體保持活動、與他人有社交聯繫，大腦也持續受到挑戰——這些事都有助於維持認知能力。幾年前，我為了工作需求去尋找長壽的祕密，在日本沖繩待了一段時間。在那邊，從來沒有人提退休，大家只是隨著年紀增長做不同的事，而且做的事還不見得比較少。而且隨著年紀漸長，他們得到了更多尊重和包容，他們的經驗亦獲得更多認可。這幾年拜訪沖繩為我留下了非常深刻的印象，我很肯定我就是想要那樣老去。

心得：愈晚退休愈好。退休了，也不要停止生活。投入一些有趣、能刺激大腦的活動。持續學習、探索、完成複雜任務，這些都有助於保持一種目標感。目標感會讓你覺得生活有意義、有方向，活著有目的。這是一種活躍的老化。

維持大腦可塑性

你可能猜到了，活躍的老化不能只是多活動身體，還需要多活動大腦，經常鍛鍊它來保持健康。以運動鍛鍊肌肉能促進身體的整體健康；同樣的，用具有挑戰性的活動鍛鍊大腦，也能促進大腦的整體健康。但使用大腦的方式有正確的，也有錯誤的。選對了方式，能幫助你打造大腦的「可塑性」——自我重新連線並強化網絡的能力。

很多令人震驚的大腦研究，是從屍體解剖進行比較而來的。我知道有人不這麼認為，但是大腦解剖是我參與過最具啟發性的經驗了。在活人身上，是沒辦法那樣深入探索這神祕器官的。我得到的最大啟發是：這些大腦可以擁有幾乎完全相同的病理特徵，但它們的主人在世時所展現的行為卻迥然不同。解剖時呈現嚴重病變的大腦，例如已經出現阿茲海默症特有的斑塊或神經纏結，或是大腦血管有疾病徵兆，不代表它的主人就會表現出那個樣子。也有些人大腦看不出任何認知障礙或衰退的徵兆，卻已經病了好多年，連家人都認不得。我一直在想，為什麼這些大腦看似生病的人沒有表現出認知衰退，後來得知這個問題的答案叫「認知儲備」(cognitive reserve)，也就是科學家所說的「大腦韌性」。想要擁有認知儲備或說大腦韌性，就必須盡可能透過社交或參與能刺激大腦的活動，來讓自己投入生活。在第八章，我會進一步談談與他人保持連結的重要性。現在，我們先把重點放在認知儲備這個理論上。你可以把它想成藉由學習或工作等方式吸取豐富生活經驗，然後把它們放在大腦，形成一個巨大的備份系統。你會發現，認知儲備甚至能抵消其他風險因子（像是不良飲食）帶來的影響。

大腦與認知儲備

關於認知儲備或說大腦韌性的整個想法仍具爭議，因為我們不確定它是如何運作的，要定義它也有困難。從現實角度來看，認知儲備是大腦即興發揮、避開阻撓它完成任務的障礙的能力。我們可以拿車子做比喻。車子在行駛時，有煞車和加速系統能應付各種路況，例如遇到障礙物或突來的彎道時，你可以迅速打彎來閃過意外，保持運行。同樣的，大腦也能改變它的操作來找到替代路線，因應原本會威脅它的健康與功能的挑戰。你可以把大腦網絡想像成一條條的馬路，網絡愈密集，那麼當一條道路受阻時，能轉換的路線就愈多。這樣比喻過於簡單，但是這些網絡或馬路就是你的認知儲備，它們會隨著你所受的教育、學習和好奇心等增加。愈是探索生命，網絡就愈多，你的大腦也就愈有能力處理可能發生的失敗或衰退。

認知儲備是個頗為新穎的理論。它源自於一九八〇年代，當時加州大學聖地牙哥分校神經科學系的科學家發現，某個專業護理中心的老人們沒有明顯表現出失智症特徵，卻在解剖時發現，他們大腦的生理外觀就像重度阿茲海默症患者。他們將結果發表在《神經學年鑑》（*Annals of Neurology*），並在文中首度提出「儲備」這個詞，表示這些患者有足夠的大腦記憶儲存，可以彌補大腦損傷，讓它維持正常運作[2]。研究人員也發現，這些沒有失智症症狀的人大腦比較重，神經細胞也比較多。

繼這項革命性發現之後一再有研究指出，認知儲備高的人比較能遏止失智症和其他大腦疾病，像是帕金森氏症、多發性硬化或中風等引起的退化性腦部病變[3]。研究人員表示，在遇到不可預期並且會影響大腦的事件，像是長期壓力、手術或暴露於環境中的有毒物質時，強大的認知儲備能幫助你的大腦維持正常運作。這些事件都需要大腦更賣力工作，就像車子在爬陡坡時必須換檔應付一樣。大家經常提到的認知儲備有兩種：神經儲備和神經補償。神經儲備是指現有的大腦網絡變得更有效率或更有能力，所以不容易遭受破壞。神經補償則是藉由替代網絡，來抵消或平衡現有網絡遭受的破壞。

所以，建立並維持你的認知儲備是個很重要的目標，你可以藉由不斷思考、構想、

2 R. Katzman, R. Terry, R. De Teresa et al., "Clinical, Pathological, and Neurochemical Changes in Dementia: A Subgroup with Preserved Mental Status and Numerous Neocortical Plaques," *Annals of Neurology* 23 (1988): 138–144.

3 A. C. van Loenhoud, W. M. van der Flier, A. M. Wink et al., "Cognitive Reserve and Clinical Progression in Alzheimer Disease: A Paradoxical Relationship," *Neurology* 93, no. 4 (July 2019): e334–e346.

學習和解決問題，來達成這個目標。這不是一蹴可幾的事，認知儲備反應的是你多年來透過學習、工作和其他活動為大腦帶來的刺激。這就是為什麼流行病學上的證據發現，智商高、教育程度高、工作成就高，或是熱衷於某種休閒活動──和工作無關的嗜好或運動──的人，罹患阿茲海默症的風險較低。這些活動會強迫大腦持續吸收新知識，並且因為這些新知識而得以建立新網絡與強化現有網絡。不意外，動物研究也發現認知刺激會增加神經元、突觸和樹突的密度。簡單的說，認知刺激能讓大腦對疾病更有抵抗力。

雖說智商高、學位高罹患阿茲海默症的風險較低，但不代表聰明的人或學歷高的人大腦就不會生病。這不是重點。事實上，「高學歷不會得失智症」這個長久以來的理論，已經被二〇一九年發表於《神經學》（*Neurology*）的一篇報告推翻了[4]。這個研究的對象有近三千人，他們的年紀在七十八歲左右，平均受教育十六．三年。研究為期八年，在這八年間，有將近七百人罹患了失智症，當中有四〇五位死亡；最後共有七五二人死亡，並做了大腦解剖。

將參與者按教育程度分成三組後，研究人員發現：在研究初期，教育程度高的人確實在思考與記憶方面的測試分數較高，即使他們已經大學畢業幾十年了。然而，高等教育並不會減緩認知衰退的速度，也不會推遲失智症發生的時間點。

芝加哥拉許大學醫學中心（Rush University Medical Center）認知神經學部門的主任羅伯特・威爾森（Robert S. Wilson）是該研究的作者，他在文中寫道：「我們發現教育程度無法減緩思考或記憶衰退的速度，也無法在病人罹患失智症後減緩衰退。〔5〕」高等教育對認知儲備並沒有我們過去預期的影響，一個可能的解釋是：上學距離失智症狀悄悄出現，已經是多年前的事了。如果你沒有藉由閱讀、學習和社交等來延續你的教育，別指望你的大學文憑或研究所文憑可以救你。用進廢退的道理也適用在記憶與老化上。美國退休人協會的全球大腦健康委員會執行董事莎拉・蘭茲・拉克（Sarah Lenz Lock）表示：「不管先前的教育程度如何，任何人都可以試著改善自己的認知儲備。〔6〕」別忘了，即使到了成年晚期，你都還有機會長出新的大腦細胞，大腦可塑性是持續一輩子的。

當你聽到這類研究，請用更寬廣的角度看待它們。雖然終身教育能降低罹患失智

4 R. S. Wilson, L. Yu, M. Lamar et al., "Education and Cognitive Reserve in Old Age," *Neurology* 92, no. 10 (March 2019): e1041–e1050.

5 "Education May Not Protect against Dementia As Previously Thought" press release, February 6, 2019, American Academy of Neurology.

6 Kathleen Fifield, "College Education Doesn't Protect against Alzheimer's," AARP, February 6, 2019: www.aarp.org/health/dementia/info-2019/college-degree-dementia-prevention.html.

症的風險，但我們也知道，不管這教育是正規的還是非正規的，都是一種奢侈，只有經濟狀況良好、有一定社經地位的人才有這種機會。釐清哪個保護因素的影響力大，以及它們之間如何交互影響，是件艱鉅的工作。目前的指導方針是：把焦點盡可能放在終身教育上。這就是我之前提過的，持續建立並維持大腦的韌性。有人說，不學習新事物刺激大腦、挑戰它的思考與計算能力，「大腦就會生鏽」。不得不說，這個以偏概全的說法確實有點道理。對許多人而言，到圖書館找本書來看這麼簡單的事，就可以視為教育，不一定得去攻讀博士學位。

什麼活動算得上「認知刺激」

很不幸的，大部分的人在定義認知刺激活動時都搞錯了。絕大多數（約九二％）五十歲以上的美國人認為，益智遊戲或字謎可以挑戰大腦，對維持或促進大腦健康很有幫助；許多人（六六％）相信，為大腦健康設計的線上遊戲，是保健大腦最好的方法〔7〕。但證據顯示並非如此。宣稱對大腦有益的「益智遊戲」廣告到處可見，但它們通常誇大不實，還會導致大家不去做真正能刺激認知的活動。任何標榜能減緩或逆轉認知衰退的廣告，都應該謹慎看待。近幾年，聯邦貿易委員會（Federal Trade Commission）

一直在積極打擊那些宣稱產品能預防失智和與老化認知衰退的不實廣告。

訓練大腦的影片和遊戲，像是拼圖和填字謎遊戲，是可以改善工作記憶（working memory，記住並提取資訊的能力），特別是注意力不集中時。但研究也發現，雖然這些遊戲能促進大腦在特定活動的表現，但它們對於推理和解決問題收效甚微，而這兩項大腦功能是建立認知儲備的關鍵。比起線上的大腦訓練課程，傳統上課方式還有另一個優勢——傳統課程提供的複雜性具有長期效應；它們不但使用了一般的認知技巧，像是視覺理解、長期和短期記憶、對細節的注意，甚至數學，還讓學生能夠與同學社交。在教室上課的學生可以透過實際交談，與他人互動和溝通。

這裡說的上課不見得是傳統的上學，也不一定要是拿學位的課程。它可以單純只是學習新的技巧，像是學一種外語、做菜、畫畫，或是學一項樂器等。你也可以學習怎麼寫電腦程式、跳舞，或是寫寫小說——任何能讓你吸收新知識和培養新能力的事都可以。只要確定那是你喜歡做的事就好了。如果南北戰爭的歷史課不吸引你，就別試了。把時間拿來學習你有興趣的事物，或是探索過去想要探索的領域。

一直以來便有研究指出，不管是學習哪方面的新知識都會有收穫。二〇一四年

7 Laura Skufca, "2015 Survey on Brain Health," AARP Research, www.aarp.org /content/dam/aarp/research/surveys_statistics/health/2015/2015-brain -health.doi.10.26419%252Fres.00114.001.pdf.

六月的《神經學年鑑》就有一篇研究指出，學習兩種語言（就算學第二語言的時間與第一語言相隔了數年甚至數十年）可以減緩認知衰退〔8〕。加拿大多倫多約克大學（York University）心理系的認知神經科學家艾倫．比亞利斯托（Ellen Bialystok）也證實了這個發現。比亞利斯托是位傑出的心理系教授，她的研究指出：能說雙語對日益老化的大腦有保護作用，即使已經遭阿茲海默症侵害認知系統的大腦也不例外〔9〕。或許是複雜的第二語言成了認知儲備的一部分，掩蓋了衰退症狀。這裡有個至關重要的祕密：新技能的複雜度是關鍵；你不能去上個課卻滿不在乎，而是要以跳脫舒適圈、擁有更多長期記憶為目標，去做這件事。

雖然有些標榜訓練大腦的電玩遊戲因過度宣傳而受到抨擊，但當中還是有幾種被看好而繼續受到探討與開發。近期最受關注的是速度訓練。或許你小時候玩過金龜子（Punch Buggy），那就是一種簡單的速度訓練。我小的時候這個遊戲很盛行，小孩子很喜歡在車上玩這個（那是數位螢幕還未成為旅遊良伴的遠古時代了）。這個遊戲的目標很簡單：看到福斯金龜車時，就捶你的同伴（通常是兄弟姊妹）一下，這時你就得到一分，發現最多金龜車的人就贏了。雖然簡單而且有些幼稚，只需要你掃視高速公路對向的車道，快速的從經過的車子裡找到金龜車，並且搶先喊出來。但令人驚奇的是，這類大腦運動訓練到的專注力和快速視覺資訊處理能力，延遲失智症的效果非常好。當今的速度訓練遊戲更複雜、也數位化了，但仍值得我們認真探究。

二〇一六年，美國國家衛生研究院出資，對一項為期十年的研究進行了二次分析，結果指出：在降低失智症風險的潛力上，速度訓練的效果比記憶和推理訓練更好（這項分析的結果，在同一年的多倫多阿茲海默症協會國際研討會上首度發表，正式報告則於二〇一七年發表）〔10〕。十一到十四個小時的速度訓練，可以降低失智症罹患風險達二九％。初步研究取名ACTIVE（Advanced Cognitive Training in Vital Elderly，健康長者進階認知訓練），領導這項研究的是來自國家老齡研究中心（Institute on Aging）和全美各地六所大學的研究員，研究的初衷是測試參與者的認知功能，以及維持日常生活基本活動的能力。他們將二八〇二名參與研究的健康長者（研究開始時的平均年齡為七十四歲）隨機分成四組，包括一組對照組和三組介入組，後者中第一組做推理能力訓練，第二組做技藝訓練，第三組則藉由特別設計的電腦遊戲訓練反應速度。這些

8 T. H. Bak, J. J. Nissan, M. M. Allerhand et al., "Does Bilingualism Influence Cognitive Aging?" *Annals of Neurology* 75, no. 6 (June 2014): 959–963.

9 E. Bialystok, "Reshaping the Mind: The Benefits of Bilingualism," *Canadian Journal of Experimental Psychology* 65, no. 4 (December 2011): 229–235.

10 Jerri D. Edwards, Huiping Xu, Daniel O. Clark et al., "Speed of Processing Training Results in Lower Risk of Dementia," *Alzheimer's & Dementia* 3, no. 4 (November 2017): 603–611. Published online November 7, 2017.

遊戲需要玩家在受到干擾時保持極強的視覺專注力，例如在雙重決定（Double Decision）這個遊戲，玩家必須在干擾程度愈來愈強的情況下，辨識兩部藍色車子——一部有車頂的跑車，另一部是敞篷車。有時目標是其他物品，像是66號公路的路標。如果玩家的回答正確，遊戲的複雜度就會升級，干擾愈來愈多，目標物愈來愈難辨識，煞費腦力，遊戲速度也會加快。

研究的前六週，速度訓練組的人會先接受十次初級課程（每次六十到七十五分鐘）。所有參與者在研究開始時，都做了一系列的認知和功能性測驗，以評估大腦功能的衰退情形。有些人分別在研究開始的一年後和三年後，又做了加強訓練。最後，接受速度訓練的成員不但收到最佳成效，而且成效「與劑量成正比」——完成的訓練課程愈多，效果愈顯著。

二次分析確實有它的限制在。研究人員承認，這個失智症風險降低的結論有可能是倒因為果造成的——速度訓練和降低失智風險間，並沒有絕對或直接的因果關係。然而，我認為這類研究大有可為，我們問問凱西．拉斯基（Kathy Lasky）就知道了。七十多歲的凱西原本是藥廠技術員，幾年前萌生了退休的念頭，但幾個月後便反悔了，她覺得自己不能不上班。二〇一七年，我為了我主持的電視節目〈生命徵象〉（Vital Signs）到聖地牙哥去訪問她。她的故事給我留下了深刻的印象。「電視看久了會膩的，」

她告訴我。她身體硬朗，但是退休後，她很快便發現自己的頭腦沒那麼靈光了。她擔心自己會因此得了憂鬱症或失智症，於是回去工作，並參與了ACTIVE研究，被分到了速度訓練組。工作和心智遊戲雙管齊下帶來了改變。現在她一邊工作，一邊參加速度訓練，感覺自己充滿了活力。她稱大腦鍛鍊是「給大腦來點辣椒醬」。再過不久，她的經驗有可能會成為大腦醫學的新典範。研究人員現在知道，電玩遊戲如果設計得當，有很大的潛力協助我們的大腦變得更快、更強、更好。

亞當・格扎利醫生（Adam Gazzaley）是名神經科學家和發明家，特別懂得刺激大腦來改善它的功能和生理狀態。他是大腦前景（Neuroscape）的創始人和執行長，這間位於加州大學舊金山分校的實驗中心做的，是將大腦科學發展成實際的解決方案、技術和治療方法，好讓大腦功能達到最佳狀態。格扎利醫生是加州大學舊金山分校的神經學、生理學和精神病學教授，也是阿奇里互動實驗室（Akili Interactive Labs）的共同創辦人和首席科學指導。該公司致力於發展有關注意力缺乏過動症、自閉症、憂鬱症、多發性硬化、帕金森氏症和阿茲海默症的電玩治療。此外他還在一家以改善人類表現為宗旨的實驗性科技公司擔任首席科學家。他的夢想是什麼？希望有一天我們是靠食品暨藥物管理局核准的電玩，而不是藥丸，來幫助老化的大腦變年輕。

格扎利醫生公認是大腦優化界的奇才和數位醫學的先驅。他喜歡那些能讓大腦轉動的電腦程式，很清楚哪些遊戲真的能促進大腦表現、延緩衰退，哪些又只是噱頭。利用最新科技，像是功能性3D磁振造影以及腦波圖，他能藉影像同步觀察並記錄大腦受到不同刺激的反應，特別是要求專注力、手眼協調，以及避免分心時的變化。他將參與者接上這些先進的大腦影像儀器，給他們操控桿後開始玩遊戲。接著捕捉他們的大腦活動——找出當中的亮點和腦電活動增強的區域。這類實驗在幾年前還沒有人聽說過。從一九七二年的「乓」（Pong）〔11〕和稱霸一九八〇年代的俄羅斯方塊到今天，我們算是走了很長的一段路。

我和格扎利約在他位於加州大學舊金山分校的神經科學整合中心（Center for Integrative Neuroscience）實驗室見面，有幸見到研究的實際操作。參與研究的人會接上稱為「玻璃大腦」（Glass Brain）的革命性大腦模型，這個電腦化模型能即時顯示一個人心智或身體受到挑戰時，大腦發生了什麼事，將當下發生的所有訊號描繪成一幅生動的畫。他（還有我）能從中看到發出訊號的大腦區塊和訊號強度，並結合對各個區塊的了解，來判斷它們在神經學上的意義。「我們將重點放在注意力的處理——將有限資源用在對的地方、對的時間的能力，」他告訴我。「這些能力衰退時，便會浮現各種問題，包括注意力缺失過動症、憂鬱症、自閉症，甚至阿茲海默症。」格扎利花了數年尋找挑戰大腦的正確方式，建立了他的玻璃大腦。在這麼專業化的實驗室親眼目睹它的幕後工程，讓同為神經科學家的我振奮不已。我見到了突破性大腦醫學的發跡，對電玩遊戲完全改觀，深信它們很快也會成為醫療設備。

「經驗能驅動大腦的可塑性，」格扎利提醒我。「根據神經可塑性的事實，我們可以製造有特定目的且強度夠的經驗，來造成大腦實質的改變，藉此促進並保護大腦功能。」他的研究一直沒受到關注。首次吸引目光的是他在二〇一三年的《自然》期刊發表的文章，他在文中提到可以針對某種認知缺失——年長者則採多項缺失——設計遊戲，會有不錯的成效[12]。很不可思議的，參與者在每星期玩三次神經競速（NeuroRacer）一個月後，他們執行多重任務的能力提高了，甚至比只玩了一次的二十歲年輕人還要好。即使接下來沒有練習，這樣的效果仍可持續長達六個月。他們對參與者進行了一系列訓練前和訓練後的評估。一些訓練過的特定能力，像是工作記憶和專注力持久度等，都改善了。這些技能對處理日常生活事務，像是查閱信件、付帳單、規劃和烹煮三餐等，都非常重要。

格扎利認同我們不應該過度推銷遊戲改善認知的能力。電玩遊戲絕對不是萬靈

11 譯註：一款模擬桌球的電子遊戲，被認為是史上第一個街機電子遊戲。

12 J. A. Anguera, J. Boccanfuso, J. L. Rintoul et al., "Video Game Training Enhances Cognitive Control in Older Adults," *Nature* 501, no. 7465 (September 2013): 97–101. Also see https://neuroscape.ucsf.edu.

丹，接下來肯定也會有不肖商人推出廣告不實的電玩遊戲。我問格扎利，如果想要維持大腦功能並預防退化性神經衰退，什麼事是一定得做的。他的建議聽起來很耳熟：「過個充實有活力、鮮活有深度的生活。」說得一點也沒錯！格扎利有好幾款遊戲已經進入臨床試驗，他希望日後這些遊戲能獲得食品暨藥物管理局核准上市，跟其他藥物一樣受到重視。

迷思：玩電玩遊戲會讓大腦變笨。

真相：玩電玩的人看到的東西比一般人更多。他們能更準確且更快速的運用視覺接收的資訊，就如杜克大學的研究人員告訴我們的〔13〕。一旦能設計出促進大腦健康和功能的遊戲，電玩工業勢必會大發利市。

強烈的目標感

我的母親達米雅提（Damyanti）是我非常景仰的英雄。她一直懷著目標感過生活，而且非常努力的將這個觀念灌輸給我和我的弟弟，而在背後驅動她的，是苦難。五歲時，她被迫從現在是巴基斯坦的地方逃離。那是次大陸印巴分治的血腥時期，她跟著家人加入了史上規模最大的人類遷徙之一。抵達印度後，她以難民身分生活了幾年，努力求生存。對於住在難民營的人，希望、夢想和抱負這種東西都是奢求。然而她的母親（我的外婆，高碧白・西格拉尼〔Gopibai Hingorani〕），一位教育程度只有小學四年級的婦人告訴她，她一定會給她一個別人奪不走的東西：教育。

每次想到有人告訴一個困在難民營的小女孩，有一天她會成為重要人物，總是讓我感動不已。由於外婆信守承諾，我的母親擁有了最初的目標感。她在印度讀完了工程學院，成了印度第一位女工程師。這不過是她踏入由男性主導的環境的開端而已。讀了亨利・福特的傳記後，她夢想在他打造的汽車工廠工作。我的外公與外婆再次出手。他們花了畢生的積蓄，在一九六五年把我的母親送到美國。二十四歲的她成了福特汽車雇用的第一名女工程師。

我父母現在已經退休住在佛羅里達州，但他們仍然充滿活力，喜歡打橋牌、唱卡

13 L. G. Appelbaum, M. S. Cain, E. F. Darling et al., "Action Video Game Playing Is Associated with Improved Visual Sensitivity, But Not Alterations in Visual Sensory Memory," *Attention, Perception, and Psychophysics* 75, no. 6 (August 2013): 1161–1167.

拉OK和旅行。我母親花很多時間跟五個孫女在一起，教導她們有目標的生命是多麼有價值。由於我的父母，我開始從醫學角度研究目標感的客觀價值。過去二十年，有數十篇研究指出，生活有目標的老年人比較不容易罹患輕度認知障礙、阿茲海默症、失能、心臟病和中風等疾病。他們很可能也會比沒有目標感的人活得更久。事實上，覺得生活有目標的人，日後罹患失智症的機率減少了二十％。當中有些研究的結果令人大開眼界。二〇一七年，《美國醫學協會精神病學》（*JAMA Psychiatry*）期刊發表了一篇來自哈佛大學的研究，指出生活有目標感的老年人手勁較強，走路也較快〔14〕。測量這樣的東西聽起來很奇怪，但這些特性一直是用來評估老化速度的指標。走路速度和老化速度之間的關聯肯定會讓你嘖嘖稱奇。另一個很好的健康指標，是看你能不能不用手支撐，就從地板上站起來。

關於目標感的力量有很好的解釋。有目標會讓人想要保持身體健康、因而更加照顧自己，也因此他們知道要緩解壓力、避免發炎反應。我也在解剖八十多歲的成人時發現，那些覺得生命有意義的人顯微梗塞（也就是因血流受阻而導致的死亡組織）少了許多〔15〕。

此外目標感還能幫助維持大腦的可塑性、累積認知儲備，並且讓一個人熱愛生命及生命中的所有經歷。它可以減緩憂鬱症，這在年紀大的人很常見，而憂鬱症本身就是記憶衰退、中風和失智症的一大危險因子。在日本，特別是失智症罹患率非常低的沖繩，大家很常提到「生き甲斐」（發音為IKIGAI），它大概可以翻譯為「活著的意義」，也就是讓你每天早上起床的理由。每個人都有自己對「生き甲斐」的定義，它提醒我們活在這個世上的目的。別忘了，目標感還會讓一個人樂觀。二〇一八年，全球大腦健康委員會的一篇報告指出，除了自我認同、身體活力和正向的人際關係，保持樂觀也是一個人心智健康的重要元素〔16〕。

進入心流

讓自己投入某件事並維持目標感的方法很多。就像這一章稍早說的，不見得要擁有正規工作才能做到這一點。你可以學學新東西、當志工、教導別人、到圖書館讀書、

14 E. S. Kim, I. Kawachi, Y. Chen et al., "Association between Purpose in Life and Objective Measures of Physical Function in Older Adults," *JAMA Psychiatry* 74, no. 10 (October 2017): 1039–1045.

15 L. Yu, P. A. Boyle, R. S. Wilson et al., "Purpose in Life and Cerebral Infarcts in Community-Dwelling Older People," *Stroke* 46, no. 4 (April 2015): 1071–1076.

16 Global Council on Brain Health, "Brain Health and Mental Well-Being: GCBH Recommendations on Feeling Good and Functioning Well" (2018), www.GlobalCouncilOnBrainHealth.org.

投入嗜好、和鄰居多往來、把花園打造成你的聖地——只要能讓你感到喜樂、滿足、有意義的事都可以。另外，找到可以讓你進入「心流」（flow）的事也很重要。四十多年來，社會理論學家米哈里·契克森米哈伊（Mihaly Csikszentmihalyi）一直在研究這個他名為「心流」的概念，現在它已然成了正向心理學的一大支柱〔17〕。

我們都有過「忘我」、「沉浸其中」或「欲罷不能」的經驗。「心流」講的就是這種狀態。它代表你完全置身於某件事，沒有絲毫分心或煩躁。你全神專注，享受著那種全然投入後精力源源不絕的感受。你雖然面對挑戰、承受壓力，卻感受不到壓力，反而覺得極度放鬆。心流理論在許多領域，包括職能治療、藝術界和體育界等，都得到了認同。這個新穎而受歡迎的名詞是米哈里·契克森米哈伊給的，但是心流理論其實已經以其他型態，像是某些東方世界的宗教形式，存在數千年了。

缺少了清楚的目標感，就沒辦法進入心流。回想一下你上次進入心流是什麼時候。你那時候在做什麼呢？從那次心流到現在間隔多久了？你當時和什麼人在一起？我鼓勵你寫下那些經驗。它們或許可以指引你現在就找到通往心流的路。

17 Mihaly Csikszentmihalyi, *Flow: The Psychology of Optimal Experience* (New York: Harper & Row, 1990).

6

睡眠與放鬆的必要
The Need for Sleep and Relaxation

即使是沉睡中的靈魂，也在為了創造世界努力著。

——古希臘哲學家赫拉克利特（Heraclitus）

你昨晚睡得如何？記得做了什麼夢嗎？中間醒來過嗎？需要用鬧鐘叫醒你嗎？如果你覺得自己睡眠不好，你並不孤單。生活在已開發國家的人有三分之二——相當於數千萬人長期睡眠不足。就像我在第一部提到的，我過去太低估睡眠的重要，如今恨不得能將我損失的那些以年計算的睡眠時間彌補過來。現在我已經非常看重睡眠。

睡眠這個議題衍生太多錯誤資訊了。那些告訴你每天只要睡四個小時就足夠的人，根本不知道自己在說什麼〔1〕。如果他們真的睡那麼少，那他們面對各種健康挑戰的風險要比其他人高很多〔2〕。長期的睡眠問題會讓人更容易出現失智症、憂鬱症和情緒障礙、學習和記憶問題、心臟病、高血壓、體重增加和肥胖、糖尿病、因跌倒造成的傷害，以及癌症。它甚至會引起行為偏差，導致做決定時偏重負面資訊。睡得少並不值得驕傲，更不是什麼誠信的標誌。如果你以為半夜才上床、早上四點就起床能讓你更成功，請重新考慮一下。有些名人和企業家誇大其詞的提倡超早起床的好處，但是沒有數據指出成功人士的睡眠比較少。別跟你的生理時鐘作對。一旦知道睡眠的重要性，我希望你也把它列入優先事項。我們每天晚上需要七到八個小時的睡眠，但美國人平均睡眠不到七個小時——比起上個世紀少了兩個小時。加州大學柏克萊分校的神經科學暨心理學教授馬修．沃克博士（Matthew Walker）是當今研究睡眠力量的權威〔3〕。他過去曾說，睡眠是撐起健康的第三根支柱，另外兩根是飲食和運動。但是在最新研究中得知睡眠對大腦和神經系統的重要性後，他已經改口稱睡眠是重新設定我們的大腦和身體，使人長壽最有效的方法。畢竟我們一生有二十五年在睡覺，它怎麼可能不重要呢？

與一般人以為的相反，睡眠時神經並非處於靜止狀態，這是身體以各種方式養精蓄銳的關鍵時刻，最終結果會影響身體的各個系統，包括大腦、心臟、免疫系統，以及新陳代謝的各項運作。睡眠的型態會因著年紀改變，但是隨年紀增長而睡眠品質變差並非常態。雖然睡眠呼吸中止和早起等睡眠障礙會隨年紀變得普遍，但只要生活型態做些簡單的改變，就能夠改善睡眠。

有數百萬人有睡眠呼吸中止的困擾，造成的原因是呼吸道在睡眠中塌陷；喉嚨背後的肌肉無法保持呼吸道暢通。呼吸頻繁停止會導致睡眠無法連續，跡象有無夢睡眠和大聲打呼等。睡眠中止是可以治療的，常用方法是睡覺時戴著持續性正壓呼吸器（continuous positive airway pressure，簡稱CPAP）。體重過重會加劇睡眠呼吸中止，所以體重過重的人在減重後情形如果有改善，就不需要戴呼吸器了。

迷思：睡覺時身體會進入休息狀態。平日少睡一點無所謂，大不了週末再補眠就行了。

真相：睡覺絕對不是浪費時間。我們的身體需要利用這段時間修復組織、強化記憶，甚至成長。睡眠不足對身體健康有長期和短期的傷害，這不是週末多睡一點，或是放假時每天睡到自然醒可以彌補的。

1 作者註：只有非常少數的人擁有一種罕見的基因突變，讓他們每天只需要睡四到六個小時，就能維持正常運作。但這個現象還缺乏長期數據支持，而且那些將自己「訓練」成早起的人也大多沒有這種基因。

2 For access to a library of resources and data about sleep, see the National Sleep Foundation's website: SleepFoundation.org.

3 Matthew Walker, *Why We Sleep: Unlocking the Power of Sleep and Dreams* (New York: Scribner, 2017).

睡眠醫學

睡眠這個議題以及它存在的原因，一直到幾十年前都還是個謎。幾個世代前，根本沒有人聽說過睡眠醫學，但現在它已經是個頗受重視的領域，不斷帶領我們了解睡眠的力量，以及它對生理和心理健康的影響。如果睡眠不重要，不會有這麼多動物需要睡眠；即使是最簡單的生物，像是蒼蠅和蟲，都需要睡眠。但我們哺乳動物顯然更需要它。被迫不睡覺的大鼠差不多一個月便會死亡，有時甚至連幾天都撐不過。

睡眠的質與量影響力驚人。在睡眠中，你的身體按下的不是暫停鍵，而是重置鍵，因為身體需要利用睡眠進行修復。我們睡眠的期間，會發生數十億個細胞層級的分子反應，以確保我們能再活過一天。足夠的睡眠能讓你的大腦保持敏銳、有創造力、專注力，並且具備快速處理訊息的能力。研究很肯定的指出，你的一切都受睡眠影響——它決定你的食慾、新陳代謝速率、免疫能力、洞察能力、適應壓力的能力、應付學習的能力，以及鞏固經驗並記住事情的能力。晚上睡眠少於六個小時，會讓白天的警覺性降低三分之一左右，開車或操作機械的能力都會受影響。

幾年前，我訪問了史丹佛大學睡眠研究中心的威廉．得門特醫生（William Dement）。該中心隸屬於史丹佛大學醫學院，而他則被譽為「睡眠醫學之父」。他從一九五〇年代開始研究睡眠，當時探索這個領域的人非常少。很快的，他便發現睡眠是門複雜的科學，我們所知相當有限。一九七〇年夏天，他創立了全球第一家睡眠障礙診所和睡眠研究室，專門研究睡眠，並治療他的患者最常見的問題：阻塞型睡眠呼吸中止（obstructive sleep apnea，簡稱OSA）。它的發生原因是喉嚨後面的組織塌陷，阻斷了呼吸道。體重過重、扁桃腺過大或是喉嚨構造特殊，都會引發這種情形。發生時，睡眠中的人呼吸會暫停十秒鐘到一分鐘，甚至更久，導致血氧濃度降低，心臟負擔增加。這種情形一個晚上可以發生數百次，導致睡眠變得零碎，讓人無法經歷完整的睡眠循環，特別是當中最具修復力量的沉睡階段。睡眠呼吸中止很常見，約有二十％的美國成年人受影響。不過根據美國睡眠醫學學會的估計，這些人當中十個有九個是沒有被診斷出來的〔4〕。它在超過五十歲的男性中更為盛行（有二四％的男性受影響，女性則是九％）。這種情形不但會增加心臟病、糖尿病、中風和癌症的罹患風險，還會導致白天精神不濟和缺乏體力，增加交通事故發生的機率，降低生活品質。治療方法是有的，但關鍵是病人得先被診斷出來。

得門特醫生從那時起就開始研究各種睡眠問題，包括充足睡眠的重要性，以及

4 See:https://aasm.org/resources/factsheets/sleepapnea.pdf.

睡眠不足的危險。他的研究成果成了現代睡眠研究的開路先鋒，讓大家開始更深入探討我們閉眼睡著後，大腦裡發生了什麼事。例如有一件與睡眠有關的事對我們的健康有重大影響，卻經常被忽略了，那就是它對荷爾蒙週期的影響。每個人——不管是男生或女生——都有個晝夜節律，不管是我們的睡眠覺醒週期、荷爾蒙的起伏和體溫變化，都和太陽的升起和落下有關。這個節律的循環週期大約是二十四小時，如果你的節奏和太陽沒有同步，便無法將自己百分之百的發揮。如果你曾經在不同時區旅行，有過時差的經驗，就會明白晝夜節律被破壞的感覺——不怎麼好。

你的晝夜節律與你的睡眠習慣息息相關。健康的節律能讓荷爾蒙分泌正常，包括與饑餓有關的荷爾蒙、壓力荷爾蒙，以及和細胞復原有關的荷爾蒙。例如控制食慾的兩個主要荷爾蒙瘦素（leptin）和飢餓肽（ghrelin）會互相搭配，形成我們的飲食型態。飢餓肽告訴我們該吃東西了，瘦素則告訴我們吃夠了。你有沒有好奇過，為什麼有時要上床前會突然覺得餓呢？這在生物學上說不通，因為你已經打算睡了；原因很可能就是你的晝夜節律沒有同步。這些消化荷爾蒙背後的科學令人歎為觀止：我們現在已經知道，睡眠不足會讓瘦素和飢餓肽這兩個荷爾蒙失去平衡，錯誤引導我們的飢餓感與飽足感。一篇被頻繁引用的論文指出，連續兩個晚上睡眠不足四個小時的人，飢餓感會上升二四％，而且會傾向挑選高熱量、高鹽分和高澱粉的食物〔5〕。原因可能是身體想要藉由碳水化合物快速補充能量，但這類食物多半是加工處理或精製過的。我們都知道吃精製過的碳水化合物會帶來什麼後果：體重增加。而體重過重會干擾你的新陳代謝，提高大腦衰退的風險。

市面上有些書籍討論了睡眠的各種價值，但是在這本書，我只打算探討睡眠對大腦健康與功能的重要性。

迷思：年紀愈大，需要的睡眠愈少。

真相：睡眠型態確實會隨著年紀改變——比起年輕人，老年人的確比較不容易入睡，也比較容易醒來——但是我們對睡眠的需求並沒有改變。

5 S. Taheri, L. Lin, D. Austin, T. Young et al., "Short Sleep Duration Is Associated with Reduced Leptin, Elevated Ghrelin, and Increased Body Mass Index," *PLoS Medicine* 1, no. 3 (December 2004): e62.

大腦要健康有賴於充分休息

早期對睡眠的探索多著重在它對記憶的影響。二十世紀初期，康乃爾大學的心理學家約翰．詹金斯（John G. Jenkins）和卡爾．德倫巴赫（Karl M. Dallenbach）首度進行實驗，指出睡眠能增強記憶力。當時我們還不確定睡眠是否會影響記憶力，但這兩名有先見的科學家著手做了測試，將睡眠量化，並探討了它與記憶的關係。他們召集了不知情的學生參與實驗，並給他們一些無意義的單音節詞彙，要他們在睡前或起床後背起來。這裡說「不知情」是因為這些學生並不知道實驗目的，以及要回答什麼問題。接著，研究人員會在一個、兩個、四個或八個小時後，測試他們的記憶力。睡前記憶這些字詞的學生會在睡眠中被叫醒做測試；起床後記這些字詞的學生在接受測試時原本就是醒著的。你認為誰比較能記起這些字詞呢？答案是在睡眠中被喚醒的那組。說他們忘記這些字詞的速度比較慢可能更適當。一直以來，這個研究不斷以不同方式重複進行。詹金斯和德倫巴赫的啟蒙文獻在一九二四年發表於《美國心理學期刊》（*American Journal of Psychology*），為未來的研究舞台揭開了序幕〔6〕。

針對缺乏睡眠為什麼會引起「腦霧」（brain fog），導致我們無法專注或記不住重要的事，科學家提出了幾個可能原因。關於記憶與睡眠的最新理論之一，是睡眠能協助我們將記憶分門別類，確保我們把最重要的記憶存在大腦裡。睡眠對鞏固記憶，以及將它們歸納建檔方便日後提取，非常重要。研究發現，睡眠中會有大腦活動短暫爆發的情形，我們稱之為睡眠紡錘波（sleep spindle），它們可以將最新的記憶，包括我們當天學到的東西，從海馬迴區的短期記憶空間搬到新皮質（neocortex）的「硬碟」〔7〕。換句話說，睡眠會清空海馬迴，讓它有空間接收並處理新資訊。沒有睡眠，就無法這樣組織記憶。除了影響記憶，睡眠不足的人在處理一般資訊也會有困難，所以不只是缺乏記憶能力，還會無法理解資訊——既無法接收，也無法思考。

睡眠不足會對記憶組織造成無法彌補的傷害嗎？這是個好問題，而科學家也終於開始處理這問題了。二〇一三年，一份令人震驚的研究發現，睡眠不連續的年長者罹患阿茲海默症的機率較高，另外，他們的認知衰退速度也快於能一夜好眠的人〔8〕。雖然我們已經知道，長期睡眠不良和失智症之類的神經退化性疾病有關，但是近期數據

6 J. G. Jenkins and K. M. Dallenbach, "Oblivescence During Sleep and Waking," *American Journal of Physchology* 35, no. 4 (October 1924): 605–12.

7 S. M. Purcell, D. S. Manoach, C. Demanuele et al., "Characterizing Sleep Spindles in 11,630 Individuals from the National Sleep Research Resource," *Nature Communications* 26, no. 8 (June 2017): 15930.

8 A. S. Lim, M. Kowgier, L. Yu et al., "Sleep Fragmentation and the Risk of Incident Alzheimer's Disease and Cognitive Decline in Older Persons," *Sleep* 36, no. 7 (July 2013): 1027–1032.

顯示，這個問題早在患者確診的數年前就發生了。也就是說，睡眠問題可能是一種早期警訊。現在擁有足夠睡眠，可以讓你將來不受失智症所苦。

睡眠不足還會引起許多其他問題，而且這些問題是彼此關聯的。二〇一七年，一篇由美國心臟協會（American Heart Association）發表的文章指出，在供應心臟的血流突然減少或阻斷（通常發生於心臟動脈有血栓或斑塊破裂）的病人中，睡眠少於六個小時的人冠狀動脈再次出現嚴重問題的機率多了二九%〔9〕。另一份二〇一七年的研究調查了一萬八千人，發現糖尿病前期患者睡眠時間若少於六個小時，發展成糖尿病的機率會增加四四%；睡眠時間少五個小時的話，機率增加六八%〔10〕。

這項資訊意義重大，因為糖尿病和大腦健康間的關係，有非常明確的紀錄。在第一部我提到，第二型糖尿病患者的認知衰退速率比沒有第二型糖尿病（以及可以維持正常血糖濃度）的人快。我也提到，有些科學家認為阿茲海默症就是糖尿病的一種。身體的胰島素系統遭破壞後，神經細胞無法藉由胰島素獲得能量進行新陳代謝，於是便開始衰退。

最後，慢性發炎也扮演了關鍵角色。關於睡眠與發炎，我們還有許多需要探索的地方，但是已有證據充分顯示缺乏睡眠會讓發炎更嚴重。不管是急性睡眠不足（連續二十四小時不睡覺）或部分睡眠不足（經常性的睡眠不足，像是許多夜生活的人），都有這種情形。只要一個晚上睡眠不足，身體就會啟動發炎反應，這在女性尤其明顯，但原因仍未知〔11〕。

一個晚上沒睡好或許無傷大雅，但問題在很少就只有這麼一晚，而週期性的發炎終將對身體帶來真正的傷害。二〇一七年，來自約翰・霍普金斯大學、貝勒大學（Baylor University）、明尼蘇達大學和梅約診所等多所研究中心的研究人員，共同發表了一篇關於全身性發炎與神經退化方面非常重要的縱向研究〔12〕。這份研究是根據從一九八七年起進行的社區動脈粥樣硬化風險（Atherosclerosis Risk in Communities）調查結果，共有四個社區共計超過一萬五千人參與。研究內容包括測量一六三三名參與者的發炎生物標

9 L. K. Barger, Shantha M.W. Rajaratnam, Christopher P. Cannon et al., "Short Sleep Duration, Obstructive Sleep Apnea, Shiftwork, and the Risk of Adverse Cardiovascular Events in Patients after an Acute Coronary Syndrome," *Journal of the American Heart Association* 6, no. 10 (October 2017): e006959.

10 C. W. Kim, Y. Chang, E. Sung, and S. Ryu, "Sleep Duration and Progression to Diabetes in People with Prediabetes Defined by HbA1c Concentration," *Diabetes Medicine* 34, no. 11 (November 2017): 1591–1598.

11 M. R. Irwin, M. Wang, D. Ribeiro et al., "Sleep Loss Activates Cellular Inflammatory Signaling," *Biological Psychiatry* 64, no. 6 (September 2008): 538–540.

12 K. A. Walker, R. C. Hoogeveen, A. R. Folsom et al., "Midlife Systemic Inflammatory Markers Are Associated with Late-Life Brain Volume: The ARIC Study," *Neurology* 89, no. 22 (November 2017): 2262–2270.

記。這些人在研究剛開始時，平均年齡為五十三歲，研究人員追蹤他們二十四年，在這期間對他們的記憶和大腦體積做評估。那些體內發炎指數最高的人，大腦萎縮的風險也比較高。事實上，他們的記憶中樞比起發炎指數低的人小了五%。五%聽起來或許不多，但我們不能視它為線性現象，因為即使只少了一點點，還是會對思考和記憶能力造成影響。腦部萎縮的人喚字能力要比正常人差了許多。這些發現的指向非常明顯，對那些不能理解為什麼他們的行為會影響大腦長期能力的年輕人很具說服力。

迷思：促進睡眠的藥物沒有壞處。它們能讓你快點入睡，增長整體睡眠時間。

真相：所有安眠藥，不管是否需要處方箋，都能幫助你快點入睡，但是它們提供的休息效果不如自然睡眠，某些藥物甚至會增加大腦衰退和罹患失智症的風險。經常用來治療失眠或焦慮的苯二氮平類藥物（Benzodiazepines，例如煩寧〔Valium〕和贊安諾〔Xanax〕）會產生依賴性，而且已經被發現與失智症發生有關。也有臨床研究指出，某些鎮定劑如使蒂諾斯（Ambien）和艾司佐匹克隆（Lunesta），會損害思考和平衡。常見非處方藥物，像是抗膽鹼劑（anticholinergics，如Benadryl、Nyquil、"PM" formulas）也被發現會增加罹患阿茲海默症的機率。這些藥物的化學性質都是在阻斷神經傳導物質乙醯膽鹼（acetylcholine）。乙醯膽鹼是大腦處理記憶和學習的關鍵，它的濃度和功能在阿茲海默症患者身上都比較弱。事實上，阿茲海默症藥物多奈派齊（donepezil，商品名愛憶欣〔Aricept〕）就是一種乙醯膽鹼酶（cholinesterase）的抑制劑，可以抑制乙醯膽鹼酶分解破壞乙醯膽鹼。

睡眠能洗滌大腦

近期關於睡眠的發現中，頗受矚目的一項是它對大腦具有「洗滌」作用。我們的身體會透過淋巴系統來清除組織裡的廢棄物和液體。淋巴液位於特殊管道內，是一種無色液體，能攜帶走有毒物質和細胞殘骸，這些物質會在通過淋巴結時過濾掉。過去科學家一直以為大腦沒有淋巴系統，認為它的廢棄物只能藉由擴散作用，緩慢的從大腦組織進到腦脊髓液。但是一篇論文的發表重寫了科學。

二〇一二年，傑福瑞．以利夫博士（Jeffrey J. Iliff）和他在奧勒岡健康科學大學（Oregon Health Sciences University）的團隊發表了一篇文章，介紹大腦自行清除廢棄物的功能[13]。他們的研究開啟了我們對引流途徑的新探索，這個途徑稱為「膠淋巴系統」（glymphatic system）。一年後，以利夫和來自羅徹斯特大學神經外科系的同儕謝路路（Lulu Xie）和麥肯・尼德加德醫生（Maiken Nedergaard）發表了另一篇文章，指出膠淋巴系統在夜間運作特別旺盛，原因可能是睡眠提供了大腦最佳清理時機[14]。大腦若未能及時排出廢棄物，可能會增加失智症的罹患機率。只要有一晚沒睡好，發炎指數就會急遽上升，還會造成與阿茲海默症相關的β類澱粉蛋白累積[15]。另外也有數據指出，大腦類澱粉蛋白會提高憂鬱症的發生機率，特別是採取任何治療都不見效的重度憂鬱症[16]。羅徹斯特大學的團隊觀察小鼠發現，流經小鼠大腦的腦脊髓液在睡覺時會急速增加[17]。腦脊髓液存在於大腦與脊索，作用在保護浸潤在其中的中央神經系統，並清除廢棄物。羅徹斯特的研究團隊認為，它或許跟身體淋巴系統具有相同功能，可以排出細胞分解後留下的組織殘骸和廢棄物。所以說，睡眠不但清理了海馬迴記憶中樞，還清除了大腦新陳代謝產生的垃圾。睡眠具備雙重任務：整理環境和倒垃圾。

在這些開拓性的研究之後，有更多研究指出，大腦確實有個「清洗循環」系統可以洗去代謝產物和廢棄物，包含那些會造成類澱粉蛋白斑塊的黏性蛋白。聖路易市（St. Louis）華盛頓大學醫學院的神經學家大衛・霍爾茲曼醫生（David Holtzman）進行了一項具有指標意義的實驗，他藉由打斷小鼠睡眠，來干擾牠們清理大腦裡的β類澱粉蛋白[18]。一個月後，這些睡眠遭受干擾的小鼠大腦類澱粉蛋白的斑塊量，要比擁有正常睡眠的小鼠多了一倍。他的團隊也發現熟睡與醒著的小鼠間，大腦內類澱粉蛋白的量相差約二五%。慢慢的，這些蛋白質就會聚合形成類澱粉蛋白斑塊。你可以把這些斑塊想像成排水溝裡的垃圾；它們終究會引起發炎反應，造成tau蛋白累積，接著破壞神經元並朝阿茲海默症發展。

隨著我們變老，大腦自我淨化的能力與我們是否有良好的睡眠這兩者間，很可能

13 J. J. Iliff, M. Wang, Y. Liao et al., "A Paravascular Pathway Facilitates CSF Flow through the Brain Parenchyma and the Clearance of Interstitial Solutes, Including Amyloid β," in *Science Translational Medicine* 4, no. 147 (August 2012): 147ra111.

14 L. Xie, H. Kang, Q. Xu et al., "Sleep Drives Metabolite Clearance from the Adult Brain," *Science* 342, no. 6156 (October 2013): 373–377.

15 E. Shokri-Kojori, G. J. Wang, C. E. Wiers et al., "β-Amyloid Accumulation in the Human Brain after One Night of Sleep Deprivation," *Proceedings of the National Academy of Sciences USA* 115, no. 17 (April 2018): 4483–4488.

16 P. Li, Ing-Tsung Hsiao, Chia-Yih Liu et al., "Β-Amyloid Deposition in Patients with Major Depressive Disorder with Differing Levels of Treatment Resistance: A Pilot Study," *EJNMMI Res.* 7, no. 1 (December 2017): 24; also see S. Perin, K. D. Harrington, Y. Y. et al., "Amyloid Burden and Incident Depressive Symptoms in Preclinical Alzheimer's Disease," *Journal of Affective Disorders* 229 (March 2018): 269–274.

17 Xie et al., "Sleep Drives Metabolite Clearance from the Adult Brain."

18 J. K. Holth, S. K. Fritschi, C. Wang et al., "The Sleep-Wake Cycle Regulates Brain Interstitial Fluid Tau in Mice and CSF Tau in Humans," *Science* 363, no. 6429 (2019): 880–884.

存在著惡性循環。一篇二〇一四年發表的論文指出，年紀大的小鼠膠淋巴系統引流速率，要比年輕的小鼠慢了四十%[19]。我們當然沒辦法改變老化帶來的自然影響，但是這個資訊依舊很重要，年紀大的人睡眠比較容易受干擾，然而這個問題卻經常被輕看或忽視了。想解決這個情形，首要之務是找出睡眠受干擾的原因，是醫學上的問題，例如是由於睡眠呼吸中止或關節炎嗎？還是藥物的副作用？或許是晝夜節律改變使得人比較早就睏了，於是比年輕時更早上床，但無法睡一整晚。

克莉斯汀．葉夫醫生（Kristine Yaffe）是加州大學舊金山分校的精神病學、神經學和流行病學教授，同時擔任該校大眾腦科學中心（Center for Population Brain Health）主任。她以認知老化和失智症方面的研究著稱，同時也擔任全球大腦健康委員會的管理工作。因為經常在記憶障礙診所聽到病人抱怨難以入眠或是容易醒來，接著一整天都覺得很疲累，不得不睡午覺，所以她以一千三百多位七十五歲以上的長者為對象，進行了超過五年的研究。結果指出：睡眠品質不好的人，日後發生失智症的機率高出了一倍以上[20]。這些人各有不同的睡眠問題，例如睡眠呼吸紊亂、睡眠呼吸中止、自然晝夜節律遭到破壞，或是長期在夜間醒來。

另一個問題是阿茲海默症本身也會干擾睡眠。這個危險循環如下：睡眠品質不良會導致大腦無法自行清除代謝殘骸，進而引起類澱粉蛋白累積，最後引發阿茲海默症。而阿茲海默症會造成神經元死亡，這會進一步干擾睡眠。與此同時，睡眠不足會破壞晝夜節律，影響身體新陳代謝與睡眠荷爾蒙褪黑激素的分泌。新陳代謝和睡眠荷爾蒙失去平衡會加劇睡眠干擾，進入週而復始的惡性循環。除非能打破這個循環，否則傷害只會愈來愈嚴重。

這些研究愈發清楚的指出，睡眠與認知衰退間很可能存在著雙向關係。失智症會造成睡眠品質不良；睡眠品質差會驅使大腦衰退。我們還需要更多研究，特別是人體的研究，來確認兩者之間的關係，但結論很明顯：睡眠是良藥。有良好的睡眠，身體才能在白天正常運作，在晚上重整翻新。接下來就讓我們看看怎樣才能一夜好眠。

一夜好眠的十個祕訣

1. 固定作息，避免午睡時間過長。每天在同樣的時間起床，週末和假日也不例外。

19 B. T. Kress, J. J. Iliff, M. Xia et al., "Impairment of Paravascular Clearance Pathways in the Aging Brain," *Annals of Neurology* 76, no. 6 (December 2014): 845–861.

20 A. P. Spira, L. P. Chen-Edinboro, M. N. Wu et al., "Impact of Sleep on the Risk of Cognitive Decline and Dementia," *Current Opinion Psychiatry* 27, no. 6 (November 2014): 478–483.

很多人到了週末常會改變睡眠習慣，將平日欠缺的睡眠補起來，但是這麼做會破壞健康的晝夜節律。星期五和星期六熬夜社交，然後隔天睡晚一點，會導致所謂的「社交時差」；這種不規律的睡眠模式對健康是有害的。至於睡午覺是不是對年長的成人有益，還有待探討。如果你一定得睡午覺，盡可能早一點睡，而且不要超過三十分鐘。太晚睡午覺或是午睡時間過長會影響晚上的睡眠。二〇一九年，《阿茲海默症與失智症》（*Alzheimer's & Dementia*）期刊指出，白天嗜睡有可能是阿茲海默症的早期警訊〔21〕。午睡當然不會導致阿茲海默症，但是白天經常打瞌睡代表維持你白天清醒的網絡可能受損了。更明確的說，是讓你保持清醒的大腦區域因為tau蛋白逐漸累積而退化了。這種退化是靜悄悄的，在你沒注意時就發生了。或許這可以解釋，為什麼在健忘和錯亂等典型記憶力消退病徵出現前，阿茲海默症患者會有白天嗜睡的情形。

2. **別當夜貓子**。最適當的上床時間點是半夜十二點以前，你最想睡的點。睡眠週期的前期主要是非快速動眼期，然後才漸漸進入多夢的快速動眼期。雖然兩種睡眠都很重要也各有功用，但是非快速動眼期的短波睡眠會讓人睡得較沉，也比快速動眼期更能提供徹底的休息。你的理想上床時間會隨著年紀而改變。年紀愈大，上床時間愈早，醒來的時間也會比較早，但是整個睡眠時數不應該減少。

3. **跟著早晨的陽光起床**。起床立刻接觸到陽光有助於調整生理時鐘。不管是演化生物學或神經學都大力提倡早晨的重要性。我們是天生就該早起吸取朝陽的生物。
4. **多活動**。經常活動身體可以幫助睡眠；這麼做也有助於達成和維持理想體重，而這對改善睡眠也有益。
5. **注意飲食**。午餐過後（特別是下午兩點過後）避開含咖啡因的食物，睡前三個小時不吃東西或喝東西，以免睡覺中途得起來上廁所。晚餐吃得太豐盛或離睡覺時間太近也不好。另外，酒精攝取也要注意，雖然看似可以助眠，但它會干擾正常睡眠循環，破壞恢復元氣的短波睡眠。
6. **注意藥物使用**。不管是處方藥物或非處方藥物，都可能含有影響睡眠的成分，像是許多頭痛藥就含有咖啡因，部分治鼻塞的感冒藥含有減充血劑（例如偽麻黃鹼〔pseudoephedrine〕）。另外，許多常見藥物，像是抗憂鬱藥、類固醇、β阻斷劑和帕金森氏症藥物的副作用也包含影響睡眠。
7. **涼爽、安靜且黑暗**。理想的睡眠溫度介於攝氏十五．五到十九度左右。睡覺環境應該避免任何光源，包括電子產品的光源（見第八點）。如果現實環境有困難，

21 Jun Oh, Rana A. Eser, Alexander J. Ehrenberg et al., "Profound Degeneration of Wake-Promoting Neurons in Alzheimer's Disease," *Alzheimer's & Dementia* 15, no. 10 (2019): 1253–1263.

可以考慮戴眼罩。如果你住在都市，可以試著用除噪助眠機或白噪音製造機來阻斷街道上的車聲。不要讓寵物進臥房，尤其是會到處走動或發出聲響的動物。

8. **避免電子產品**。讓臥室單純只供睡覺用，不要在裡面使用任何電子螢幕，包括手機。幾乎所有的光——不管是自然光，或是燈泡、電視螢幕、電腦或手機的人造光——都含有藍光。藍光會破壞入眠需要的褪黑激素，並刺激大腦的警覺中樞——這對想要一夜好眠的人可說是雙重打擊。二〇一五年，神經科學家安瑪麗·張（Anne-Marie Chang）和同僚指出，會發光的產品（像是電子閱讀器）會讓人比較難以入睡，因為它會降低睡意，減少睡眠荷爾蒙褪黑激素分泌，進而影響晝夜節律。使用電子閱讀器的人隔天起床後，警覺性也會比閱讀紙本書的人低[22]。LED燈會製造大量藍光，所以電視、智慧型手機、平板和電腦都會釋放藍光。睡前幾個小時避免接觸藍光有利於身體製造褪黑激素。建議家中使用色溫在二七〇〇－三〇〇〇K的LED光源。如果睡眠問題一直沒辦法改善，可以直接配戴能隔絕藍光的眼鏡。確認你的時鐘和夜燈等使用的都是偏紅的溫色光，不是藍光或綠光。紅光對晝夜節律的影響最小，也最不會抑制褪黑激素分泌。下載可以改變螢幕色溫的應用程式來避免藍光，這對喜歡在床上看書的人尤其重要。

9. **建立睡前習慣**。試著在上床前保留半小時到一個小時讓自己放鬆，然後做些例行事務來讓身體知道睡覺時間到了。放下會讓身體興奮的事物，像是工作、電腦和手機等，找些讓身體靜下來的事做，像是泡個溫水澡、看書、喝杯花草茶，或是聽點柔和的音樂。伸展身體讓身體放鬆，或是穿上保暖的襪子也會比較容易入睡。不要聊太燒腦的事，盡量讓一切保持平靜。不要與人爭辯，也不要討論敏感或有爭議的話題（隔天早上再來看，就會發現事情沒那麼複雜）。

10. **知道自己的警訊**。如果出現下列症狀，代表你可能已經需要接受睡眠障礙治療了：至少三個月，每個星期有三個晚上無法入睡或是睡不好；經常打呼；持續性白天嗜睡；睡前腿不舒服；做夢時身體帶動作；磨牙，或是醒來時頭痛或下巴痠痛。

如果嘗試了這些方法仍沒辦法改善睡眠，或是還經常得倚賴安眠藥，請找醫生諮詢。看看他能不能為你做個睡眠研究，找出失眠的原因或排除一些可能原因，例如睡眠呼吸中止。做這項檢查時，你必須在睡眠實驗室過一夜，以監視並記錄你的睡眠狀態。這類實驗室比你想像的常見，許多大小醫院都提供這樣的檢查。

22 A. M. Chang, Daniel Aeschbach, Jeanne F. Duffy, and Charles A. Czeisler, "Evening Use of Light-Emitting eReaders Negatively Affects Sleep, Circadian Timing, and Next-Morning Alertness," *Proceedings of the National Academy of Sciences USA* 112, no. 4 (January 2015): 1232–1237.

別忘了白天也要休息與放鬆

睡眠和休息是有區別的，我們的身體需要睡眠來恢復元氣，還需要在醒著時做到休息和放鬆，才能讓頭腦常保清晰。我們的心理健康也有賴這樣的休息——健康的心理能降低罹患失智症的風險，反之亦然：某些類型的焦慮和憂鬱症，有可能是認知衰退和阿茲海默症的警訊。因此，減少壓力並建立心理韌性來抵禦這些疾病非常重要。

我十分推崇冥想，每天都會做「分析式冥想」（analytical meditation）。這個習慣是幾年前在印度穆恩德戈德（Mundgod）的哲蚌寺（Drepung Monastery）與達賴喇嘛共處一段時間後養成的。我必須承認，一開始我並不喜歡這個主意。其實我是嚇壞了！光想到要跟這位尊者一起冥想，就讓我不知失措。但誰又會拒絕跟達賴喇嘛一起冥想的機會呢？我約好某天早上到他的私人住宅和他一起冥想[23]。

當我盤腿坐在他旁邊，閉上眼睛試著要專注在我的呼吸上時，所有關於冥想的不安都浮現了。幾分鐘後，我聽見他以獨特低沉的聲音問道：「有問題嗎？」

我抬起頭，先是迎見他的笑臉，接著他仰頭大笑。

「這對我太難了，」我說道。

「對我也是，」他大聲說。「我每天這麼做，但都六十年了，還是覺得很難。」

我聽了很驚訝，懷疑自己是不是聽錯了。這可是達賴喇嘛、佛教高僧、西藏的精神領袖，他冥想時竟然也會遇到困難。

「我覺得你會喜歡一種分析式冥想，」他告訴我。他建議我不要專注於單獨一件事物，也就是單一點冥想，而是去想一個我要解決的問題、我最近讀到的議題，或挑選一個我們先前討論過的哲學領域去做冥想。他要我把這個問題或議題和其他事分開來，就像把它放進一個透明大泡泡一樣。我閉上眼睛後，想到了一件困擾我的事——一件我不知道該怎麼解決的事。當我把這個問題具體化放進泡泡後，幾件事發生了。

現在問題就在我面前，不受重力影響的漂浮著。我可以在我的意識裡旋轉它、翻轉它。這是一種培養絕佳專注力的訓練。隨著泡泡逐漸往上升，它脫離了主觀情緒等束縛。跟其他東西分離開來後，問題也變得清晰可見了。

很多時候，我們讓不相關的情緒因素，模糊了就擺在眼前簡單而優雅的答案。這種情況很令人挫折。達賴喇嘛告訴我，透過分析式冥想，我們可以利用邏輯和推理，更清楚的看待面臨的問題，把它跟不相關的考量分開，去除疑惑後，讓答案清晰的顯現出來。這個方法簡單明瞭，最重要的是它確實有用。

23 Dr. Sanjay Gupta, CNN.com, 2017.

身為神經科學家，我從來沒期待讓一位佛教僧侶來教我如何將演繹推理和關鍵思考融入每天的生活，就算他是達賴喇嘛也一樣，但事情就這麼發生了。它改變了我，我也愈來愈擅長這種方法。我每天練習分析式冥想。前兩分鐘，我會先製造思想泡泡，讓它漂浮在我上方，這是最困難的部分。接著，我會進入典型的心流狀態，很快的，二、三十分鐘就這麼過了。如今我堅信，再怎麼抱持懷疑態度的人，都能成功做到分析式冥想。

假期間，我不斷將達賴喇嘛教我的分析式冥想傳授給家人和朋友。這是我最想跟他們分享的禮物——現在也與你分享。它可以讓你獲得至關重要的休息，而且是有別於睡眠的。

專注力的訓練日益受到重視。二〇一八年，美國疾病管制與預防中心發表了一份報告，指出在二〇一二年到二〇一七年間，參與瑜伽訓練的人口從九．五%增加到十四．三%，漲幅為五十%，有冥想習慣的人也從四．一%增加到十四．二%，一舉增加了兩倍以上〔24〕。這些專注訓練有個共同的主旨：專注於當下，觀察生命中正在發生的事。專注訓練可以緩解壓力的說法時有所聞，而事實上，這個說法已經獲得醫學文獻證實，甚至還擴展到你最意想不到的地方：軍事作戰區。二〇一四年，一組海軍陸戰隊成員接受了以專注為基礎的技術訓練，事後發現這些人暴露於高壓軍事模擬活動時，他們的心肺復原能力都提高了〔25〕。

從這類訓練獲益的不只有軍人。有一個效果是我們每個人都值得擁有的，那就是藉由專注訓練來降低壓力荷爾蒙皮質醇的濃度。一篇在這個領域中極為完整、廣受引用的整合分析研究，檢視了所有相關的臨床測試，指出專注訓練可以明顯減少焦慮、憂鬱和疼痛〔26〕。另一份整合分析則檢視了超覺靜坐（transcendental meditation）的影響，這是一種需要用到梵咒的冥想方式〔27〕。該分析統整了六份研究的一二九五名參與者，同樣發現這樣的冥想能大大減少焦慮，特別是在焦慮程度嚴重的人身上效果更是顯著。

冥想的歷史悠久且充滿故事性，但一直到最近才得到科學界重視，研究人員也終

24 “Use of Yoga and Meditation Becoming More Popular in U.S.,” press release, November 8, 2018, www.cdc.gov/nchs/pressroom/nchs_press_releases/2018/201811_Yoga_Meditation.htm.

25 Douglas C. Johnson, Nathaniel J. Thom, Elizabeth A. Stanley et al., “Modifying Resilience Mechanisms in At-Risk Individuals: A Controlled Study of Mindfulness Training in Marines Preparing for Deployment,” *American Journal of Psychiatry* 171, no. 8 (August 2014): 844-853.

26 M. Goyal, S. Singh, E. M. Sibinga et al., “Meditation Programs for Psychological Stress and Well-Being: A Systematic Review and Meta-Analysis,” *JAMA Internal Medicine* 174, no. 3 (March 2014): 357–368.

27 D. W. Orme-Johnson and V. A. Barnes, “Effects of the Transcendental Meditation Technique on Trait Anxiety: A Meta-Analysis of Randomized Controlled Trials,” *Journal of Alternative and Complementary Medicine* 20, no. 5 (May 2014): 330–341.

於開始嘗試了解它對老化過程的影響。二〇〇五年，哈佛麻省總醫院率先發表了一個影像，指出經常冥想的人大腦皮質的特定區域，包含前額葉，會比一般人厚[28]。

除了冥想，這種放鬆反應也能透過其他方式，像是瑜伽、太極、呼吸運動、漸進式肌肉放鬆法（progressive muscle relaxation）、引導式心像法（guided imagery），甚至重複的禱告來達到。以深呼吸為例，它之所以能使人放鬆，是因為它會促進副交感神經反應。與副交感神經相反的，是受壓力和焦慮刺激的交感神經。當我們感受到壓力，會刺激交感神經系統作用，引起壓力荷爾蒙皮質醇和腎上腺素大量釋放。但是副交感神經系統啟動的是放鬆反應，而深呼吸能迅速達到這個目的。在極度放鬆的狀態下，你的心跳會變得平緩、呼吸變慢，血壓也會跟著降低。

不管在任何地方、任何時候你都可以深呼吸。如果你從來沒有嘗試過冥想，一天兩次的深呼吸練習是很好的開始，可以做為你嘗試進階技巧前的基礎。你要做的就只有在椅子上或地板上找個舒服的坐姿，閉上眼睛，確認你整個身體都是放鬆的，將脖子、手臂、雙腿到背部的張力全都釋放了。從鼻子吸氣，時間愈長愈好，胃向外推，感覺到你的橫隔膜和腹部往上提，覺得已經頂到肺部上端時，試著再多吸一點點氣。接著慢慢吐氣，一邊吐一邊默數到二十，將肺部所有氣體全部排出。至少重複五次。

我們可以藉由各種方式達到專注，像是利用手機上的應用程式引導你做十五分鐘的練習、參加療癒瑜伽課程，或是日本的森林浴——徜徉在樹林中。森林浴是近年來很受歡迎的活動，可以減緩心跳、降低血壓，還能減少壓力荷爾蒙製造。進行森林浴，呼吸「森林的味道」時，你同時也在吸取芬多精。芬多精能幫助樹木預防蟲害和其他壓力源，我們在過去十年學到，它對人體也有益處，可以增加免疫細胞中的自然殺手數量，降低皮質醇濃度〔29〕。一直以來，親近大自然都是很受尊崇的活動，現在我們終於明白這森林的氣味如何影響我們的身體和大腦。你不需要大老遠跑去森林；你家附近的公園，或是自家花園都行。我一直很喜愛古印度人的一百年和諧人生理論。其中第三階段（約五十到七十歲間）的建議是住進森林，隱居山林，過一段寧靜沉思的生活。有研究發現，在自然環境中走路比在都市環境中走路，更有助於管理壓力、調節情緒並使人冷靜〔30〕。還有一些研究則發現，城市中的綠地和公園可以促進正向心理健康〔31〕。我大部分的時間是待在室內，而且是沒有窗戶的手術房，這讓我特別珍惜可以在戶外享受大自然的時間。

28 S. W. Lazar, C. E. Kerr, R. H. Wasserman et al., "Meditation Experience Is Associated with Increased Cortical Thickness," *Neuroreport* 16, no. 17 (November 2005): 1893–1897.

29 Li Q, "Effect of Forest Bathing Trips on Human Immune Function," *Environmental Health and Preventive Medicine* 15, no. 1 (January 2010): 9–17.

以下提供大家更多有益心理健康的休息與放鬆的方法，幫助你打造更有韌性、更具生產力的大腦。

- **在社區擔任志工**。擔任志工比較不會有焦慮、沮喪、孤單和社交孤立的問題，還能從中找到目標感。二〇一八年的美國退休人協會調查發現，五十歲以上，一年至少擔任一次志工的人，在心理健康上的得分要高於沒有的人[32]。試試在你參與的團體或組織中擔任領導者。
- **常懷感恩的心**。在一天的開始或結束時，想想你有什麼要感謝的事。試試寫感恩日記。研究發現，時常心懷感謝能減少沮喪和焦慮、緩和壓力，並增加幸福感與同理心[33]。練習感恩時很難心懷憤怒或沮喪，這是我用來讓大腦休息很重要的策略。它就像我大腦裡的重設按鍵，可以除去一些無關緊要的事（不值得耗費腦力的事）。我盡可能每天自己這麼做，也陪著家人一起做。
- **練習饒恕的藝術**。正向心理學研究發現，原諒自己和原諒他人可以提升生活滿意度與自尊。[34]
- **開懷大笑**。看個搞笑的電影、好玩的書或網路上的影片。笑可以讓身體釋放腦內啡、多巴胺和血清素等令人愉快的荷爾蒙，它們都可以釋放壓力，減少緊張與焦慮，甚至還能紓解疼痛。

- **稍微離開電子郵件和社交媒體**。試試關閉提醒。把你的手機關靜音，放到另一個房間，好幫助你專注做手上的事。訂一個查看社交媒體的時間，吃飯或是跟家人在一起時不滑手機。不要一早睜開眼睛就查看信箱。一日之計在於晨，把它拿來做需要發揮創意的事，而不是例行工作。
- **每個星期至少多擠出一個小時**。只要嚴格控制盯（電腦、手機、平板）螢幕的時間，就能輕鬆「創造」多餘的時間。每個星期找一天不要使用這些東西，我敢說你一定可以多出一個小時來做你想做的事。
- **建立獎勵制度**。大腦和身體都喜歡獎勵；對獎勵的期待可以刺激多巴胺釋放，這

30 M. M. Hansen, R. Jones, and K. Tocchini, "Shinrin-Yoku (Forest Bathing) and Nature Therapy: A State-of-the-Art Review," *International Journal of Environmental Research and Public Health* 14, no. 8 (July 2017): 851.

31 J. Barton and M. Rogerson, "The Importance of Greenspace for Mental Health," *The British Journal of Psychiatry* 14, no. 4 (November 2017): 79–81.

32 Kathleen Fifield, "New Report Finds Links between 'Mental Well-Being' and Brain Health," AARP, October 10, 2018, www.aarp.org/health/brain-health /info-2018/mental-well-being-connection-report.html.

33 Joel Wong and Joshua Brown, "How Gratitude Changes You and Your Brain," *Greater Good Magazine*, June 6, 2017, greatergood.berkeley.edu/article/item /how_gratitude_changes_you_and_your_brain.

34 Kirsten Weir, "Forgiveness Can Improve Mental and Physical Health," *Monitor on Psychology* 48, no. 1 (January 2017): 30.

就是番茄工作法（Pomodoro technique）的道理。番茄工作法藉由以定時的短暫休息做為獎勵，來提高工作效率，已經證實是有效的。方法很簡單：找一件事——最好是今天最重要的事——將計時器定在二十五分鐘。心無旁鶩的專心做這件事，等定時器響了就可以休息五分鐘。必要時，重複這個步驟。

- **不要一心多用——像個外科醫生一樣**。你或許想要同時處理許多事，但你的大腦可不想。你當然可以邊走路邊說話，同時還消化午餐，但是大腦無法同時專注於兩件都需要意識、思考、理解或技能的工作。你希望我一邊幫你的大腦開刀，還一邊寫電子郵件或講電話嗎？大腦只能前後連接著做事情，但我們的注意力轉換得非常快，快到讓我們誤以為自己同時進行了很多事。如果想要做事更有效率的話，就在你的專注力上下功夫：一次只專心做一件事，不要有其他事情分心。這會讓你有意想不到的愉快經驗——這是我每次在手術房裡都能體驗的經驗。手術房是少數容不得一點分心的地方。把自己刷洗乾淨後，便不能再看手機了，只能全心投入眼前的任務。就像是將大腦的馬力全開，在平直沒有障礙的路上奔馳一樣。大部分的時候，我們的大腦都被困在一堆交通號誌裡，拚命奮鬥卻一事無成。偶爾讓你的大腦在暢行無阻的路上跑一跑，不但能讓你完成比預期更多的事，還可以讓你有一種難得樂在其中的感受。同時做好幾件事會讓思考速度變慢，導致每件事都必須花更長的時間完成。大腦喜歡一件事一件事來，這會讓你比較不容易抓狂！

- **區別事情的輕重緩急**。如果你要把彈珠和沙子裝進一個罐子，應該先裝哪一個呢？當然是彈珠，接著再用沙子去填滿縫隙。想用最有效率的方式安排你的一天也是如此。彈珠就像那些需要一段時間來完成的事（約定的事、必須履行的事、工作上的計畫、運動和睡覺等重要事項），沙子則是零碎時間就能做的事（查看電子信箱、回電話，或是沒有急迫性的事）。不要被沙子耽誤了。試試看每個星期日晚上花三十分鐘檢視接下來這個星期的安排，問自己：接下來這七天我要完成哪些目標，才能讓我覺得這個星期有所成就呢？
- **清理你的生活**。整理衣櫃、地下室、儲藏室和車庫。把不用的舊衣服和書捐出去。扔掉舊雜誌和目錄。把不需要的信件和帳單也丟了。養成習慣，把跟自己無關或無法創造價值的東西隨手丟掉。總之，管理好你的環境。雜亂無章的環境會帶來壓力，而且容易使人分心。
- **每天留十五分鐘給自己**。利用這段時間做些紓解壓力的活動，也許只是安靜的坐著，專注的深呼吸，或是做些手機應用程式或網站上的引導式冥想。利用這段時間寫日記也不錯。避免做令人興奮或分心的事，像是上社交網站或是線上購物。你的目標是真實的認識自己，我們大部分的人都沒有足夠的自覺。醫學院並沒有教這些東西，但是我從那時起就這麼做了，這是我很重要的人生指標。我們每個人都不一樣，而最適合引導你的人是你自己。

- **做做白日夢。**大腦不能永遠處於緊繃狀態。我們傾向於盡可能讓大腦來引導我們的想法，而不是讓想法恣意發揮。但偶爾做做白日夢可以讓神經歸零再開始。
- **擔心自己的精神狀態有問題時，不要害怕尋求專業協助。**憂鬱症和焦慮症都很普遍，而且是可以治療的。

生命的變遷

我們的生命會經過幾個階段，每個階段的挑戰各有不同。伴隨年紀增長而來的，是孩子出生、親人離世、婚姻狀態改變、財務狀態改變、退休、意外、生病，失去某些自主能力，例如開車。能夠適應生命變遷的人，可以比較快恢復到接近正常的感受與健康的精神狀態。長時間處於悲傷或喪親之痛並不是正常反應，而且會提高認知障礙的風險。

但隨著年紀增長，有一點頗令人欣慰。雖然年紀大的人經常會有些失落感，但這不代表年紀大的人就比較不快樂。一般而言，五十歲過後的人幸福感比較高。快樂與幸福指數從十八歲到二十一歲間開始下降，一路經過成年初期到中年時期，一直到五十歲左右開始才又明顯攀升，使得一個人一生的幸福感趨勢呈U型發展〔35〕。大家在中年時期的幸福感較低，年輕一點或是老一點比較快樂。部分研究也發現年紀增長有正向影響，因為相較於負面訊息，年長的人更記得、也更關注正面訊息〔36〕。

為什麼中年時期——三十五歲到五十五歲左右——這麼讓人不開心呢？因為這段時間是壓力的顛峰時期：有年事漸高的父母要照顧，還有未成年的孩子要撫養，同時還得打拚事業，為將來的退休生活作打算。這樣的U型趨勢確實有它的爭議，我們不能將所有人的幸福感都用這條曲線來解釋，我會提到這個，是因為這是大家經常討論的話題。

有件事很重要，就是時時覺察自己的心理狀態，在覺得壓力超過負荷時尋求協助。科學家還不確定憂鬱症（特別是中年時期的憂鬱症）會不會導致日後失智，但已經在研究了。憂鬱症是失智症的危險因子，只不過我們還不知道兩者之間究竟是因果

35 D. G. Blanchflower and A. J. Oswald, "Is Well-Being U-Shaped over the Life Cycle?" *Social Science and Medicine* 66, no. 8 (April 2008): 1733–1749.

36 A. E. Reed and L. L. Carstensen, "The Theory behind the Age-Related Positivity Effect," *Frontiers in Psychology* 3 (September 2012): 339.

關係，或是互有關連而已。有證據指出：五十歲以上有憂鬱症的人，發生血管型失智症的機率是一般人的兩倍，罹患阿茲海默症的機率也增加了六五%〔37〕。患有失智症且有憂鬱症病史的人，通常在失智症狀變得明顯的十年前便開始陸續出現問題。

二〇一九年，我製作的特別節目〈美國壓力症候群〉（One Nation under Stress）在HBO播出。在那之前，我花了兩年走訪全國各地，希望找出為什麼選擇自殺或服藥過量「絕望死亡」的人數不斷攀升。太多人背負著所謂的「毒性壓力」（toxic stress），承受著旁人難以想像的抑鬱了。我想要藉著這個節目來讓社會大眾知道，我們需要以更好的方式面對生活的起伏。我發現在那之後，心理健康的議題得到更多關注了，這點讓我頗感欣慰，但是我知道我們還需要更努力一點來照顧彼此。

結合晚上的睡眠和白天的減壓活動，可以為大腦和身體健康帶來神奇的效果。但它們不是追求大腦敏銳和心理健康唯一需要養成的習慣。接下來你將發現，飲食也有強大的影響力。

37 B. S. Diniz, M. A. Butters, S. M. Albert et al., "Late-Life Depression and Risk of Vascular Dementia and Alzheimer's Disease: Systematic Review and Meta-Analysis of Community-Based Cohort Studies," *The British Journal of Psychiatry* 202, no. 5 (May 2013): 329–335.

7 大腦食物 Food for Thought

維持身體健康的唯一方式就是吃你不想吃的東西、喝你不想喝的東西，還有做你不想做的事。

——馬克・吐溫

馬克・吐溫的幽默可說永垂不朽。經過了一個多世紀，他對健康的獨到見解還是有部分正確的。但是在他機智的觀察中隱藏著一個事實：究竟怎麼吃對身體有益，即使是現代人也不是很清楚。我對每年有大量飲食方面的書籍問世這件事覺得非常有趣，這些書的內容大多圍繞著「全新的一年，全新的你」之類的標語轉。然而，不管目標是（輕鬆）減重、預防心臟疾病、促進大腦功能，或是另有其他目標，我們對於供給身體什麼樣的燃料最適當，仍充滿了困惑。

想想你自身的經驗，是不是曾經對原始人飲食（paleo）、生酮飲食、無麩質飲食、低醣飲食、低膽固醇、低脂、海鮮素食（pescatarian）或全素食感興趣過？這些只是近幾年流行的飲食方法中的冰山一角。醫生很少跟病人討論營養，再次回想你自身的經驗，你的醫生曾經跟你討論你的飲食選擇，並提供你有醫學根據的建議嗎？二〇一七年發表於《美國醫學會》（JAMA）期刊的一篇文章中，約翰．霍普金斯大學的史考特．卡翰醫生（Scott Kahan）和哈佛大學的喬安．梅森醫生（JoAnn Manson）醫生提出看診時缺少這樣的討論帶來的後果，這麼一來「病人只能從其他地方取得營養資訊，而這些資訊來源大多是不可靠的。〔1〕」他們表示只有十二％的醫生會在看診時進行營養諮詢，如果你的醫生跟你做過這樣的諮詢，那你的運氣真的非常好。

每年大概都有個備受矚目的新方案出現，但是背後的理論基礎薄弱、令人生疑，大家各盡本事濫用數據各說各話。正因為這樣，我們看到的營養相關新聞才會經常自相矛盾。今天說紅酒、咖啡和起司可以預防失智症（或心臟病、癌症），明天讀到的研究報告卻正好相反，這令人不禁想問我剛才提出的問題：什麼樣的飲食對我的大腦最好呢？有這樣的飲食方法嗎？它可能存在嗎？馬克．吐溫會希望自己活在二十一世紀嗎？

為了進到這個議題的核心，我花了許多時間和全國各地的專家討論，但最後只得到龐大的訊息，因為大家對這問題的答案並沒有共識。任何結論都像用殘廢的手臂拿鈍頭飛鏢射移動中的標靶一樣。事實上，飲食問題會引起這麼大的爭議讓我有些錯愕。一些我原以為直截了當、不該有任何爭議的問題，也能讓大腦專家們各執一詞。麩質對大腦有害嗎？生酮飲食是噱頭嗎？真的有大腦的「超級食物」嗎？（什麼樣的食物可以稱為「超級食物」呢？）營養補充品或維他命能彌補飲食上的缺失嗎？就像已故參議員丹尼爾・派崔克・莫伊尼漢（Daniel Patrick Moynihan）說的，「每個人都可以有自己的看法，但事實不容改變。」這句話用在飲食上的爭議再貼切不過。然而，現在最大的問題是我們未能掌握所有事實，更準確的說，專家們連什麼是事實、什麼又是個人看法，都沒有個共識。

首先，我可以很有把握的說：我們確實有證據支持怎麼吃可以對大腦有益。這個結論聽起來簡單，卻是數十年研究的成果。梅森醫生曾說：「我對於營養和生活型態大幅降低第二型糖尿病、心血管疾病、癌症、老年失智症等美國主要慢性病風險的成效感到驚艷。我們的證據量已經來到臨界值。〔2〕」由於熱衷傳播這類訊息，她把工作

1 S. Kahan and J. E. Manson, "Nutrition Counseling in Clinical Practice: How Clinicians Can Do Better," *JAMA* 318, no. 12 (September 2017): 1101–1102.

2 Kellie Casavale, "Promoting Nutrition Counseling as a Priority for Clinicians," Office of Disease Prevention and Health Promotion, November 29, 2017, www.health.gov.

重點從臨床執業轉到了公共衛生和預防性研究，致力於研究慢性疾病的危險因子，而不是疾病治療。

你放心，我要講的不是某個派別的飲食法，而是一種吃東西的方式——具有基本原則的飲食型態。莎拉．謝德曼（Sara Seidelmann）是波士頓布萊根婦女醫院（Brigham and Women's Hospital）的心臟學家暨營養研究員，她研究了來自世界各地四十四萬七千人的飲食習慣後發現，不管你住在哪裡、飲食習慣如何，完全不吃某種食物群或是限制特定食物，都不是促進身體健康的理想作法。這種作法一開始或許會有些作用，但最後很可能會引起反效果，反而危害了健康。她的建議發表在二〇一八年的《刺胳針》（*Lancet*），與老生常談的「凡事適量就好」相呼應〔3〕。我要再加個提醒：每個人的狀況都不一樣，最適合別人的飲食方式，可能跟最適合你的飲食方式有些許（或極大）的差異。解決方法就是找出最適合你、但又不會帶來消化問題或食物過敏的飲食方式。把重點放在你該吃什麼，而不是不該吃什麼，便能為身體提供好的熱量來源，同時避開壞的熱量來源。

別再採用那些不切實際且非常挑戰意志力的嚴格飲食方法。我將這章的標題定為「大腦食物」是有原因的：我將提供你一個大概的飲食框架，讓你在促進大腦健康的同時，毋須犧牲口腹之慾。另外，過於擔心怎麼吃才對會引起焦慮，增加皮質醇分泌，為「大腦健康」帶來得不償失的後果！食物確實是營養的來源，但它也是歡樂的泉源。我偶爾會偏離我的飲食正道，但不覺得有罪惡感。罪惡感對大腦是有害的，過多罪惡感會讓你的大腦失去敏銳度。

這個醫學領域會這麼複雜、有這麼多爭議，是因為有關營養的研究通常有它的局限。將傳統的隨機控制方法用在飲食研究上雖然不是不可能，但是非常困難。將研究藥學時採用的安慰劑用在研究重要營養素是行不通的。我們不可能為了做研究，讓一群人完全不攝取維持生命必須的某種營養素。另外，由於食物內含大量不同的生物分子，即使我們發現某種食物和健康確實有關聯，也很難、甚至不可能找出究竟是這食物裡的什麼成分造成這個影響的。不管是食物的組成構造，或是營養素之間的交互作用，都非常複雜。再者，食用者本身也存在著遺傳上的差異。最後，讓參與者誠實並正確無誤的告知吃了什麼東西，執行也有困難。（你記得你上個星期二吃了什麼嗎？你會承認昨天晚上很墮落的吃了巧克力蛋糕嗎？你抽菸了嗎？抽了幾根？）除了這些，還有各種變數會左右我們的飲食方程式。

一篇在二〇一三年發表於著名《新英格蘭醫學期刊》（*New England Journal of Medicine*）、

3 S. B. Seidelmann, B. Claggett, S. Cheng et al., "Dietary Carbohydrate Intake and Mortality: A Prospective Cohort Study and Meta-Analysis," *Lancet* 3, no. 9 (September 2018): e419–e428.

為家喻戶曉的地中海飲食法背書的文章，就是因為這些複雜的因素，在二〇一八年撤回了。「地中海飲食」指的是使用大量橄欖油、堅果、植物性蛋白、魚、全穀、水果和蔬菜，甚至建議在用餐時喝點葡萄酒的飲食模式。最早提出地中海飲食法對健康有益的研究中，有一份是二〇〇〇年代中期，由西班牙的地中海飲食預防作用（Prevención con Dieta Mediterránea）研究計畫提出，並發表於《新英格蘭醫學期刊》[4]，內容指出這類飲食型態能降低罹患心血管疾病的風險。二〇一三年發表的這篇研究表示，比起一般的低脂飲食，五十五歲到八十歲採取地中海飲食的人，罹患心臟病與中風的機率降低了三十%。二〇一八年，在研究方法受到大家的質疑後，該研究的作者在同一份期刊上，發表了數據重新分析的結果[5]。雖然他們的第一份研究確實有瑕疵，主要原因是無法控制我前面提過的變數，但最終的分析結果大致一樣。許多其他的研究也指出，在年紀漸長的過程中，採取地中海飲食法的人大腦體積確實比較大。

芝加哥拉許大學流行病學教授瑪莎·克萊兒·莫利斯博士（Martha Clare Morris），同時也是拉許健康老齡化研究中心（Rush Institute for Healthy Aging）主任，以及全球大腦健康委員會的創辦成員之一，她在二〇二〇年過世前主持了一項創新研究，旨在尋找有效預防阿茲海默症的飲食[6]。二〇一五年，她根據多年研究營養、老化和阿茲海默症的經驗，發表了關於大腦健康老化的《麥得飲食》（*MIND diet*），接著又發表了《心智飲食》（*Diet for the MIND*）〔7〕。她希望在營養學研究既有的限制下，盡可能符合科學研究的方法。二〇一八年，當我跟她談及她的研究時，她很興奮的說她的研究顯示飲食確實會影響大腦。她知道營養學研究有它的限制在，但也相信我們仍能有根據的指出怎麼吃對大腦是有利的。

「麥得飲食」以兩種廣受歡迎的飲食法——地中海飲食法和得舒飲食法（控制高血壓飲食法〔Dietary Approaches to Stop Hypertension〕，簡稱DASH）——為基礎，將它們依科學根據進行調整來改善大腦健康。它的英文簡稱MIND很容易記，全名則是「減緩神經功能退化的地中海—得舒飲食法」（Mediterranean–DASH Intervention for Neurodegenerative Delay）。內容沒有太多讓人意外的地方：多吃蔬菜（特別是綠色葉菜類）、堅果、莓類、

4 Ramón Estruch, Emilio Ros, Jordi Salas-Salvadó et al., "Primary Prevention of Cardiovascular Disease with a Mediterranean Diet," *New England Journal of Medicine* 368, no. 14 (April 2013): 1279–1290.

5 Ramón Estruch, Emilio Ros, Jordi Salas-Salvadó et al., "Primary Prevention of Cardiovascular Disease with a Mediterranean Diet," *New England Journal of Medicine* 378, no. 25 (June 2018): e34.

6 M. C. Morris, C. C. Tangney, Y. Wang et al., "MIND Diet Associated with Reduced Incidence of Alzheimer's Disease," *Alzheimer's & Dementia* 11, no. 9 (September 2015): 1007–1014.

7 Martha Claire Morris, *Diet for the MIND: The Latest Science on What to Eat to Prevent Alzheimer's and Cognitive Decline* (New York: Little, Brown, 2017).

豆類、全穀類、魚類、禽類、橄欖油，以及一些人很關心的葡萄酒；少吃紅肉、奶油、乳瑪琳、乳酪、甜點或其他高糖食物、油炸物或速食。讓人意外的是這個飲食法的效果。針對近一千人進行超過十年合理的控制研究後，莫利斯博士指出它可以有效預防認知衰退，並降低罹患阿茲海默症的風險。麥得飲食指數最低（最不符合麥得飲食法）的三分之一參與者認知衰退的速度最快，指數最高的三分之一參與者衰退速度最慢；兩者之間的差距換算下來大約是七年半。我不介意老化速度減緩七年半，我相信你也不會介意。麥得飲食指數最高的三分之一參與者，罹患阿茲海默症的機率降低了五三％，即使是麥得飲食指數在中間的三分之一參與者，發生阿茲海默症的機率也令人欣慰的降低了三五％。

所以，即使營養學的研究有各種挑戰，數據依舊顯示它對大腦具有直接影響，而我們也愈來愈知道怎麼吃對大腦最有益。我們有足夠的臨床試驗、小鼠實驗和流行病學研究證據做有把握的判斷。我也知道，你其實很清楚每天早餐吃杯子蛋糕配摩卡奇諾的後果。飲食法或許會令人困惑，但是食物不會。

迷思：甘藍葉、菠菜、堅果和種籽等超級食物對大腦有保護作用。

真相：超級食物聽起來很厲害，但這個名詞並沒有醫學上的意義，它只是商人想要藉此提高銷量的市場名稱。有些帶有超級食物光環的食物，像是新鮮藍莓和富含omega-3脂肪酸的夏威夷豆，對你的身體確實有許多好處，但還是要謹慎看待商人宣稱的益處。另外，還有些市面上販售的「超級食物」不過是摻了糖的果汁，還缺少了它們之所以「超級」的纖維。

對心臟有益的，對大腦也有益

在我執業這些年，我們對飲食與大腦健康之間的關係，有了很不一樣的看法。科學一度這麼說，醫生也這麼聽，於是「對心臟有益的，對大腦也有益」便成了真言。這句話雖然不能概括全部狀況，但不失為好的起點。會引起高血壓、高膽固醇和糖尿病的飲食，確實對心臟血管和認知健康都有害。你會對這本書感興趣，大概也對這點不陌生，特別是你的身體有上述狀況的話。但我們也可以說得更加明確：對心臟健康有益的飲食，也是對大腦健康有益的飲食。

歷時數十年的大規模研究發現，失智症罹患機率下降的同時，心血管的健康也有了改善。美國退休人協會在二〇一七年進行的腦部健康與營養調查（AARP Brain Health and Nutrition survey）於二〇一八年初發表的結果，同樣指出五十歲以上、沒有心臟疾病的人認為，自己腦部健康／心智敏銳度狀態優秀和良好的比例明顯比較高〔8〕。心臟與大腦間的關聯，絕不僅止於大腦必須從心臟獲得血液供應而已。還有一點要提醒大家，那就是大腦的運作是獨一無二、而且跟身體其餘部位分開來的。腦部甚至有個像閘門的屏蔽叫「血腦屏障」，只有對神經功能重要的特定物質才能從血液進入腦部。所以某種程度上，大腦可說是獨立運作的。

在進一步搜尋飲食與腦部健康間的關係時，我讀到了理查・艾薩克森醫生（Richard Isaacson）的研究。他是威爾康乃爾醫學院阿茲海默症預防診所（Alzheimer's Prevention Clinic at Weill Cornell）的主任，與人合著有《阿茲海默症的預防與治療飲食》（*The Alzheimer's Prevention and Treatment Diet*）〔9〕。一開始，該醫學院院長認為艾薩克森瘋了，才會為眾所皆知無法預防的阿茲海默症成立「預防」診所。但是隨著時間過去，大家的觀念也在改變，現在世界各地都有臨床試驗在研究如何藉著改變生活型態，來為認知衰退和失智風險漸高的族群爭取保護作用。其中有一項是由全球大腦健康委員會創辦人之一的米雅・奇維培托爾醫師（Miia Kivipelto）領導的芬蘭老年醫學介入研究：認知衰退與失能預防（Finnish Geriatric Intervention Study to Prevent Cognitive Impairment and Disability，簡稱FINGER）。這項研究於二〇一四年完成，指出結合健康飲食和運動治療兩年，確實有助於維持認知能力。在美國，阿茲海默症協會正在進行的「透過生活型態降低風險並保護大腦健康研究」（Protect Brain Health Through Lifestyle Intervention to Reduce Risk，簡稱U.S. POINTER）同樣是為期兩年的臨床試驗。在紐約，艾薩克森則在前所未有的領域嶄露頭角。

康乃爾醫學院院長決定在艾薩克森醫生身上賭一把，院長對他年紀輕輕便擁有的資歷非常讚賞（提出預防診所的想法時，他還不到三十歲），答應讓他「進行篩檢工作」。於是艾薩克森醫生的團隊開發了技術應用程序協助他的研究計畫，並發展了新的認知測試方法。二〇一八年末，他的研究成果登上了《阿茲海默症與失智症》（*Alzheimer's & Dementia*）的封面[10]。這是這個領域聲望最高的期刊，也是阿茲海默症協會的旗艦雜誌。隔年，他在阿茲海默症協會的年會報告他的研究成果，並在同一期刊上

8 "AARP Releases Consumer Insights Survey on Nutrition and Brain Health," AARP, January 30, 2018, press.aarp.org/2018-1-30-AARP-Releases-Consumer-Insights-Survey-Nutrition-Brain-Health.

9 Richard Isaacson and Christopher Ochner, *The Alzheimer's Prevention and Treatment Diet* (Garden City Park, NY: Square One, 2016).

10 R. S. Isaacson, C. A. Ganzer, H. Hristov et al., "The Clinical Practice of Risk Reduction for Alzheimer's Disease: A Precision Medicine Approach," *Alzheimer's & Dementia* 14, no. 12 (December 2018): 1663–1673.

發表〔11〕。他的研究有充分理由登上主流期刊：他證明就算是有阿茲海默症家族病史的人，只要透過簡單的生活型態改變，便可以將因老化造成的認知衰退延緩兩年到三年。「阿茲海默症開始發展到出現初期的記憶喪失症狀，兩者間隔了數十年，這讓處於高風險的人有很充裕的時間，為大腦健康做有利的選擇，」他這麼向我重申。「我們的研究指出，如果大家願意積極主動的跟醫生配合，不但能改善認知功能，還可以降低罹患阿茲海默症與心血管疾病的風險。平均而言，每個人會收到二十一個為他們量身訂製的建議。看了這份研究的結果和先前的證據後，我們沒道理不立刻爭取掌控大腦健康的能力。只要方法正確，每三個阿茲海默症病例中，就有一個是可以避免的。我認為個人化治療會是我們對抗阿茲海默症最有希望的作法。」他的方法在腦部醫學掀起了一場革命。有別於他的前輩們，艾薩克森醫生「開給」病人的治療方法是特定食物，因為他知道營養的重要性，也已經在病人身上見到了成效。此外他還會提供病人基本的生活型態策略，像是運動、睡眠和壓力管理——本書第二部的結尾有詳細的描述。我認為他正在為二十一世紀的腦部健康與疾病治療樹立新的典範。研究開始時被診斷有輕微認知障礙的參與者中，接受了他的建議並完成至少六十％建議事項的人，認知能力出現了明顯的改善。

艾薩克森醫師以全新方式治療疾病，他認為就像預防及治療高血壓和糖尿病等慢性病一樣，預防——以及治療——失智症需要針對個別病人制定計畫，因為沒有哪兩個病人是完全一樣的。病人的症狀和病理表現看起來可能很相似，但是引發疾病的原因和個人的危險因子卻有很大的區別，因此對A有效的方法對B不見得有效。他的哲學與未來醫學宗旨不謀而合：根據每個人的生理需求，訂立專有且全方位的治療方法和處方，不管是我們的基因、環境和生活型態都會列入考慮。艾薩克森喜歡將重點放在預防，因為他知道在外在症狀顯露的幾十年前，失智症就已經蠢蠢欲動了。為了支持這項使命，他架設AlzU.com網站，讓一般人（和醫生）可以學習關於大腦健康的知識，並以一般人可以明白的語言介紹當前的研究趨勢。在這本書的第三部，我會分享更多他驚人的研究成果細節。艾薩克森醫生是首位記錄改變生活型態可以降低認知衰退風險並減緩症狀的科學家之一。最令人欣慰的是，病人在他的治療計畫下，最快十八個月就能獲得改善——有些病人才二十多歲，並沒有明顯的認知問題，但他們想要為自己存點本錢，希望年紀大了可以完全躲開失智症。

艾薩克森醫生將他的實踐重點放在降低風險上（他和他的弟弟都因為家族病史的

11 Richard Isaacson, Hollie Hristov, Nabeel Saif et al., "Individualized Clinical Management of Patients at Risk for Alzheimer's Dementia," *Alzheimer's & Dementia*, October 30, 2019, www.alzheimersanddementia.com/articleS1552-5260(19)35368-3/fulltext.

關係，決定成為神經學家）。對艾薩克森而言，印象最深刻的經驗來自他的舅舅鮑伯。艾薩克森三歲時掉進阿姨家的游泳池，沉入了水底。當時擔任海軍的舅舅鮑伯跳進水裡將他救了起來。艾薩克森高中決定從醫時，七十歲的鮑伯被診斷出阿茲海默症。這讓艾薩克森深受打擊，迫切想要研究出阿茲海默症的治療方法，來幫助這位救命恩人。他的人生使命就此定了。

迪恩．歐尼許醫生（Dean Ornish）的使命大致相同。舊金山灣區的預防醫學研究中心裡，他和包括加州大學舊金山分校記憶與老化中心主任布魯斯．米勒醫生（Bruce L. Miller）在內的同僚，正在進行一項隨機控制的臨床試驗，探討如何不使用藥物、儀器或手術，而是以全面性的生活型態醫療計畫，來改善早期到中期的阿茲海默症。除了一些基本（非侵入性、不需要花大錢）的措施，飲食是他採取的方法核心。歐尼許醫生向來是飲食介入法的支持者，提倡以它治療或改善包括冠狀動脈心臟病、第二型糖尿病、早期攝護腺癌、高血壓、膽固醇過高和肥胖等疾病。他寫過幾本暢銷書，包括最近發表的《復原計畫》（*UnDo It!*）。這位生活型態醫學的先驅，現在把阿茲海默症也列入了他的關注項目[12]。他認為現階段的科學證據與四十年前的冠狀動脈心臟病非常相似，也就是說，流行病學數據、臨床證據和動物研究都指出，全面性的生活型態改變能預防或減緩阿茲海默症。

這整個預防、甚至控制阿茲海默症症狀的想法，是二十一世紀才有的新觀點。聽取世界各地研究人員的看法後，我相信成功就在不遠之處，而起始點很可能就是我們的飲食。你吃進肚子的食物，是對大腦現在或未來的健康最具影響力的東西。畢竟我們每天都得吃東西，身體對食物的反應會影響我們的整個生理，當然也包括大腦。

雖說沒有單一種食物對大腦健康有關鍵性的影響，但涵蓋各種健康食物的飲食確實能為大腦提供保護作用，而且從現在開始這麼吃並不嫌早，因為年輕時吃的食物將為保護你未來的大腦奠定基礎。

如果說典型西方飲食的高鹽、高糖、高熱量和高油脂食物對大腦並不友善，應該沒有人會感到意外。研究顯示，富含各種新鮮蔬菜水果（特別是莓果和綠色葉菜）的飲食，對大腦健康是有益的。我知道這你已經聽到有點麻木了。我也是。但有些數據是我常跟病人分享的，像是「每天多攝取一份水果，可以讓心臟血管疾病造成的死亡機率降低八％，相當於美國每年可以減少六萬人死亡，全世界可以減少一百六十萬人死亡。〔13〕」

12 For more about Dean Ornish's research and works, go to www.ornish.com.

13 S. Kahan and J. E. Manson, "Nutrition Counseling in Clinical Practice: How Clinicians Can Do Better," *JAMA* 318, no. 12 (September 2017): 1101–1102.

好消息是，我們只要做點小小的改變，就可以有顯著的效果。吃一顆多汁的蘋果或一把清甜的藍莓，沒什麼好抱怨的吧？注意，我們這裡講的是飲食型態，不是那種一定要吃這個、不能吃那個的硬性規定。只有十%的美國人每天攝取的蔬菜水果量有達到建議值〔14〕。

另外，吃得好指的是吃真正的食物——不是吞保健食品。雖然吞一顆藥丸就能擁有所有微量營養素是很吸引人，但這樣做不但效果有限，成功機率也不高。瓶子上寫著青花菜不代表裡面裝的是青花菜。證據顯示，在均衡飲食中攝取的維他命和礦物質等微量營養素，才能發揮最大效益，因為它們需要食物中的其他成分來幫助吸收。

藉由改變飲食來讓大腦達到最佳狀態需要一點時間——這是一定的。大部分的人對於什麼食物對自己有好處，哪些東西是自己喜歡的、哪些又是不喜歡的，都有概念。我從幾年前開始記錄什麼食物對自己最有效。發酵過的食物（像是酸黃瓜）是我的祕密武器，我偶爾就把它當零食吃來提高工作效率。但它對你可能無效，你要找出什麼東西對你有用，把它融入日常生活。我在第九章提供了一個飲食計畫表，幫助你建立自己特有的飲食計畫。在這裡建議你先以每天吃七種顏色的食物為目標（真正的食物，不是糖果）。這麼做通常能提供你足夠的主要營養素和微量營養素。執行上可能會比你想像的困難，你可以馬上說出七種不同顏色的食物嗎？

過去幾年，我把重點放在一種即使四處奔波時也能輕鬆做到的飲食方式，這需要做點事前計畫和一定的決心。你也可以嘗試這麼做，看看採買食物時做什麼樣的改變，能讓你買到品質最好、最新鮮，同時符合預算的食物。還有一點是你馬上就該做的，那就是別再攻擊你的大腦了。少喝加了糖或人工甘味劑的飲料，少吃速食、加工處理的肉類、鹽分高的食物和甜食。這不是婉轉的建議，而是一道指令。別再買農夫（或是你的曾祖母）不認得的食物了。當你以堅果、紅蘿蔔和鷹豆泥代替洋芋片和加工過的起司沾醬，除了能讓身體獲得吃零食的滿足感，還同時減少攝取反式脂肪和飽和脂肪。這件事不難，但可以為你的大腦帶來莫大好處。

根據同一份二〇一七年的美國退休人協會調查，五十歲以上、平日蔬菜水果攝取量達到建議標準的成年人，比那些沒達到標準的人明顯感覺自己大腦健康（前者為七十%，後者為六一%）〔15〕。調查結論指出，吃愈多蔬菜水果的人，就愈覺得自己的大腦健康。那些說自己不吃任何蔬菜的人，只有不到一半（四九%）覺得自己的

14 C. D. Fryar, J. P. Hughes, K. A. Herrick, and N. Ahluwalia, "Fast Food Consumption among Adults in the United States, 2013–2016," National Center for Health Statistics data brief 322, 2018.

15 "AARP Releases Consumer Insights Survey on Nutrition and Brain Health," AARP, January 30, 2018, press.aarp.org/2018-1-30-AARP-Releases-Consumer-Insights-Survey-Nutrition-Brain-Health.

大腦健康狀態屬於「優秀」或「良好」。

我的健康飲食指引

世界各地多樣化的文化習俗和生活習慣，讓我們有五花八門的飲食選擇。我的三個女兒吃的東西就很不一樣，喜愛的口味也跟我不同，但我們都盡量吃真正的食物，而不是吃盒子、袋子或瓶子裝的食物。即便有些食物自帶超級食物的光環，但是在改善或維持大腦健康上，沒有單一種食物是靈丹妙藥。要記得，決定我們健康的是我們吃的食物和營養組合。為了讓這一點更容易明白也更容易記，我將我認為對大腦有益的飲食指導原則以S.H.A.R.P.五個字母縮寫做了總結。

S：減少糖分攝取並堅守你的ABC原則
（S: Slash the Sugar and Stick to Your ABCs）

減少糖分攝取可以讓人更健康，這已是不容爭辯的事實，也是讓我們走向健康飲食、杜絕加工垃圾食物最容易的方法。一個美國人每天平均的精糖攝取量約一六三公克（相當於六五二大卡），其中有七六公克（三〇二大卡）是將高果糖玉米糖漿高度加工後的果糖[16]。我估計有一大部分的糖是以液態（像是汽水、能量飲料、果汁或含糖茶飲）或加工食品的形式，進入我們體內。我做了一集〈六十分鐘〉（60 Minutes）節目介紹糖對身體的毒害後，便把糖從我的飲食中剔除了。一開始我還有點想念它，但現在能毫無懸念的避開含糖量高的食物。這是個全盤皆贏的決定。現在即使是沒有刻意運動的日子，我的體重也能維持穩定。高糖飲食對我的「認知時間長短」影響更是顯著，只要一碰糖，我就會精神渙散，做起事來缺少效率。

糖分攝取與大腦健康間有各種關聯——如果要細數當中的細節，大家恐怕要覺得不耐煩。但我還是提供幾個原因，讓大家知道為什麼攝取太多糖分對大腦有害，歸根究底就是我們對血糖的控制。

這本書的第一部，我曾提到可以將阿茲海默症視為第三型糖尿病，因為問題出在大腦無法正常使用胰島素。我也發現，控制血糖等於支持大腦健康；許多設計周密的研究也指出，血糖濃度高的人——不管是否已經達到糖尿病的標準，認知衰退的速度都比血糖正常的人快。體重正常的人可能有高血糖而不自知，但體重過重的人幾乎沒有例外都

16 U.S. Department of Agriculture, Economic Research Service, "Food Availability and Consumption," accessed October 28, 2019, www.ers.usda.gov/data-prod ucts/ag-and-food-statistics-charting-the-essentials/food-availability-and-consumption/.

有高血糖。脂肪過多除了會讓人對胰島素產生抗性，脂肪本身也會釋放荷爾蒙和細胞激素。後者會引起發炎反應，在身體和大腦點燃一把悶燒的火，加劇認知衰退。

當你按著你的ＡＢＣ（馬上會談到）做，便可以自然而然的降低糖分攝取，並減少血糖不平衡、胰島素阻抗和失智風險。我沒有要你完全不碰糖，每個人都喜歡生活中有點甜滋滋的味道；但是你得減量，並且在選擇糖分來源時挑剔一點。來自牛奶巧克力或果汁的糖，跟來自黑巧克力或哈密瓜的糖，是不一樣的。想要加糖的時候，先試試天然的甜菊葉、滴幾滴蜂蜜，或是加一湯匙真正的楓糖漿。

那麼人工甘味劑呢？很抱歉，它們不是好的替代品。我們可能會以為用阿斯巴甜、糖精（saccharin），或甚至像蔗糖素（sucralose）這種半天然的產品對身體好些，但事實不然。人體無法消化這些東西，這就是為什麼它們沒有熱量負擔，但是它們畢竟還是通過腸道了。有很長一段時間，我們以為這些人工甘味劑不會影響我們的生理機能。但是二〇一四年，一份發表於《自然》期刊、具有指標性且後來被廣泛引用的報導指出，人工甘味劑會干擾腸道細菌，進而導致新陳代謝功能障礙，例如胰島素阻抗和糖尿病等，最後反而造成過重和肥胖等它們原本標榜可以解決的問題〔17〕。正如你所知的，這些問題會增加認知衰退風險，造成嚴重障礙，所以建議你還是避開這些代糖產品。總之，減少精製麵粉和糖——不管是真的還是人工的——都不失為好主意。不要吃洋芋片、餅乾、甜麵包、杯子蛋糕、烘焙甜點、糖果、麥片和貝果，或是盡可能少吃。當心標示「減肥」、「零負擔」或「無糖」的產品，因為這代表它們很可能使用了人工甘味劑。別忘了，最好的食物是沒有營養成分標示或廣告宣言的，也就是那些全天然的食物。

接下來讓我們談談ABC。這是對食物品質的分類，清單A上的是最優質的食物，清單B是我們應該包括的食物，C則是應該節制的食物。全球腦部健康委員會在二〇一九年的大腦食物報告〈全球腦部健康委員會腦部營養建議〉（Brain Food: The GCBH Recommendations on Nourishing Your Brain）上，提出了他們認為對大腦最健康的飲食，告訴大家哪些食物該多吃、哪些該節制。這一章後面，我會提供一些餐點料理建議，讓你知道這個ABC清單要怎麼實際運用；方法有點類似地中海飲食。

應該經常食用的A類食物

（一）新鮮蔬菜（特別是綠色葉菜，像是菠菜、萵苣、甘藍菜、芝麻葉、綠葉甘藍、芥菜、蘿蔓萵苣、甜菜、蕪菁葉）

17 Jotham Suez, Tal Korem, David Zeevi et al., "Artificial Sweeteners Induce Glucose Intolerance by Altering the Gut Microbiota," *Nature* 514 (Ocober 2014): 181–186.

（二）莓果類（完整的水果，不是果汁）
（三）魚類和海鮮
（四）健康油類（例如初榨橄欖油、酪梨、全蛋）
（五）堅果和種籽

應該食用的B類食物

（一）豆類和其他豆莢類
（二）全水果（除了莓果類以外）
（三）低糖、低脂乳製品（如原味優格、茅屋乳酪〔cottage cheese〕）
（四）雞肉
（五）全穀

應該避免的C類食物

（一）油炸食物
（二）甜麵包、高糖食物
（三）加工食品

（四）紅肉（例如牛肉、羊肉、豬肉、鴨肉）
（五）紅肉製品（例如培根）
（六）飽和脂肪含量高的全脂乳製品，例如乳酪和奶油〔18〕
（七）鹽

H：聰明喝水（H: Hydrate Smartly）

隨著年紀變大，我們感覺口渴的能力也跟著變差。也許是這樣，脫水在年長者很常見，更是老人家進急診室和就醫的一大主因。提供你一個很簡單的原則：當你覺得口渴時，代表你已經拖太久了。（同樣的，當你覺得飽時，你已經吃太多了。）

我的口頭禪之一是「先喝水」。我們經常將口渴當成是肚子餓。即使只是中度脫水，也會讓你的精神和大腦節奏亂了陣腳。由於我們的大腦不太會辨別口渴和飢餓，

18 作者註：關於飽和脂肪有許多爭議。飽和脂肪或糖，哪一個比較容易導致心臟疾病呢？飽和脂肪，特別是來自動物的脂肪，確實對身體有害。如果你吃了很多肥肉、奶油、豬油或乳酪等飽和脂肪含量高的食物，會導致包含失智症等各種病因的過早死亡。然而研究顯示，以精製的碳水化合物（例如白麵粉製品和白米）取代奶油、乳酪和紅肉，並不會降低心臟病風險。我希望你會喜歡手工乳酪盤配全麥麵包，而不是辣雞翅沾藍紋乳酪醬或薯條配辣肉醬起司。你懂我的意思。

所以只要身邊有食物，我們通常會選擇先吃東西，這經常導致我們吃過頭了，卻長時間處於脫水狀態。

身體的含水狀況和認知能力與情緒間的關係是公認的。年紀大的人缺水會引起認知問題，這部分可以透過短暫記憶能力、數字能力、心理運動能力和專注力評估來鑑定。研究人員發現，即使是中度脫水也可能導致精神錯亂、定向力錯亂和認知缺損[19]。至於對思考能力的影響，則取決於脫水的程度。脫水造成的認知缺損和神經能力缺損是否能恢復，還有待研究。總之，隨時補充水分很重要，而最好的方法就是多喝水。早上喝咖啡或喝茶也可以。

大部分抗氧化劑是從咖啡因獲得的。有幾份研究發現，咖啡和茶可以降低認知衰退和失智風險[20]，我們還不知道為什麼會這樣，也不明白當中的機制。我們知道咖啡因的短效作用是提高警覺性和認知表現（還有運動表現），但是對它的長期作用還不是那麼了解。但這個效果也可能不是從咖啡因或咖啡和茶裡的成分來的，而是這些人通常教育程度比較高，或是身體原本就比較健康，因此認知表現才會比較好、失智症風險比較低。好消息是：喝咖啡或茶並不會對大腦造成任何傷害，除非你同時喝了大量含有咖啡因的能量飲料（原本就不應該這麼做）。基本上，只要確定你的咖啡因攝取量不會影響睡眠就好。對大部分的人來說，最好中午過後就減少咖啡因攝取，下午兩點過後就不要再喝含有咖啡因的東西了。

喝酒不能算是補充水分，但它可以是健康飲食的一部分。我們都在新聞中聽過酒精對健康的益處（或是害處）。雖然許多證據指出，適量飲酒對心臟健康和認知能力有保護作用，但也有研究認為酒精對大腦有害。對某些人，就算是適量的酒精也可能對大腦帶來負面影響。這裡點出了重點：某些人。一杯紅酒可能會讓你的心臟和大腦功能更好，但對你的朋友卻可能有反效果。關於酒精最麻煩的事，是一不小心就會變成濫用，造成飲酒過量，甚至更糟的，養成了酗酒的壞習慣。飲酒過量的風險可以分成長期和短期來看，學習和記憶問題都包含在其中。飲酒過量對體內的任何器官都有負面影響。隨著年紀增長，身體代謝酒精的能力也會逐漸變差。二〇一七年，一篇發表於《美國醫學會精神病學》期刊上的文章指出一個令人震撼的新趨勢：年長者的酗酒問題日益嚴重[21]。研究人員認為原因有可能是焦慮的情形普遍，也有可能是現在的年長者身體較健壯，以為自己還能像年輕時那樣喝酒。

19 M. T. Wittbrodt and M. Millard-Stafford, "Dehydration Impairs Cognitive Performance: A Meta-Analysis," *Medicine and Science in Sports and Exercise* 50, no. 11 (November 2018): 2360–2368.

20 S. C. Larsson and N. Orsini, "Coffee Consumption and Risk of Dementia and Alzheimer's Disease: A Dose-Response Meta-Analysis of Prospective Studies," *Nutrients* 10, no. 10 (October 2018): 1501.

喝酒究竟是好是壞，這問題恐怕會這麼一直吵下去，所以我的建議是：如果你本來不喝酒，沒有必要為了保護大腦而開始喝酒。如果平常喝酒，留意不要過量了，因為我們目前還不知道什麼樣的酒精量是有益的。對男生來說，適量是指一天一到兩杯（啤酒一杯是三六〇毫升、紅酒一杯是一五〇毫升，烈酒一杯四五毫升）；對女生而言，適量是指一天一杯，原因除了女生天生體型比較小，還因為酒精會提高罹患乳癌的風險。可以的話，選擇紅酒，因為它除了含有多酚類（polyphenol）和微量營養素，還含有可以調整血壓的抗氧化劑，這是烈酒或啤酒裡沒有的。〔21〕

A：多攝取含有omega-3脂肪酸的食物

（A: Add More Omega-3 Fatty Acids from Dietary Sources）

關於omega-3脂肪酸的益處時有所聞。這個有利大腦的營養素來自海鮮、堅果和種籽類食物。很不幸的，美國人的飲食中含量較高的是omega-6脂肪酸，它常見於玉米油、植物油，而加工食物、油炸食物和烘焙食物中使用較多的正是這類油，最後導致我們攝取的兩種脂肪酸不成比例。人類學家表示，我們以狩獵採集為生的祖先攝取的omega-6和omega-3脂肪酸比例大約是一比一。但是現代美國人飲食中的omega-6和omega-3脂肪酸比例，大約在十二比一到二十五比一之間。你應該看出來了，我們的飲食中omega-6脂肪酸比例太高，而對大腦有益的omega-3脂肪酸太少。

脂肪含量較多的魚類（像是鮭魚、鯖魚和沙丁魚等），是omega-3脂肪酸的最佳來源，此外野生的牛肉、羊肉，還有水牛肉，也都富含這種健康脂肪。植物來源有亞麻籽、植物油（橄欖油、葵花油、亞麻油、大豆油）、堅果，以及種籽類（如奇亞籽、南瓜籽和葵花籽）。食物（而非保健食品），是獲取omega-3脂肪酸的最佳來源。事實上，以魚油保健食品進行的研究由於結果不一，最近受到了審查。雖然魚油保健食品被認為可以保護心臟、緩解發炎，並促進大腦健康，但遲遲沒有具說服力和足以下定論的證據（然而美國人每年卻花了超過十億美元購買魚油保健食品）。

二〇一九年一月，哈佛研究人員在《新英格蘭醫學期刊》上表示，對於沒有任何心血管疾病危險因子的五十歲以上男性以及五十五歲以上女性，omega-3脂肪酸完全沒有減少心臟病發作的作用〔22〕。另有研究指出，食用過量魚油（保健食品很容易就服

21 Bridget F. Grant, S. Patricia Chou, Tulshi D. Saha et al., "Prevalence of 12-Month Alcohol Use, High-Risk Drinking, and DSM-IV Alcohol Use Disorder in the United States, 2001–2002 to 2012–2013: Results from the National Epidemiologic Survey on Alcohol and Related Conditions," *JAMA Psychiatry* 74, no. 9 (September 2017): 911–923.

22 J. E. Manson, N. R. Cook, I. M. Lee et al., "Marine n-3 Fatty Acids and Prevention of Cardiovascular Disease and Cancer," *New England Journal of Medicine* 380, no. 1 (January 2019): 23–32.

用過量）會帶來驚人的負面作用，包括血糖升高、影響凝血功能，還會造成腹瀉和胃食道逆流等〔23〕。除非你真的缺乏omega-3脂肪酸，否則我建議你還是從食物中攝取，不要吃保健食品。吃魚或吃核桃過量的機會太小了！別忘了，大部分提到omega-3脂肪起對大腦有益的研究指的都是食物，而不是保健食品。這點無可爭辯。

科學家廣泛研究了omega-3脂肪酸對大腦的影響，omega-3脂肪酸與大腦健康老化的關聯這方面資訊也非常豐富。但這些研究通常是探討整個omega-3脂肪酸群，而不是特定omega-3脂肪酸，像是二十碳五烯酸（eicosapentaenoic acid，簡稱EPA）、α－亞麻酸（alpha-linoleic acid，簡稱ALA）和二十二碳六烯酸（docosahexaenoic acid，簡稱DHA）。DHA是大腦中最常見的omega-3脂肪酸，經證明對於維護神經元膜扮演重要角色。由於它在魚類和藻類中含量豐富，因此大規模研究中，那些每個星期吃魚或其他海鮮的人，大腦會比那些不吃魚或海鮮的人健康，也就不讓人意外了。

我想我們可以很肯定的說，多吃魚對大家都有好處。在某些地區，魚可能比肉還便宜，不過要確定魚的來源，避開來自受汙染的水域或汞含量過高區域的魚。汞是一種對大腦有害，而且不容易從身體排除的重金屬。美國加州蒙特利灣水族館（Monterey Bay Aquarium）的海鮮觀察站（www.seafoodwatch.org）能幫助你選擇最乾淨（不管是野生或飼養的）且對環境衝擊最小的魚類。

迷思：在飲食以外補充維他命、omega-3魚油和維他命D等，有助彌補飲食上的不足，是對健康有益的事。

真相：保健食品無法取代真正的食物，有時甚至對身體有害。保健食品工業嚴重缺乏監管；這些製造商並不需要測試產品的功效或安全性。雖然有些製造商的品質很好，也有可信任的道德紀錄，但是使用上還是應該由醫生根據個人需求提出建議。

除了魚油，我想跟大家談談更廣泛的營養補充劑。基本原則是：如果你的飲食正確，就不需要再吃營養補充劑。

每天吞一顆綜合維他命除了可提供安慰劑的效果（讓你認為這麼做對健康有益，可以彌補飲食上的不足），並沒有預防任何疾病或減緩大腦衰退的功用，除非你真的營養缺乏。雖說營養缺乏在西方國家已經非常罕見，某些神經學家還是會根據病人的

23 J. I. Fenton, N. G. Hord, S. Ghosh, and E. A. Gurzell, "Immunomodulation by Dietary Long Chain Omega-3 Fatty Acids and the Potential for Adverse Health Outcomes," *Prostaglandins, Leukotrienes and Essential Fatty Acids* 89, no. 6 (November–December 2013): 379–390.

個人環境和生理狀況，建議補充特定營養。我們現在吃的東西大部分都添加了營養素，就連新鮮香菇也藉由光照「添加」了維他命D。包括哈佛大學的彼特．柯恩（Pieter Cohen）在內的研究員指出，由於添加營養素的關係，即使是一般美國人的標準飲食，也不太可能有廣泛的維生素缺乏。主要問題是我們吃東西的量，而不是欠缺了什麼。

我做過一部關於保健食品工業的影片，當時才知道這個行業竟然這麼缺乏規範，深感震撼。截至二〇一九年，食品暨藥物管理局發了十二封警告函，給五十八家非法販售宣稱有預防、治療或治癒阿茲海默症或其他嚴重狀況的保健食品廠商。這些廠商在產品上市前，並不需要對產品的安全性和功效負很大的責任。著有《阿茲海默症解決之道》（*Alzheimer's Solution*）、來自加州洛瑪琳達大學（Loma Linda University）的狄恩．謝爾札醫生（Dean Sherzai）表示，要將好的食物裡的有效成分分離出來、做成藥丸，沒有你想的那麼簡單〔24〕。你或許可以分離出當中的有效成分，甚至合成出來，但真正的食物是由多種分子組成的，而我們才剛開始認識這些分子的功用而已。某些分子可能扮演載體，幫助有效成分在體內運輸；有些則在解鎖體內的受器，好讓有效成分能活化它們的標的。就像我先前提過的，這是一種隨行效應（entourage effect），它解釋了為什麼比起保健食品，真正的食物永遠是更好的選擇。

別忘了，不管是使用上或症狀上，大部分保健食品的研究根據的都是參與者的自行紀錄，因此在理解上很可能有差別和偏見。這就是為什麼我們會不斷看到互相矛盾的研究，今天才說這個東西是萬靈丹，明天又說不具這個功效。如果你考慮吃保健食品，請聽從醫生的指示，依個人需求服用。

迷思：服用宣稱能促進大腦健康的保健食品，像是銀杏、Q10輔酶和來自水母的水母蛋白（apoaequorin），是預防失智症的好方法。

真相：我們都希望藉由每天吞幾顆藥丸就可以維持認知能力。但這些抗失智的保健食品背後，往往只是高明的宣傳手法，然後藉由大型零售商販售來讓它們看起來合法，事實上它們並沒有科學依據。目前沒有任何已知的保健食品能增強記憶、預防認知衰退或失智症——不管你是在網路上、報紙上或是電視上看到的宣稱功效多神奇的產品都一樣。這些保健食品通常會提供他人的見證，來吸引擔心自己大腦健康的人。千萬別上當。與其把錢浪費在保健食品上，還不如去買雙好一點的運動鞋，或是可以讓你睡得好一點的枕頭。

R：減少食量（R: Reduce Portions）

你應該聽過這個說法：不管追求什麼樣的健康目標，控制食量都是有效的方法和預防措施。西方人喜歡在大盤子上堆滿食物，看看我們的感恩節大餐或超級盃冠軍賽的豪餐盛宴就知道（整個美國在超級盃冠軍賽當天吃的食物，比一年中的其他日子都來得多）。偶爾多吃一點不會要了你的命（或是扼殺你的大腦），但是平時確實要堅持不懈的留意你的熱量攝取。只要談到大腦健康，必定會提到這個話題，所有我在寫這本書時接觸過的專家都提到了食量和熱量控制。

控制食量和熱量攝取最簡單的方法，就是自己準備三餐，精準斟酌份量，不要輕易放水。這麼一來，你便知道餐點中放了什麼東西，也比較能控制食材和份量。研究也指出：經常在家做飯可以提昇飲食品質，有利健康和體重控制。有一件事我們較少考慮到，那就是烹飪方式和它們對營養的影響。例如低溫、慢速的炒，要比高溫、快速的油炸更健康。油炸過程可能產生導致發炎的有害化學物質，損及大腦健康。可以的話，採用水煮、蒸或烤的方式料理食物。自己做飯還有個好處：你可以決定要用哪一種料理方式。在外面用餐時，我們傾向於吃油炸或燒烤的食物。在家做飯除了能掌控料理方式，還能避免使用來路不明的油、醬料或添加物。如果問題出在沒有時間的話，你可以稍微奢侈一下，選擇愈來愈普遍的食材宅配服務。

節食呢？近年來，以間歇性節食（intermittent fasting）減少熱量攝取，重新成了大家關注的焦點，這是我在寫這本書進行研究時經常遇到的議題。常見的節食方法有兩種。一種是在特定日子只吃很少東西，其他時間正常飲食。另一種是每天只在特定時間吃東西，跳過某幾餐不吃。我的很多醫生朋友一天只吃兩餐，他們吃完晚餐後，直到隔天午餐才會再吃東西，等於有十二到十六個小時是不吃東西的。這麼做可以減少熱量攝取（當然，如果他們的晚餐和午餐份量過大，就失去這個效果了）。雖然目前還沒有關於節食的大規模、長期研究，但是動物實驗顯示，這麼做能減緩某些跟老化相關的疾病，並增進記憶、改善情緒。節食還被指出可以改善對胰島素的敏感度，這對新陳代謝是好事，當然對大腦健康也就是件好事〔25〕。

約翰．霍普金斯醫學院的神經科學教授馬克．麥特森博士（Mark Mattson），同時也是國家老齡化研究中心（National Institute on Aging）的神經科學實驗室主任。他花了大半輩子研究大腦，以及藉由節食減少熱量攝取帶來的影響〔26〕。在實驗室中，麥特森教

24 Dean Sherzai and Ayesha Sherzai, *The Alzheimer's Solution: A Breakthrough Program to Prevent and Reverse the Symptoms of Cognitive Decline at Every Age* (San Francisco: HarperOne, 2017).

25 Joe Sugarman, "Are There Any Proven Benefits to Fasting?" *Johns Hopkins Health Review* 3, no. 1 (Spring/Summer 2016), 9–10.

授和他的同僚發現，間歇性的節食（他定義為一個星期至少有兩天限制熱量攝取）可以改善海馬迴的神經連結，保護神經細胞不受類澱粉蛋白累積的侵襲〔27〕。根據他的理論，節食會給大腦帶來挑戰，迫使它啟動適應壓力的反應進行抵禦。這從演化的角度來看是合理的。有一點我們能確定，節食方法如果正確，可以增加腦源神經營養因子BDNF的製造。我前面提過這種蛋白質，它能協助並強化神經連結，並促進大腦細胞生長。體能活動和認知挑戰都能增加BDNF的濃度。

並非每個人都適合節食（需要花一點時間適應，有點像平時不運動的人要開始運動一樣），我在第九章會給那些諮詢過醫生、想要嘗試看看的人一些方法。我試過幾次，第一次成功後，就發現其實比你想像的簡單多了。

P：事先計劃（P: Plan Ahead）

或者說，不要因為肚子餓，就落入垃圾食物（缺少纖維，含大量飽和脂肪的碳水化合物）的陷阱。我們的周圍從來不缺乏食物，特別是垃圾食物。飢餓來襲時如果沒有做好準備，動物本能會將我們推向錯誤方向，隨便找個快速、好吃，令人滿足的東西吃（像是起司漢堡、薯條和汽水）。

一個星期中找一、兩天事先計劃好主餐，並根據計畫到超市採買。試著多加點富含纖維的食物，像是水果或蔬菜（水果中，香蕉、蘋果、芒果和莓果類都有豐富的纖維素；蔬菜中，顏色愈深的，纖維素含量愈高）；豆類和豆莢類；包括野生米和糙米在內的全穀和種籽。我還沒提到很多關於纖維素的事，但它們的確是大腦健康的關鍵，因為它們能改變一頓飯的整體化學。缺少纖維時，身體吸收碳水化合物會比較快，血糖和胰島素的濃度因此比較高，還可能導致發炎反應。攝食纖維能透過不同的生物途徑預防憂鬱症、高血壓和失智症[28]。健康老齡化的相關消息也經常出現它的身影。

膳食纖維可以分為兩種：水溶性和非水溶性。顧名思義，水溶性纖維可溶解於水中，變成降低膽固醇和血糖濃度的膠質；燕麥、青豆、豆類、蘋果、紅蘿蔔和柳丁等柑橘類水果，都含有水溶性纖維。非水溶性纖維無法溶解於水——它是維持消化液在腸道中前進的粗纖維。這類纖維見於堅果類、全穀類、麥麩和長豆之類的蔬菜。這種纖維不會被腸道分解，也不會被血液吸收（它會完整的通過消化系統後排出）。

26 M. P. Mattson, V. D. Longo, and M. Harvie, "Impact of Intermittent Fasting on Health and Disease Processes," *Ageing Research Reviews* 39 (October 2017): 46–58.

27 M. P. Mattson, K. Moehl, N. Ghena et al., "Intermittent Metabolic Switching, Neuroplasticity and Brain Health," *Nature Reviews Neuroscience* 19, no. 2 (February 2018): 6–80.

28 Mayo Clinic Staff, "Dietary Fiber: Essential for a Healthy Diet," accessed October 28, 2019, www.mayoclinic.org.

確保攝取足夠纖維最簡單的方式就是事先安排，刻意在飲食中增加纖維素含量豐富的蔬果，避免缺乏纖維素的外食習慣。

其他注意事項

有機？草飼？

和媒體報導的相反，我們並沒有證據證明有機食物比傳統食物更具營養價值。大部分在有機食物和傳統食物兩者間做選擇的人，考慮的多是殺蟲劑、除草劑，以及可能影響生長的荷爾蒙和抗生素殘留，即便我們並沒有找到切合的證據。有人問我是不是應該只吃有機食物時，我會說，根據目前的科學發現，沒有這個必要。如果你擔心傳統農業方法有化學殘留的問題，可以選擇避開美國環境工作組織（Environmental Working Group，簡稱EWG）每年根據美國農業部的農藥殘留量，所發表的十二種農藥汙染最嚴重的農作物（Dirty Dozen），榜上有名的不外乎草莓、菠菜、甜桃、蘋果、葡萄、水蜜桃、櫻桃、梨子、番茄、芹菜和甜椒。皮比較厚的蔬菜水果，像是香蕉和酪梨，由於外層的厚果皮能保護裡面的果肉，農藥殘留問題較小，只要將皮剝掉或削去就能減少大半。環境工作組織也列出了十五種最不受農藥殘留影響的蔬果（Clean 15），分別是酪梨、甜玉米、鳳梨、高麗菜、洋蔥、甜豆、木瓜、蘆筍、芒果、茄子、哈蜜瓜、奇異果、香瓜、青花菜和白花椰菜。

偶爾想放縱一下吃個牛排時，草飼牛肉會比傳統飼養的牛肉好。草飼牛吃的不是像玉米之類的穀類，因此成分不大一樣。它含的油脂較少，對心臟和大腦有益的omega-3脂肪酸較多，亞麻酸油（另一種健康脂肪）較多，像是維生素E之類的抗氧化維生素也較多。另一個對我有用的策略就是家裡不要買肉；我只有在外食的時候會吃肉。這麼做能讓我的飲食中植物比例高一點、紅肉少一點。

善用香料

我繼承的印度傳統美食特色是採用大量香料。印度七大香料中的薑黃，不僅是傳統印度料理的寵兒，更是研究領域中竄起的新星。薑黃中的有效成分為薑黃素（curcumin），它是讓印度咖哩呈現鮮豔黃色的主要成分，也是熱門的科學探討對象，特別是在大腦領域。傳統中醫和印度醫學運用它已經有數千年歷史。雖然我們還不確定背後的機制是什麼，但實驗室研究一再指出，薑黃素有抗氧化、抗發炎、抗黴菌和抗細菌等效果。世界各地的科學家都對它的潛力感到好奇，當中包括在尋找為什麼料理中經常使用薑黃的族群失智症發生率比其他人低得多的流行病學家。

二〇一八年，由我先前介紹過任職於加州大學洛杉磯分校，以研究大腦老化著稱的醫生兼研究員蓋瑞·斯莫領導的一項研究結果震驚了媒體：有輕微記憶問題的人每天服用九十毫克薑黃素兩次，經過十八個月後，記憶力和注意力都明顯改善，情緒也有提升〔29〕。這是個設計完善的雙盲、有安慰劑對照的研究，共有四十位參與者，年紀在五十歲到九十歲之間。其中三十名志願者分別在實驗開始時和十八個月後，做了正子斷層掃描來確認類澱粉蛋白和tau蛋白的量。（tau蛋白是大腦細胞的一種極微小成分，是神經細胞存活的關鍵，但它們可能因為化學變化受損、改變、結塊，而變成有害物質。）試驗後，薑黃素組大腦中控制記憶和情緒功能的區塊，類澱粉蛋白和tau蛋白的量比安慰劑組明顯減少。截至目前為止，還沒有任何經核准的藥物能達到相同效果。研究人員正以人數更多的參與者進行後續研究。

薑黃可以為菜餚添加風味，是我相當喜歡的香料，我們家經常使用。除了經典的香料和香草，我們的三餐也經常出現各種調味料和佐料。它們可以是味道和營養的來源，但還是要注意當中是否摻了糖、鹽和飽和脂肪等需要節制的成分。一些調味料、佐醬和沙拉醬尤其如此，使用時要先仔細讀成分標示。

我相信大家都聽過麩質，更正確的說應該是無麩質飲食。麩質是小麥、裸麥和大麥的主要蛋白質成分。麵包、麵條、餅乾、馬芬蛋糕和早餐燕麥片等都有它（是它讓這些食物鬆軟而有嚼勁）。你也聽過有些人基於減肥、腸道健康等各種原因，不吃含麩質的食物。無麩質飲食是目前唯一經證實可以治療乳糜瀉（celiac disease）的方法，在美國有一%的人受這種免疫系統疾病所擾。患有乳糜瀉的人吃了含有麩質的東西會引起免疫反應，導致腸道受損。這些人只能避開麩質，否則就得忍受腹痛、腹瀉，甚至頭痛、骨質疏鬆和疲倦等與腸道無關的症狀。很有趣的是，這些人表示當他們不小心吃了含麩質的食物時，會有短暫的認知問題，像是喚詞（word finding）困難和記憶困難等。我們尚未完全了解這種被喻為「腦霧」的現象，麩質引發這些認知症狀的機制也有待研究。

沒有乳糜瀉困擾但是有「腦霧」的人也表示，無麩質飲食能改善他們的症狀，我們稱這些人為非乳糜瀉麩質敏感體質。由於沒有明確方法可以診斷這種症狀，通常在病人的乳糜瀉測試結果呈陰性時，才會下這種結論。儘管有傳聞表示，麩質在一般人身上也會引起認知問題，但目前並沒有證據證明麩質會影響沒有乳糜瀉或是非乳糜瀉

29 G. W. Small, P. Siddarth, Z. Li et al., “Memory and Brain Amyloid and Tau Effects of a Bioavailable Form of Curcumin in Non-Demented Adults: A Double-Blind, Placebo-Controlled 18-Month Trial,” *American Journal of Geriatric Psychiatry* 26, no. 3 (March 2018): 266–277.

麩質敏感體質者的大腦功能。基於對心臟有益的食物對大腦也有益的原則，我要指出高麩質飲食和心臟病風險沒有關聯。事實上，低麩質飲食，特別是缺乏全穀類的飲食，反而會增加罹患冠狀動脈心臟病的風險[30]。另外，採取無麩質飲食後感覺較好的人通常除了麩質以外，對飲食的其他方面也比較注重，因此這個結果不見得跟麩質有關。他們吃新鮮、完整的食物，致力於運動等其他健康習慣。體重減輕和精力充沛的成果，都讓他們更有動力持續這麼做。

你如果沒有乳糜瀉的問題，就不需要採取無麩質飲食，倒不如把重點擺在含麩質食物的選擇上。避免精製的含麩質食物，像是白麵包、餅乾、洋芋片和油酥糕點，它們對健康有害無益。盡量選擇纖維量高，對心臟和大腦健康都有好處的全穀食物。

我想分享的最後一個飲食智舉是使用牙線。蓋瑞．斯莫醫生在我們交談時提到這個小花絮，我認為很值得跟大家分享。除了刷牙外，一天使用兩次牙線來清除食物殘留和細菌累積，可以避免牙齦疾病，降低心臟病罹患風險。這和大腦有什麼關係呢？牙齦疾病會引起發炎。牙周病指的是牙齦（也就是牙齒基處的柔軟組織）和支持骨骼的發炎現象。牙齒和牙齦間的天然屏障遭破壞後，感染處的細菌會進入血液循環。這些細菌會增加動脈裡的斑塊堆積，有可能導致血栓。這就是為什麼使用牙線是種有益大腦的習慣。

這樣吃，大腦更健康

- 使用小一點的容器來控制食量
- 一個星期至少吃一次魚（非油炸）
- 買即食商品時，注意鈉含量。麵包之類的烘焙食品、罐頭湯品和冷凍食品的含鹽量頗高，一不小心就會攝取太多鹽分。
- 避免加熱就能吃的冷凍食品。改用營養價值高且含鹽量低的冷凍蔬菜和水果準備新鮮餐點。
- 多吃各種顏色的蔬菜。不同的顏色像是青椒、紅甜椒、黃甜椒，分別代表不同的營養成分。當你吃的蔬菜像「彩虹一般」，就表示你吃進了各種營養素，當中有許多是對大腦健康有益的抗氧化劑。嘗試用不同方式來烹飪蔬菜，或是在飲食中加入沒吃過的蔬菜。
- 利用醋、檸檬、香草植物和香料取代鹽巴來增添食物風味。
- 使用調味料時，看清楚標示上的食鹽含量。

30 B. Lebwohl, Y. Cao, G. Zong et al., "Long Term Gluten Consumption in Adults without Celiac Disease and Risk of Coronary Heart Disease: Prospective Cohort Study," *British Medical Journal* 2, no. 357 (2017): j1892.

- 料理食物時，使用單元不飽和脂肪和多元不飽和脂肪，例如初榨橄欖油、芥花油、紅花子油和麻油。高溫烹煮食物時可以試試酪梨油。
- 避免使用部分氫化油（partially hydrogenated oils，又稱反式脂肪）。這類脂肪雖然逐漸式微，但仍存在許多加工食品中，例如油炸食物中的甜甜圈、烘焙食物中的蛋糕、冷凍披薩和餅乾與乳瑪琳等抹醬。反式脂肪會提高壞膽固醇（LDL）的濃度，降低好膽固醇（HDL）的濃度，進而增加罹患心臟病、中風和第二型糖尿病的風險。這些疾病都可以損及大腦健康，增加認知衰退的發生機率。
- 在家做飯。比起買熟食或是在餐廳吃飯，這麼做能讓你更好的掌控鹽、糖和油的攝取量。

8

社交連結能保護大腦
Connection for Protection

我們要感謝那些讓我們快樂的人；他們就像園丁一樣，使我們的心靈盛開。

——馬塞爾．普魯斯特

結婚四十多年的丈夫因為心臟衰竭驟然離世後，海倫的健康和認知能力也在短短幾個月內急遽衰退。她的丈夫是她主要的社交伴侶，少了他的陪伴，她很少有機會與其他人互動，也沒什麼朋友。已經有好長一段時間，海倫沒有除了家人以外的社交活動了。獨自住在亂糟糟大房子裡的她變得愈來愈孤立沮喪，除了坐在沙發上看電視，什麼事都不做。如果她的孩子沒有堅持要她住到退休社區，去嘗試與人交往、參加團體活動，海倫的大腦很可能會持續惡化，最後提早死去。

夫妻中一方的健康對另一方很重要。曾有人探討過親密關係——特別是婚姻關係——對一個人的生理健康和心理健康的影響。配偶死去後的六個月內，存活一方的死亡風險增加了四一%。與人建立有意義的關係能為生活帶來愛、慰藉和幸福感。心理健康之外，這種伴侶關係也跟心血管、內分泌和免疫系統的健康功能有關。

許多科學證據顯示，我們需要社交連結才能活得健康，特別是維持大腦健康。數據告訴我們，跟朋友家人建立緊密的關係、參與有意義的社交活動，都能維持頭腦敏銳並鞏固記憶〔1〕。不只是社交連結的數量，它的種類、質量和目的，也會影響你的大腦功能。甚至你的婚姻狀態也會改變你的風險。密西根州立大學的研究人員發現，結婚的人在老化過程中比較不會有失智的情形（喪偶和從來沒結過婚的人，失智風險則介於結婚和離婚的人之間。〔2〕）

或許是與他人維持有意義的社交互動，緩衝了壓力對大腦的有害影響。身為神經外科醫生和實地記者的我，每天都能見到這種因果關係寫下的故事。那些儘管年事已高卻很有活力、很喜樂、看起來很開心的人，通常有高質量的友誼和親愛的家人，以及廣闊活躍的社交圈。遇到身旁沒有親朋好友的病人總讓我的心情一沉。沒有什麼比獨自面對重病甚至死亡，更叫人心碎的了。

社交孤立和孤獨感在我們的社會日益嚴重。這是這個世代的悖論：人們透過網路媒體有了前所未有的密切連結，卻又因為缺少真實的連結，彼此愈來愈疏離、愈來愈寂寞。這種現象就像一種流行病，醫學上也已經見識到它對生理、心智和情緒帶來的不良後果，特別是在長者身上。在美國，六十五歲以上的人有三分之一獨居，當中有一半的人超過八十五歲〔3〕。全球大腦健康委員會針對四十歲以上的成年人社交（平均社交圈人數十九人）與大腦健康做了調查，令人驚訝的是：有三七%的人覺得缺少人陪伴，三五%的人覺得與人交往有困難，還有近三十%的人認為自己孤立無援〔4〕。整體而言，這份調查顯示四十歲以上的成年人中，有二十%覺得自己沒有社交往來。這個問題頗為嚴重，因為對朋友圈和社交生活感到滿意的人，認為自己過去五年的記憶力和思考能力有提升的機率比較高，而對社交生活不滿意的人恰好相反，他們認為自己過去五年的認知能力衰退了。約翰·霍普金斯彭博公共衛生學院（Johns Hopkins

1 J. Holt-Lunstad, T. F. Robles, and D. A. Sbarra, "Advancing Social Connection as a Public Health Priority in the United States," *American Journal of Psychology* 72, no. 6 (September 2017): 517–530

2 H. Liu, Z. Zhang, S. W. Choi, and K. M. Langa, "Marital Status and Dementia: Evidence from the Health and Retirement Study," *Journals of Gerontology, Series B: Psychological Sciences and Social Sciences* (June 2019): gbz087.

3 Sharon M. Lee and Barry Edmonston, "Living Alone Among Older Adults in Canada and the U.S." *Healthcare* (Basel) 7, no. 2 (June 2019): 68. Also see: Dhruv Khullar, "How Social Isolation Is Killing Us," *The New York Times* The Upshot section, December 22, 2016.

4 "AARP Survey Reveals Being Social Promotes Brain Health," AARP press room, March 28, 2017, press.aarp.org/2017-03-28-AARP-Survey-Reveals-Being-So cial-Promotes-Brain-Health.

Bloomberg School of Public Health）的教授蜜雪兒・卡爾森博士（Michelle C. Carlson），同時也是全球大腦健康委員會的議題專家，她參加了這次審查，並稱這個現象應該歸納在「公共衛生議題」。她說的沒錯。

社交連結較少的人睡眠模式容易被打亂，免疫系統也會受到影響，發炎現象較多，壓力荷爾蒙的濃度也較高。二〇一六年的一項研究指出，與人疏離會使心臟疾病的風險提高二九％，中風風險提高三二％[5]。另一項研究整合了來自七十份研究的三百四十萬名參與者，發現大部分時間獨處的人，在接下來七年內死亡的機率高了三十％，這種情形在中年人（六十五歲以下）最為顯著[6]。孤獨感也會加速老年人的認知衰退[7]。這些數據彷彿在提醒我們，要花心思經營人際關係，就像我們透過飲食和運動確保身體健康那樣。很顯然的，高質量的社交關係也應該被視為生命徵象。

在這個大腦科學的新領域，神經影像學助益特別大。美國退休人協會的經驗兵團（Experience Corps）進行了幾項調查。這個團體的宗旨，在於將老年人跟沒有閱讀能力的孩子做連結，希望達到互利的結果；它讓老年人能以家教身分參與社區活動，同時幫助這些孩子取得在學校學習必備的技能。令人振奮的是，功能性磁振造影顯示，參與該計畫的人兩年後的認知能力改善了，容易受失智影響而縮小的大腦區塊（如海馬迴）的體積也恢復了[8]。另一項取名「突觸計畫」的研究，也在一項隨機試驗中使用了功能性磁振造影。這項研究將參與的長者分成兩組，一組成員共同接受某項具挑戰性的活動，像是做拼布或數位攝影，另一組人則只有單純的互動〔9〕。功能性磁振造影的分析結果指出，那些一同接受挑戰的人在認知等大腦功能都有了改善，但是單純互動的那一組則沒有。最後，拉許健康老齡化研究中心也發現，比起朋友少的人，社交圈大的人比較不容易出現阿茲海默症相關的認知衰退〔10〕。加入人數多的團體，特別是

5 N. K. Valtorta, M. Kanaan, S. Gilbody et al., "Loneliness and Social Isolation as Risk Factors for Coronary Heart Disease and Stroke: Systematic Review and Meta-Analysis of Longitudinal Observational Studies," *Heart* 102, no. 13 (July 2016): 1009–1016.

6 J. Holt-Lunstad, T. B. Smith, M. Baker et al., "Loneliness and Social Isolation as Risk Factors for Mortality: A Meta-Analytic Review," *Perspectives on Psychological Science* 10, no. 2 (March 2015): 227–237.

7 Kassandra I. Alcaraz, Katherine S. Eddens, Jennifer L. Blase et al., "Social Isolation and Mortality in U.S. Black and White Men and Women," *American Journal of Epidemiology* 188, no. 1 (November 2018): 102–109.

8 Michelle C. Carlson, Kirk I. Erickson, Arthur F. Kramer et al., "Evidencefor Neurocognitive Plasticity in At-Risk Older Adults: The Experience Corps Program," *Journal of Gerontology: Medical Sciences* 64, no. 12 (December 2009): 1275–1282.

9 I. M. McDonough, S. Haber, G. N. Bischof, and D. C. Park, "The Synapse Project: Engagement in Mentally Challenging Activities Enhances Neural Efficiency," *Restorative Neurology and Neuroscience* 33, no. 6 (2015): 865–882.

10 D. A. Bennett, J. A. Schneider, A. S. Buchman et al., "Overview and Findings from the Rush Memory and Aging Project," *Current Alzheimer Research* 9, no. 6 (July 2012): 646–663.

旨在挑戰某種目標的團體，得到的保護作用最為明顯。

社交孤立的破壞性影響其實更早就開始了。社交上曾被孤立的孩童，二十年後的健康狀況明顯較差，即使排除了其他因素後也是如此。我自己針對孤立做的研究結果也讓我不寒而慄，一方面是我從沒想過我面前的人會這麼說——他們的外表看不出任何問題，但是對孤立感的描述教人難過：「那種感覺停不下來，就像中了毒一樣，極其殘酷。」「我覺得自己像個隱形人。」「就像胸口有個洞般的活著——空虛不已。」「孤獨放大了我身體的每一個痛處。」歐普拉曾邀我在她的雜誌談論這個話題[11]。在美國，大約有六千萬人感到孤立，也就是每五個人中就有一個——有將近一半的美國人總是覺得孤單或被遺落[12]。他們經歷過憂鬱症急性發作，也因為長期缺少親密關係，特別渴望生命中能出現「懂」他的人。

孤獨感的痛苦引起了我的注意。由UCLA社會心理系副教授娜歐米．艾森伯格（Naomi Eisenberger）領導的研究發現，孤獨感會刺激大腦感覺生理疼痛的區塊[13]。孤立引起孤獨感在演化上是合理的，因為我們必須仰賴群體和同伴才得以生存。和部落待在一起才有住處、有食物、水源和保護。離開群體意味著危險。孤獨感不會偏袒任何人；它能影響單身的人、獨居的人，也能影響與家人同住、有同伴的人。它可以影響住在都市的人，也影響住在鄉下的人。

「找到你的模合！」

在日本沖繩，超過一百歲的人特別多（是所謂的「藍色寶地」（Blue Zone，指世上最長壽的人住的地方））。他們有一種使他們得以長壽的傳統叫「模合」（もあい），這是一種互相扶持的互助團體，通常以五個人為單位，每個人從一出生就會被指定到一個互助會，一輩子彼此扶持。這種模式起源於數百年前，原本是村民在金錢上互相支援的系統，讓大家可以為了某項計畫或公共事務，將資源集結起來。如果有人需要錢，例如要買一塊地或因應緊急事件，也可以先向互助會尋求協助。現在互助會還多了社交網絡的功能，讓彼此陪伴成了這項傳統的附加價值。大家一起分享意見、彼此協助，也聊聊八卦。是的，聊八卦在社交活動中不見得是壞事，它是通往朋友圈安全網的門戶，自部落時期起到現在沒有改變過。

11 Sanjay Gupta, "Just Say Hello: The Powerful New Way to Combat Loneliness," www.Oprah.com, February 18, 2014; http://www.oprah.com/health/just-say -hello-fight-loneliness/all#ixzz6BsFWtzlq.

12 Cigna U.S. Loneliness Index, 2018. www.multivu.com/players/English/829 4451-cigna-us-loneliness-survey/docs/IndexReport_1524069371598-1735 25450.pdf.

睿智長壽的祕訣

八十年來，著名的哈佛大學成人發展研究（Harvard Study of Adult Development）一直在追蹤人與人之間的連結如何影響我們的健康。他們從一九三八年經濟大蕭條期間開始，記錄二六八名當時的哈佛大學二年級生的健康情形，最終的結果成了我們所有人的經驗與教訓。（原本招募的成員中，只有十九位還活著；甘迺迪總統和長期擔任《華盛頓郵報》編輯的班哲明・布萊德利〔Ben Bradlee〕都是其成員。由於當時哈佛大學只收男學生，所以最初的參與者中沒有女性，但研究人員為了增加參與成員的多樣性，將參與者擴及到參與成員的姊妹。）這個研究目前的負責人是哈佛醫學院精神病學教授，同時擔任麻省總醫院精神科醫生的羅伯特・沃汀格（Robert Waldinger）。他的TED演說「美好生活的要素」（What Makes a Good Life?）已經有超過兩千九百萬人次觀看[14]。

沃汀格醫生的發現很有趣，因為它們揭穿了關於健康與幸福常見的迷思。過程中，他們對參與者的生活與生理做了全面性的了解，除了問卷調查，還將他們的醫療紀錄、血液分析和大腦掃描納入考慮，甚至訪問了他們的家庭成員。最終的結果指出，健康和幸福無關乎財富、名聲或是工作夠不夠認真，而在於人際關係——就這樣。沃汀格醫生表示，「我們學到了三個與人際關係有關的重要課題。首先，社交連結對我們確實有益，而孤立對我們有害。和家人、朋友或社區互動較多的人比較快樂，身體較健康，也較長壽。與他人隔絕的人比較不開心，他們的身體在中年時期便開始衰退，大腦功能衰退得比較快，壽命也比不覺得孤單的人短。〔15〕

這個研究還發現，重點不在於你有多少朋友，而是這種親密關係的品質。就大腦而言，「在八十歲多時與另一個人有牢固的關係，是一種保護作用。」就像沃丁格醫生在他的TED演講中說的：「但關鍵在於這位伴侶是不是能共患難的對象，如果是，會讓人的記憶清晰長久些，不是的話，會讓人比較早出現記憶衰退。但是好的關係不代表完全沒有衝突，在我們的調查中，有些八十多歲的老夫妻一天到晚吵架，但是只要遇到困難時兩人覺得彼此可以互相依靠，這些爭執就不會對他們的記憶力造成不良影響。〔16〕」

迷思：金錢和名聲可以讓你幸福一輩子。

真相：比起社會階級、智商、財務狀態，甚至遺傳基因，與人擁有親近的關係更能消除生活中的不愉快，延遲心理和生理的衰退，也更能預測一個人是否能快樂長壽。

沃丁格醫生鼓勵大家多和家人、朋友與社區建立關係。方法很簡單，可以只是多花點時間陪伴所愛的人，或是問候一下許久未連絡但仍惦記著的朋友。不管你年紀多大，都可以結交新朋友。隨著年紀漸長，很自然的會因為有人離世、行動不便或是搬家等，而失去連結。我們的社交網絡也會隨著退休或生病而縮小。建立新的人際關係可以彌補這樣的發展趨勢。

雖然社交媒體不能消弭孤立感，但是使用得當的話，不失為年長者的新契機。八十％以上的美國人每天都會上網，當中也包含上了年紀的人。這類數位化的互動當然不應該取代面對面的互動，不過電子郵件、即時訊息、社交網站、線上社群和部落格等，確實有助我們維繫與家人和朋友間的關係，並拓展我們的社交世界。針對老人使用線上社群的一些研究發現，這麼做有刺激智能、娛樂消遣和情感支持等好處。

這類社交活動對獨居在偏遠地區或行動不便的老人特別有幫助。虛擬連結可以某種程度的彌補缺乏的人際關係，讓人從環境中的壓力得到紓解，或者轉移注意力。此外可以匿名的隱私功能，加上能選擇方便的時間閱讀和回應社群上的文章，都讓他們更容易與他人交流，傳遞情感、意見和技能。我們認為這能讓人更有自信，對生活有控制感——這些都對健康有益。

我在旅行中見過許多懸殊的地區差異。除了基本條件，能不能上網是造成這種分歧的一大原因。雖然說有些地方如果可以遠離這些現代科技會更好。我不會建議亞馬遜河流域往來密切的部落居民開始接網路，但確實有廣大的已開發國家人民因為擁有新的電腦技能，得以與他人維繫關係。我發現懂得用電子郵件、社交媒體和搜索功能的年長者，會比不上網的人更獨立，也更開心。我知道這跟許多人對科技的看法背道而馳，但已有許多研究支持這種看法。網路提供我們許多學習及與人連結的機會。甚至有證據指出，數位活動對老年認知能力的正面影響，不輸給面對面的互動。一份澳洲研究以五千多名年長者為對象，發現會使用電腦的人罹患失智症的時間較晚，平均差距大約是八年半〔17〕。美國也有一份實驗型研究發現，老年人在學會用臉書後，記憶能力增強了二五%〔18〕。

13 N. I. Eisenberger, M. D. Lieberman, and K. D. Williams, "Does Rejection Hurt? An FMRI Study of Social Exclusion," *Science* 302, no. 5643 (October 2003): 290–292.

14 See AdultDevelopmentStudy.org.

15 See Waldinger's 2015 TED talk: www.ted.com/speakers/robert_waldinger.

16 Ibid.

17 O. P. Almeida, B. B. Yeap, H. Alfonso et al., "Older Men Who Use Computers Have Lower Risk of Dementia," *PLoS One* 7, no. 8 (August 2012): e44239.

以下是幾個維持社交生活的技巧：

- 將重點放在你最喜歡的人際關係與活動上，例如團隊運動、有共同興趣的團體，或是政治活動。
- 請他人協助克服參與社交活動的障礙——例如行動困難，或是因為不再開車而無法出門時。
- 盡量和親人、朋友與鄰居安排經常互動。以數位方式保持聯絡也很重要。
- 和不同年齡層的人（包括年紀比你大和比你小的人）維持社交關係。
- 在學校或社區擔任志工。
- 尋找社區中是否有像是教做菜或擔任教練等讓你能傳承技藝的活動。可以先看看附近的活動中心或社區大學有沒有適合的活動。
- 至少和一位你信任並倚靠的知心朋友經常聯絡（例如每個星期一次）。
- 增加新的人際關係或社交活動。每天都去有機會和他人見面與互動的地方逛逛（例如商店或公園）。
- 挑戰自己去嘗試有組織的旅遊團或是讀書會。
- 認養寵物。照顧貓、狗或鳥是很好的社交生活催化劑，還能讓人有目標感，同時生活作息也更有組織。成人與動物互動的好處包括減少憂鬱、焦慮和社交孤立感，還能降低血壓和心臟病發作的風險，並增加活動量。養狗是與人展開話題的好方法，不管遇到認識或不認識的人，都能藉由寵物破冰。比起單純散步，遛狗讓人更有機會與他人有社交接觸和對話。

- 感到孤立無援時，請向宗教領導、求助專線或治療師等專業人員尋求協助。

我和加州大學洛杉磯分校的蓋瑞・斯莫醫生（建議使用牙線的那位）面談時，他建議了「一石三鳥」的方法：找一位朋友或鄰居一起散步，聊聊你擔心的事，這樣不但運動了，還跟人有了面對面的互動，同時又能理一理自己憂慮的事，是促進大腦健康的良藥。關於人際關係的基礎，BrainSpan的丹・強斯頓提出了一個很好的觀點〔19〕：「你必須有好的大腦，才能有好的人際關係。」這是一種美好的良性循環：好的人際

18 Janelle Wohltmann of the University of Arizona has been conducting this on-going study. She presented these findings at the International Neuropsychological Society Annual Meeting in 2013. www.tucsonsentinel.com/local/report/022013_facebook_for_seniors/ua-study-facebook-use-gives-seniors-cognitive-boost/.

19 編註：BrainSpan的丹・強斯頓亦見於第二章。本書作者也是BrainSpan的諮詢顧問。

關係對大腦有益，健康的大腦也有益於人際關係。

就像早期失智症患者知道的，即使大腦沒有非常敏銳，也能建立良好的關係。許多人因為記憶力或認知衰退便羞於見人，開始封閉自己，再加上他們的老朋友很可能也不知道該對他們說什麼好，久而久之，關係就這麼淡了，結果跟我們所說的良性循環恰好相反。這一點對家中有失智症患者或是照顧失智症的人特別重要，你必須讓患者盡可能維繫住原有的關係，或是建立新關係。記住：失智症不會傳染，你的一個微笑或開懷大笑很可能就是絕佳良藥。

最後，不要低估適當肢體接觸的力量。牽手能減少壓力荷爾蒙皮質醇分泌。友善的碰觸可以使人心情平靜。換句話說，簡單的碰觸也是與他人保持連結的方法，對對方、對你自己都有好處。

9

融會貫通，付諸行動——十二週大腦精進計畫

Putting It All Together: 12 Weeks to Sharper

第一，抬頭看天上的星星，而不是地上的腳。第二，永遠不要放棄工作。工作能讓你覺得人生有意義、有目標，不致空虛。第三，如果有幸遇見了真愛，別冷落它，不要輕易把它拋開。

——史蒂芬．霍金

一九九〇年代末期，我有機會跟史蒂芬．霍金相處了幾天。當時我在白宮協助總統和第一夫人安排幾個晚上的活動〔1〕。在討論要如何為科學慶賀時，我們一致同意邀請這位著名的理論物理學家做為特別來賓。由於漸凍症的關係，霍金用（一根手指頭）打字的方式將他的演說輸入電腦，在上台後開始播放。我們甚至事先安排了當晚的問答時間。我知道當晚的聽眾都被他在物理世界的才華深深吸引，但是事隔二十多年，還讓我念念不忘的卻是他的人生經歷。疾病逐漸掠奪了霍金走路、說話的能力，讓他

無法跟大部分人一樣體驗生活。但是沒有任何人或事能奪走他的心智，一直到安靜離世那天（正好是愛因斯坦的一百三十九歲冥誕），霍金的心智始終保持敏銳。

從小，我就明白每個人都「擁有」自己的大腦。就像霍金一樣，我從來不把自己的心智視為理所當然。我小的時候，父親曾被襲擊和搶劫過。家中的每個人都深受創傷，我不知道我把家人受侵犯這件事內化了多少，但我感覺就像是自己受侵犯一樣，覺得那個壞人從我身上奪走了某個東西。有一回，我跟一位老師提起這件事，他（指著自己的頭）告訴我：「他們什麼都能拿走，就只有這個拿不走。」

確實如此。外界總有人覬覦我們的錢財、想要短暫破壞我們的生活，但他們沒辦法奪去我們的大腦。每個人的大腦都是獨一無二的，對世界都有自己獨到的見解。感官刺激——透過嗅覺、視覺、聽覺、觸覺和味覺——進入大腦後，會經過數百個中繼站，每個中繼站都會微調這些刺激，所以最終大家得到的理解是極其個人化的，這也是為什麼我們每個人的生命會如此不同。我想要一直擁有像指紋一樣獨一無二的大腦，過著充滿冒險與發現的獨特生活。我希望你也是如此。

我已經給了你很多資訊，大部分都是在教你如何讓大腦保持敏銳。現在我要提供你一個為期十二週的計畫，讓你在日常生活中實踐這些資訊。永遠別忘記大腦有不可思議的可塑性——可以藉由你的經驗和習慣重新塑形和連結，而且只要十二個星期就能見效，就跟訓練肌肉一樣。

要你放棄最喜歡的食物、讓平時不運動的你開始運動、嘗試冥想，還要出門去與人建立關係，可能會讓你一時不知失措或無法接受。我知道對某些人來說，戒糖、多運動流汗很困難。改變是一種挑戰，改變經年累月的習慣更是不容易。如果你的意志力薄弱，可能會懷疑這在現實世界真的可行嗎？

讓我告訴你，可以的。嘗試一下，體驗最初的效果。我敢說，短短幾個星期內，你就會發現焦慮的念頭減少、睡得比較好，也更有精神。你會覺得大腦比較清楚、不那麼情緒化，面對每天的壓力也比較有韌性。漸漸的，你的體重很可能會減輕，一些新陳代謝和免疫系統功能的生化檢驗結果也會大幅改善。

開始執行這項新計畫前，最好先跟醫生討論，特別是你有糖尿病之類的健康狀況時。不要擅自改變醫生開的藥物或建議。可以請醫生先做個基準檢驗，來判斷你是不是能從新陳代謝的角度降低風險。就像我提到的高血壓、膽固醇、血糖和發炎等，都會影響認知衰退的風險。你可以透過生活型態，或許再配合藥物，來改善這些數字，讓它們回到正常範圍。先以一般的標準血液檢查掌握現況，下面訂出來的計畫會幫助

1　譯註：作者在一九九七年柯林頓的第二任總統任期期間，獲遴選為白宮學者（White House Fellowship），擔任希拉蕊的特別顧問，主要工作為協助第一夫人撰寫與醫療和健保議題相關的講稿。

你處理這些重要項目。計畫完成後，再次進行檢驗。我想你的情況會改善的。

每天做一點改變就好。你不需要很精準的按計畫執行。我只要你盡力而為，在接下來十二週以每星期增加至少一個新習慣為目標。

在這十二週內，你將達成下面這五大目標：

1. 讓每天的活動量多一點，並在生活中建立運動習慣。
2. 透過學習和心智挑戰，找到刺激大腦的新方法。
3. 把擁有能充分獲得休息的睡眠視為要務，並將減壓操練融入每天的生活中。
4. 以新的方法滋養你的身體。
5. 與他人建立真誠的人際關係，並維持有活力的社交生活。

第一個星期，你將從根據護腦五大支柱而來的五個新習慣開始，第二個星期重複這些習慣。接下來的每個星期都加入新習慣，直到第十二週擁有全新的生活節奏為止。完全建立並長久保持這些新習慣可能要再花多一點時間，但這十二週是很好的開始，它就像你的發射台一樣。不需要任何準備工作，你可以從現在就開始。當中有些事是需要計畫的，像是健身的時間、採買我建議的食材，或是週末跟朋友相聚，你可以視情況安排。

不用購買任何東西來完成這個計畫。我認為參加寫作課或瑜伽課是很好的投資，但它們不見得符合你的興趣。你可以根據自己的需求和興趣做調整。對我建議的項目不感興趣時，跳過它或以其他項目替代。我希望這個計畫是有彈性、可行的，而且符合個人需求。不要懷疑自己做不做得到，我的設計非常簡單實際。最重要的是，你可以把它調整成像是為你訂做的一樣。

第一週和第二週：擁抱護腦五大支柱

接下來兩個星期，你將從五個部分來增進大腦健康。

多活動

如果你已經有固定運動的習慣，請繼續保持，但也試著做點不一樣的運動來刺激不同的肌肉，給身體一點新鮮感，例如平時慢跑的人可以試試游泳或騎腳踏車。將目標訂在每天運動三十分鐘，一個星期至少運動五天。另外，一個星期至少要有兩天或三天的負重訓練，但是別連著兩天做，好讓肌肉有時間休息。不想做太激烈的運動時，可以選擇健走或參加有助恢復元氣的瑜伽課。

至於那些許久沒有運動的人，是時候動一動了。如果你從來不運動，可以從五到十分鐘的爆發式運動開始（三十秒鐘全力衝刺後，休息九十秒），每個星期至少三次，每次二十分鐘。你有各種選擇：出門走路，調整走路的速度，並搭配不同坡度的路段；在室內使用跑步機或爬梯機；參加線上運動課程。現在就拿出你的行事曆，安排運動時間吧。

在完全無法撥出時間正式運動的日子，也試著騰出幾分鐘來增加身體的活動量。我們需要更多站立、走動和活動的時間，來抵消坐一整天對身體帶來的傷害。研究指出，三次十分鐘的運動跟一次三十分鐘的運動，為身體帶來的鍛鍊效果和好處差別不大。沒有時間運動時，想想看怎麼調整你的例行工作，讓它們可以跟運動結合，例如和同事邊散步邊開會，或是一邊看電視、一邊完成幾個地板瑜伽動作。限制自己坐著的時間。每次要坐下時就問問自己：「我可以保持站立，或是持續活動身體嗎？」講電話時可以一邊走動、能爬樓梯時不搭電梯，或是把車子停遠一點。每個小時就起身走一走，或是原地跑步五分鐘。活動量愈大，對身體和大腦愈有好處。

置身學習

第五章中，我提到認知刺激的重要性。你經常看書嗎？學習本科以外的知識嗎？

考慮過學新的語言嗎？上個畫畫課或烹飪課呢？參加寫作社團，完成寫書的願望？現在時候到了。不需要馬上投入，但是你可以開始探索可能性。看看附近的大學有沒有成人教育課程，或是地區的活動中心有沒有合適的課程。這些準備工作可能都可以透過網路來完成。

健康的睡眠

第六章中，我提到許多建立良好睡眠習慣的建議。如果你每天晚上的睡眠時間少於六個小時，可以試著增加到至少七個小時。如果想要擁有生理運作正常和健康的大腦，這是最基本的要求。要是你不知道從哪裡著手，試試看下面的方法：

- **調整你的晚餐時間**。讓晚餐時間和上床時間相隔三個小時左右，好讓身體有充足的時間消化晚餐，做好上床睡覺的準備。避免晚上大吃大喝。下午兩點過後避開含咖啡因的東西。
- **遵守你的睡眠習慣**。不管有什麼事，試著每天都在差不多的時間上床和起床。上床前的一個小時做些讓你靜下來的活動，好比泡個熱水澡或讀本書。讓房間裡保持安靜、黑暗，避免電子產品。除此之外，每天至少做十五分鐘紓壓活動，例如深呼吸、冥想或寫日記。只要十五分鐘就好。

請你跟我這樣吃

我試著只在天亮著的時候吃東西，有人稱它為「時辰飲食」——「時辰」是指按著身體對時間的感受，配合二十四小時的晝夜節律生活。我認為不只吃什麼重要，什麼時間吃也很重要。我的早餐吃得像國王，午餐像王子，晚餐像農民。在一天開始時吃多一點對我很有幫助，研究也指出只要能堅持，我們可以愈吃愈少。我很少吃零食，不像大多數的人會把吃東西當成消遣，或是從吃東西尋求慰藉。

二〇一七年夏天，我在亞馬遜雨林的提斯曼（Tsimané）原住民部落住了幾天。那是我一生中最瘋狂的經驗了。我先從玻利維亞的拉巴斯（La Paz）飛到亞馬遜邊緣的小鎮魯雷納瓦克（Rurrenabaque），接著，從那邊乘四輪驅動車深入雨林。最後，再以獨木舟在亞馬遜河的主流和支流划行數個小時，才抵達這個部落。之所以走上這趟旅程，是因為我聽說提斯曼部落的人沒有心臟病、糖尿病或失智症。這是件不得了的事，反觀美國人，每天花在心臟疾病的費用就高達十億美元，即使這麼做了，它不管在男性或女性都還是最大死因。而在亞馬遜的雨林中，這個連健保系統都沒有的國家究竟有什麼祕密，是做為全世界首富國家之一的我們不知道的？我決心去尋找他們的祕密。我和一位部落成員用魚叉捕魚，他認為自己應該是八十四歲，但不是很確定。他脫了上衣，在獨木舟上站穩，然後盯著河水拿魚叉叉魚。他的視力非常好，聽力也是。整個部落的居民基本上都是這樣。我發現他們吃的東西裡碳水化合物佔七十%（未精製或加工）、脂肪佔十五%，蛋白質也是十五%。這也是我理想中的分配。

提斯曼部落的人每天會走（不是跑）大約一萬七千步。他們很少坐著，另外每天睡眠九個小時——聽到雞叫就起床了。我要澄清一點，他們的壽命沒有比較長，因為他們通常會因為意外、被蛇咬、生小孩等創傷而死亡。但是一直到死去之前，他們的身體往往是健康的。

開始採用S.H.A.R.P.計畫的前兩週請避免在外面用餐，這樣能讓你更專注於達成飲食計畫目標，將來非得在外用餐時，會更容易做正確的選擇。我們要利用這兩週大大降低你對食物的慾望，將來看到菜單上滿是對大腦有害的食物時，誘惑不會那麼大。工作的地方通常沒有廚房可用，那就自己帶午餐。記住S.H.A.R.P.的原則（見第七章的詳細描述）：

S 減少糖分攝取。

H 聰明補水。

A 增加天然的omega-3脂肪酸來源，例如冷水性的野生魚類。

R 縮小食量。

P 事先做好用餐計畫。

下面是一些餐點建議：

更好的早餐

在酥皮麵包、甜甜圈、貝果或早餐麥片外，試試下面的選擇：

- 加了大量各種顏色蔬菜的蛋餅，配一片塗了杏仁醬的吐司
- 燕麥加點肉桂、藍莓和壓碎的生核桃，再淋上一點蜂蜜
- 低脂原味優格加上亞麻籽、新鮮莓果和一湯匙天然楓糖漿（不是用果糖含量高的玉米糖漿做的那種）
- 全麥鬆餅配藍莓和壓碎的核桃，再加上一湯匙天然楓糖漿

不要喝果汁、冰沙、星冰樂，改喝水、黑咖啡或茶。儘管果汁、冰沙很受歡迎，但我通常不碰它們。我們的消化作用從嘴巴開始，就算是健康的果汁或冰沙也不太會被吸收，因為消化作用還沒開始，它們就已經經過胃和小腸前段了，根本來不及吸收

裡頭的「好東西」。要注意，我們喝東西的目的是補充水分，而不是從中獲得熱量和營養。要獲得熱量和營養應該改吃其他食物。

過去幾年，我一直在「喝」一種需要嚼的果汁（市面上有幾種這類飲料）。它裡面加了完整的蔬果和堅果，所以你會被迫用嚼的，這麼做能刺激唾液中的澱粉酶釋放，啟動消化作用。也因為有咀嚼的動作，你的胃和消化道都會開始為咀嚼過的食物團做好準備，讓接下來的吸收更有效率而完整。如果一定要喝果汁或冰沙——在忙碌的早晨確實很方便——試試看這種需要咀嚼的替代品，別忘了選擇含糖量低的。

更聰明的午餐

與其在速食店外帶或是買高度加工過的食物，不妨試試下面的選擇：

- 有各種顏色的蔬菜沙拉，再加一份含有優質蛋白質的雞肉、鮭魚或豆腐，灑上一點種籽或堅果，再淋上初榨橄欖油和巴薩米醋。
- 用全麥麵包或酸種麵包做的火雞或烤雞三明治，加上一份綠色沙拉
- 用水或是不含糖的茶來代替汽水或能量飲料，或是試試含有紅茶菌的康普茶（kombucha）。午餐過後想來點甜的時，可以吃一份水果或是兩塊黑巧克力。

我的晚餐

一樣，避開速食，再加點跟朋友或家人的餐桌閒聊。試試下面的建議：

- 墨西哥辣豆醬火雞排和一份生菜沙拉
- 用喜歡的香料（我喜歡用薑黃——你應該知道為什麼！）調味的烤魚或烤雞肉，再加上烤蔬菜和野米
- 簡單的義大利麵配上自製的青醬，再加一份沙拉
- 水是你最好的選擇，可以喝一點酒，但最好是紅酒。試試看能不能不要吃甜點。

其他：如果你的醫生允許你間歇性的禁食，你可以試著一個星期裡選一天或兩天晚上七點或八點過後不再吃東西，一直到隔天早上九點或十點才吃下一餐。在禁食的這十二個小時中，其實你大部分的時間都在睡覺。激烈一點的話，看看能不能跳過早餐不吃，禁食十六個小時。再次提醒，要確定自己的健康狀況允許後，才這麼做。如果患有糖尿病，一定要事先向醫生諮詢。

與他人互動

第八章裡列出了幫助你提升社交生活的方法。如果你認為自己算是社交活躍的人，那麼恭喜你，請繼續保持。如果覺得自己比較孤立，試試打個電話給許久未聯絡

的朋友，或是把邀請朋友到家裡吃頓飯當成目標。

第三週和第四週

在下列選項中選擇至少兩項，把它們加入你的日常生活中：

- [ ] 盡可能在每天午餐過後快走二十分鐘。
- [ ] 邀請一位鄰居到家裡吃飯。
- [ ] 一個星期中，至少有兩餐吃冷水性魚類，像是鮭魚或鱒魚。
- [ ] 下載一個冥想app，開始每天使用。
- [ ] 如果你還在喝汽水，不管含糖或無糖，請試著停掉，改喝白開水。喝氣泡水或調味水也可以，但裡頭不能含有糖或人工甘味劑。早上還是可以喝茶或咖啡。

第五週和第六週

在下列選項中選擇至少三項，把它們加入你的日常生活中：

- [ ] 如果你還沒開始寫感恩日記，就從現在開始。每天早上花五分鐘列出五位你想感謝的人，或是五件感恩的事。天氣允許的話帶日記到戶外去，在早晨的陽光下，一邊呼吸新鮮空氣，一邊做這件事。想想前一天有沒有發生什麼值得你感謝的事，感謝的人或事跟之前的重複也沒關係，就算只是感恩自己能達成每天的目標而感覺良好也可以。

- ❑ 把固定運動的時間拉長十五分鐘。
- ❑ 試試瑜伽、彼拉提斯課程，或是和朋友去健走。
- ❑ 拒絕所有加工食品。
- ❑ 在睡前多加一項紓壓活動，例如泡個鹽浴，或是做會兒正念冥想，找個安靜舒服的地方坐著，把注意力放在你的思考和感受上。就這麼簡單！毋須論斷、沒有問題要解決、沒有清單要列，只要靜靜坐著，專心呼吸。

第七週和第八週

在下列選項中選擇至少三項，把它們加入你的日常生活中：

- ❑ 在社區中，或是孩子或孫子的學校裡尋找擔任志工的機會。騰出時間做這件事，肯定值得。

- ❑ 逛逛當地的傳統市場，買些新鮮的食物。
- ❑ 如果你今年還沒做過健康檢查，約個時間請醫生幫你評估一下。如果目前有服用藥物，別忘了告訴醫生，並坦誠的跟他討論你的認知衰退風險因子。
- ❑ 手寫一封信給一位家中的晚輩，將你人生學習到的重要課題傳授給他。
- ❑ 挑一本你覺得有趣，但內容或型態不是你平常會讀的書看。

第九週和第十週

這邊，我想要先請你回答下列問題，然後根據回答做調整：

- ❑ 我是否每週運動五天，每次至少三十分鐘，當中包含至少兩天的負重訓練或肌力訓練？
- ❑ 我是否學了新事物來挑戰大腦，並要求自己發展不一樣的技能？
- ❑ 我是不是大部分時候都有良好的睡眠，也對壓力做了適當處理？
- ❑ 我是否遵守S.H.A.R.P.的飲食計畫？
- ❑ 我是否和家人朋友保持互動？

如果你的答案是否定的，請回頭去讀對應的章節，看看能否為自己的生活型態做必須的改變。如果還是沒得到預期的結果，或許你該尋求專家的協助。例如睡眠問題如果持續困擾你，請醫生幫你做個睡眠檢測，並確認目前服用的藥物會不會影響睡眠。如果長期壓力是你的問題，或是你覺得自己可能有憂鬱症，請尋求合格的精神科醫生或治療師協助，也可以雙管齊下。

比起包括你的基因在內的其他因素，環境對你的習慣養成或維持影響都更大，需要特別留意。二〇一九年，兩個原本被看好、已經進到第三階段臨床試驗的阿茲海默症藥物都突然喊停，因為它們的效果和安慰劑沒有差別。這個藥物應該要移除破壞性β類澱粉蛋白斑塊的。除了希望再次落空，也再度證實這個疾病極為複雜，並提醒我們先別指望有某種拯救大腦的神奇藥物出現。現有拯救大腦的方法就是把重點放在預防上，並藉由控制環境來維護大腦健康。環顧四周，你常處的環境是不是有利於健康生活呢？

第十一週

這個星期，想想你希望家人如何面對失智症，包括阿茲海默症在內。這是個敏感的話題，更不是我們樂於去想的事。但是事先討論這件事並做好準備很重要。就像瑪麗亞．雪里佛提醒我的，阿茲海默症這樣的疾病帶來的影響，包括情緒上、經濟上和身體上的。跟你的孩子談一談。寫下你的心願，盡可能坦誠面對各種假設情況。我會在這本書的第三部針對這個議題給你一些建議，讓你知道有哪些選擇。

第十二週

恭喜你，來到了最後一週。寫下你過去這幾個星期所做的改變，並問自己：哪些方法有用？哪些沒有用？我還可以怎麼做得更好？接著利用這週做接下來的計畫。找個朋友一邊快走、一邊把困擾你的事情告訴他。

列出你會持續執行、不會輕言妥協的事項，例如每天運動，固定上床時間，並遵循S.H.A.R.P.的飲食原則。考慮下載個可以記錄每天走路步數或睡眠狀態的app。這些工具不見每個人都適用，或許你可以找到幾個幫助你維持大腦健康的小程式。記得要在堅持中保有彈性。偶爾偏離計畫時，回到正軌便是，沒有必要自我批判。訂個具有強大動機的目標並寫下來，或許是和家人進行一場生態之旅，或是在你居住的城市跑步或健走十公里。決心注重健康的人通常有某些理由，例如「我想要提高工作效率，並擁有更充沛的精力」、「我想要活得久一點，而且不要生病」，或是「我不想要像我母親那樣死去」等。時時刻刻將這些目標放在心裡。這麼做除了能讓你維持健康的生活型態，也會幫助你在偶爾鬆懈時重回軌道。這是句老話了，卻非常真實：追求進步比追求完美更重要。

PART 3

診斷
做什麼好，該怎麼做

THE DIAGNOSIS
What to Do, How to Thrive

馬里斯特民調中心（Marist Institute for Public Opinion）的調查指出，被診斷出阿茲海默症帶來的恐慌，勝過診斷出包括癌症和中風在內的重大疾病。

我們每個人大概都認識某個患有失智症的人，也許是家人、朋友，甚至是自己，恐怕沒有什麼比阿茲海默症確診更具毀滅性了。聽到這個消息時，那些關於阿茲海默症的統計數據都浮現了。無法治癒、已經十五年沒有治療失智症的新藥物問世，九九．六％的藥物試驗都以失敗收場，我們已經在四百多條死胡同上砸了數十億美元了。（食品暨藥物管理局馬不停蹄的在審查實驗性藥物，就在你讀這本書的當下，說不定就有藥物被批准了。）

我們認識阿茲海默症已經超過一個世紀，但仍然不知道該怎麼治療它，更別說治癒它了，它依然是複雜而難以應付的致命殺手。被診斷患有失智症也會對親人的情緒、經濟和身體造成打擊。二〇一六年，有將近一千六百萬名家庭成員和朋友，提供了阿茲海默症或其他型態失智症患者超過一百八十億小時的無薪照護。

這些毫無疑問都是壞消息，但是在寫這本書的時候，許多人提醒我希望的曙光已經開始顯露。別忘了，四十年前，不管哪種癌症都是不治之症，但現在許多人都存活了下來。一九八一年愛滋病初登舞台，但現在它也不再無藥可救了——有些人甚至認為它可以治癒。研究人員非常有把握治療失智症的方法很快會問世，不但如此，還會有新的診斷方式讓我們能提早發現，提早治療，得到更好的效果，在延長並提升失智症患者的生活品質上都將出現大幅進展。失智症不會是話題終結者；「確診就沒輒了」這句話該改口了。相反的，許多人反而在確診後找到了新的人生目標和熱情所在。接受生病的事實和重新規劃未來確實是辛苦的過程，因為這個未來充滿了不確定與未知。每個人的經歷各有不同，但可以依自己的獨特需求和資源做最合適的安排。

這本書的最後一部分，我將把焦點放在腦部疾病，特別是各種失智症類型的診斷與治療。我也會告訴大家如何利用現有的知識，來面對這些令人難以接受的診斷，並持續擁有充實的生活。不管是當事人或是照顧者，都不需要將失智症確診當成被判了死刑一樣。我希望能為你帶來盼望。再過十年，第一批千禧世代就要四十九歲了，X世代的人要滿六十五歲了，而第一波戰後嬰兒潮的孩子轉眼間也八十四歲了——這是失智症最普遍的年齡。是該終結這個疾病了。

10 診斷並治療生病的大腦
Diagnosing and Treating an Ailing Brain

人類壽命增長和老年人口增多為國家帶來了各種契機：從他們汲取技能和智慧的契機，向他們表示尊敬和認同的契機。一個國家光是增添歲月還不夠——我們的目標是為這些歲月增添新的生命。

——約翰．甘迺迪

剛進入新聞界時，我以為我會從事醫療政策和照護系統發展的報導。這是我之前在白宮做的工作，也是我寫作生涯早期的基礎。儘管我規畫好了未來，但轉捩點來得突然，讓我措手不及。二〇〇一年，我開始在CNN工作的三個星期後，發生了九一一恐怖攻擊的悲劇。我瞬間成了國際新聞網路中報導這項危機的唯一一位醫生。不久後，我去了阿富汗報導衝突事件、炭疽病毒事件和伊拉克戰爭。不管對工作或對個人，這些都是非常大的震撼。

我來自密西根州的鄉下小鎮，過去從沒接觸過戰區或軍事，如今卻必須置身完全陌生的國度，承受極大風險，擔心自己的安危，這是個極具挑戰的經驗。見到一線人員、護理師和醫生親上火線，出生入死的拯救生命，這為我帶來很大的衝擊。至今，我依舊對他們全然無私的精神印象深刻。他們拯救的通常是完全不認識的人，有時甚至是俘虜的敵人，然而他們卻甘願冒生命危險，去幫助根本不認識的人。這是我報導過最具人性的故事。我下定決心，要持續報導這些一線人員的故事，這是我過去二十年前往世界各地報導戰事、天災和疾病爆發等新聞的初衷。即使是在完全的絕望與黑暗中，我要告訴大家人性的光輝依舊在。

寫這本關於大腦健康的書，跟我在戰場上或遭遇毀滅性災難時的經驗一樣，因為失智症就是我們的戰場。有些人可能會對這個比喻不以為然，但是我親眼目睹過，這個疾病對一個家庭帶來的破壞與毀滅無異於其他災難。神經退化性疾病造成的死傷更是不在話下，不只是病人本身痛苦，連帶他周圍的人——從家人、朋友，到任何提供照顧的人（當中有很多可能是自願者）都會受到折磨。消耗的不只是體力，還有精神，以及大量時間與金錢。研究界遲遲未能提供有效的治癒方式更是莫大的挫折。受害者打的是長期抗戰，一拖便是數年，甚至數十年，而且毫無治癒的希望，對話總在期望與實話間閃爍不定。但是就如我在這本書接下來要談的，失智症的治療方法已經開始改變了。我們的對話不再只有沮喪，而是可以把目光擺在病人照護的進展，並重塑我們的經驗，特別是在早期診斷與介入上，讓失智症患者和照顧者在我們找到治癒的方法前，還是能保有良好的生活品質。

我最近有個機會和比爾．蓋茲坐下來談談關於阿茲海默症研究的事。他告訴我他非常樂意投資找出阿茲海默症的治療與治癒方法。原來，跟大部分的人一樣，他也非常害怕自己日後會喪失記憶。我們討論了不少大腦領域的研究方向，以及如何更好的規劃它。就阿茲海默症而言，有一大部分的資源都用在尋找治療方法。這點不難理解，但也意味著資源被從像是早期發現和應對措施等更簡單的目標抽走了，而這些項目也很重要。別忘了，早在出現症狀的幾十年前，類澱粉蛋白就開始累積了。很不幸的，這也代表這個疾病的發展過程複雜，一旦病人出現臨床症狀就難以治療。然而，就算無法治癒，我們還是可以從阻止症狀出現著手，讓病程停留在無症狀失智症的階段。我對這個可能性非常興奮。在神經外科的世界裡，我們不時提醒自己，我們的目標不是在改善患者的大腦掃描，而是要試著讓患者本身變得更好。患者的大腦有類澱粉蛋白斑塊不要緊，只要沒有失憶或其他症狀，就是非常理想的結果了。事實上，我們知道許多人的大腦雖然有類澱粉蛋白和 tau 蛋白，卻從沒有出現失智的症狀。科學家一直到最近才開始探索當中的原因，但是從健康的生活型態便能延遲失智症發作或減輕它的症狀來看，我們現在就有降低失智症罹患風險的能力。所以，我們首先要確定的，是大腦研究規畫必須以病人為中心，即使不是完美的新療法也可以。沒有錯，患者想要的是有效的治療方法、是痊癒，但階段性的成果也值得我們追求和慶賀。

寫這本書讓我發現在科學研究這個領域，集體思維的傷害有多大。一旦某個著名的科學家提出了一個理論，並獲得近一步驗證該理論的研究經費後，其他實驗室便一窩蜂的跟進。這導致最後大家都在驗證相同的理論，而在阿茲海默症的研究歷史裡，這就是類澱粉蛋白理論了。（我們也在愛滋病的試驗中見到了相同的狀況。同時有多個全世界規模極大、所費不貲的臨床試驗都在測試相同的東西。最後全軍覆沒了。）在美國退休人協會和比爾・蓋茲的資助下，全球最大且全數用於探索失智症並發展革命性療法的失智症研究基金（Dementia Discovery Fund），讓非主流的阿茲海默症研究，像是神經膠質細胞或許會活化免疫系統，或是腦細胞的能量壽命或許是導致生病的原因等，也有了公平的機會。美國退休人協會貢獻了六千萬美元的資金，聯合健康集團（United Health）[1]和奎斯特診斷公司（Quest Diagnostics）也追隨了他們的腳步。還有一點很重要，那就是讓研究員在嘗試各種可能時，有個可以分享數據的研究平台——否則大家研究的很可能都是相同或是錯誤的理論。許多人，包括比爾・蓋茲、國家老齡化研究中心、美國退休人協會等，都在為這件事努力。

身為神經科學專家和記者，我經常有機會與數字背後的人打交道。也因為這樣，我知道阿茲海默症患者過的是什麼樣的生活。有些案件令人驚訝，而這些患者的經驗都在為面對這個疾病提供新觀點與想法。桑迪・哈柏林（Sandy Halperin）的例子對我而言更是如此。

擁抱希望

「我們其實就是我們的想法和我們的大腦組成的，」那是二〇一三年春天，桑迪這麼告訴我。他和太太蓋兒（Gail）住在佛羅里達州的一個退休社區，過著獨立的生活。這點讓我非常訝異，畢竟他在二〇一〇年六十歲時，被診斷患了早發性阿茲海默症。他不知道早在三十五歲時，這個疾病便緩緩在他的大腦中成形了。到了他開始出現用字困難和健忘的狀況時，病情已經惡化。桑迪承認，在正式確診的前幾年，症狀就悄悄出現了，只是他不願意承認，他的家人也沒注意到那些徵兆。

忽略這些症狀，拖延尋求醫療協助的情形不少見。疾病管制局的數據指出，近

1 譯註：聯合健康集團是全球營業額最大的健康保險及衛生資訊科技公司。

十三％的美國人在六十歲後有記憶喪失或混淆的狀況，但是大部分——八一％——的人都不會跟醫療人員提及他們的認知問題〔2〕。大部分的人記憶確實會隨年老而變得遲緩，只不過這件事還是應該告知醫生。如果已經進入阿茲海默症發病初期，代表問題在多年前就開始了。介入性治療也好，結合藥物治療也好，你不應該浪費減緩病程進展和緩和症狀的寶貴時間。

桑迪生病後，我花了好幾年追蹤他的案子。他勇氣可嘉，仍願意打開他的家門和心門，讓我和我的團隊能在第一線，觀察患者被告知得了這麼難纏的疾病，不知道明天將如何的情形。

「沒有哪裡疼痛，」二〇一六年時桑迪這麼告訴我。我會這麼問他，是因為最近的研究指出，阿茲海默症發病初期主要的敵人是大腦發炎。桑迪想了好一會兒才回答我，說感覺像頭的前端塞了棉花。他開始用一度是哈佛大學牙科助教授的口吻娓娓道來，但突然又停下，因為他忘了我們剛才在討論什麼事了。他一臉茫然的看著我。「頭的前端，」我輕聲提醒他。「對，」他想起來了，接著再度清醒了幾分鐘。

桑迪也將他的生活和大腦向科學開放。他想要盡一己之力幫助醫界了解和治療阿茲海默症，即使他最後沒有從中獲得益處也無所謂。他不想要被判出場，也不想要在安養院虛度時日。他成了募款和不因為生病而感到羞恥的代言人。他呼籲患者保持積極，不要停止社交活動，就像他一樣。他在領英網站（LinkedIn）組了一個群組，參加的人有阿茲海默症患者、發言人和醫生等，他打算一直做到身體不行了，再把棒子交給下一個人。桑迪的故事或許不會有快樂的結局，但肯定是偉大的傳奇。

故事開始於他在佛羅里達州衛生署工作的時候。當時他發現自己的記憶開始出現問題，忘記的不只是鑰匙放哪裡或人名這樣的事。他的工作職責是為律師審查牙科案件，在上呈前先評估病人陳述的內容，接著做書面或口頭報告。這份工作需要考慮許多細節。有一天，一個理應記憶猶新的案子突然從他的大腦消失得一乾二淨。之後這種情況愈來愈頻繁，讓桑迪不勝其擾。有時律師要進辦公室跟他討論個案，他必須找藉口請他幾分鐘後再來，好爭取一點時間喚起記憶。這種混亂的狀況不能永遠下去，桑迪再也隱藏不了自己的症狀了〔3〕。

在我寫這本書之際，桑迪的病情更加惡化了，他只能盡量處理症狀和其他健康問

2 "Self-Reported Increased Confusion or Memory Loss and Associated Functional Difficulties Among Adults Aged ≥60 Year—21 States, 2011," Morbidity and Mortality Weekly Report, May 10, 2013, www.cdc.gov/mmwr/preview / mmwrhtml/mm6218a1.htm.

3 Sandee LaMotte and Stephanie Smith, "Sandy's Story: Fighting Alzheimer's," CNN Health, www.cnn.com/2015/10/12/health/Alzheimers=sandys-story?.

題帶來的長期疼痛。負責照顧他的是結婚四十多年的太太和兩個成年的女兒，還有他的孫女（六十%的照顧者是女性）。親身經歷這些課題的他想要告訴大家：「每個人都有終點……我的或許會比較早到來，但我現在要做的是過好每一天。我想告訴大家，就算得了失智症，還是能擁有美好的人生。我要他們知道：他們還是可以過有品質的生活。」

我一直忘不了這段話。太多人在知道自己生病後直接放棄了。要知道，希望與樂觀的態度會影響一個人的健康和預後。有些人雖然病了，卻依舊抬頭挺胸，還不忘幫助他人。這正是桑迪・哈柏林所做的。

一分預防勝過十分治療

治療失智症的關鍵在於預防，很巧的，降低失智症罹患風險該做的那些事，正好也是失智症患者想要改善生活品質該做的事。從罹患阿茲海默症到出現症狀，大約是二十到三十年，這是理查・艾薩克森醫生最強調的觀念，我也已經提過好幾次了，因為它真的很重要（而且會讓我們不禁為自己的孩子考慮）。這讓我們有機會介入並延緩，甚至預防阿茲海默症。每一位我請益的專家都提到，從大腦開始發生變化到症狀出現中間有好一段時間。我們稱這段時間為「臨床前期」(preclinical time),這是艾薩克森等人的研究重點。

正如我前面提到的,在二〇一九年的阿茲海默協會國際研討會上,艾薩克森發表了一份革命性的研究,提到改變生活型態最快能在十八個月見效。他的作法是對每個人進行醫學篩檢和評估,安排個人化的計畫,針對生活上可以調整的部分擬定策略。內容不外乎飲食、運動、睡眠、保健食品,必要時搭配藥物。我在本書的第二部已經列出這些策略的大綱。大腦沒有疾病徵兆的人在採取他訂的計畫後,可以讓大腦年輕三歲。更重要的,那些已經開始喪失記憶以及被診斷有阿茲海默症的人,也有了明顯的改善。他相信他可以幫助他們讓時間回頭。那些大腦有疾病徵兆但還沒出現病症的人,可以將發病時間延緩幾年。雖然不能完全阻止病情繼續發展,但能盡量延緩它的發展也是很偉大的成就。如同第七章提到的,共有一七六位年紀在二十五歲到八十六歲的人參與這份研究,並接受了他提供的個人化建議。平均下來,每個人有二十一個建議事項。有些建議非常直接:吃某種魚、在飲食中加入莓果類,以及規律運動等。這些是抵禦疾病的天然「藥物」,事實上,只要完成建議事項中的六十%,就能改善輕微的認知障礙,這點不得不叫人佩服。

雖然這些參與者在研究一開始並沒有認知問題,或是只有輕微的問題,但他們都有阿茲海默症的家族史。艾薩克森稱他的方法為阿茲海默症預防措施的ＡＢＣ：Ａ指的是人體計測（anthropometrics），像是體脂率或肌肉量；Ｂ指的是血液中的生物標記（biomarkers），像是膽固醇濃度、發炎指數、血糖和遺傳測試；Ｃ是指認知表現（cognitive performance），包括對記憶、反應速度和語言的測試。根據這些數據，他為每個人量身制定個人計畫，接下來每六個月重新評估一次，做必要的修改。

就像我的工作一樣，對艾薩克森醫生而言，病人的表現才是最重要的科學證據。他表示：「身為一位有家族史的醫生，我認為最重要的是花時間找到問題的核心，並制定計畫。當患者針對背後的生物機制做了調整，也會對典型的治療方法更有反應。這事不是只有神經科醫生才能做，任何醫生都可以。」他說的沒錯。我們不用去高規格的診所，就能接受預防大腦衰退的訓練，並且學習改變日常生活習慣來延緩疾病發生，或改善日益明顯的症狀。艾克薩森背書的許多介入策略或開給病人的「治療處方」，基本上跟你在這本書讀到的一樣。

迪恩・歐尼許醫生也是這條道路上的先驅。我前面提過他和加州大學舊金山分校的同僚做了隨機對照實驗，發現生活型態的介入能改變阿茲海默症的病程發展。他甚至用了「逆轉」來表示在疾病初期便遏止它繼續發展的可能性。他的方案和我們的十二週計畫差別不大，內容包括吃低脂、低糖、以植物為主的天然飲食方式；以冥想等方式紓解壓力；尋求社會心理支持。他還找了其他科學家合作，讓他的研究更加完整。來自哈佛大學的著名遺傳學家大衛・辛克雷爾博士（David Sinclair）測量基因表現的改變；加州大學聖地牙哥分校的羅伯・奈特博士（Rob Knight）追蹤微生物組的變化；加州大學舊金山分校的伊莉莎白・布雷克本博士（Elizabeth Blackburn）記錄端粒的長度改變（端粒是染色體末端與老化相關的DNA序列）；加州大學洛杉磯分校的史蒂夫・霍瓦斯博士（Steve Horvath）則測量分子鐘的變化。這些數據將幫助我們進一步了解阿茲海默症這個複雜的疾病，並指引我們治療與預防的新方向。

我應該做「阿茲海默症基因」的基因檢測嗎？

有好幾個基因都與阿茲海默症有關。雖然有四分之一的阿茲海默症患者有明顯的家族病史，卻只有百分之一甚至更少的人帶有會導致早發性阿茲海默症（或稱為家族性阿茲海默症〔familial Alzheimer's disease〕）的遺傳突變。患者在三十多歲就會出現病症；他們當中有很多人選擇參與臨床試驗，來幫助科學家近一步了解這個疾病。另一組基因跟常見的晚發性阿茲海默症關聯較大，但不是絕對的，也就是說，帶有這樣的基因不代表你這輩子一定會罹患阿茲海默症。這組基因中最常見的為APOE基因，它有三個等位基因：APOE2、E3和E4。每個人都擁有兩個等位基因，這兩個等位基因的結合——E2/E2、E2/E3、E2/E4、E3/E3、E3/E4或E4/E4決定了你的基因型。其中E2是最罕見的APOE，擁有這個等位基因代表阿茲海默症的罹患風險可以減少到四十%[4]。APOE3是最常見的等位基因，似乎對罹患風險沒有影響。出現在十%到十五%的人身上的APOE4，不但會增加阿茲海默症的罹患機率，還會降低發病年齡。擁有一個E4（E3/E4）等位基因，會讓阿茲海默症的罹患風險增加二到三倍；擁有兩個E4等位基因（E4/E4）則會讓罹患風險增加十二倍。雖然我們可以利用血液測試來檢驗一個人是否具有E4基因，但這個測試主要還是用於為臨床試驗篩選最容易罹患阿茲海默症的人。

帶有這樣的基因遺傳，只表示你的風險高一點，但不能決定一個人是否一定會罹患阿茲海默症，或是已經罹患了。向專家詢問我們該不該找出自己的APOE基因型時，他們的看法不盡相同。有些人贊成這麼做，認為知道自己的風險會讓人更努力去預防疾病發生。但也有人認為如果得到的是壞消息，會讓人難以承受，更何況我們也沒有適當的基因諮詢可提供支持。「基因諮詢」是由專家為你解讀基因組檢驗的結果，以及你面對的各種健康風險概率（他們屬於醫療專業人員；可以請你的醫生為你引薦）。我會想知道自己的基因狀態，但是建議大家要在醫生和基因諮詢人員的指導下做這件事。我也要再說一次：比起你的基因遺傳，生活型態更能影響你大腦的命運。

阿茲海默症的三個時期

桑迪．哈柏林的經歷點出了一個重要訊息：如果你注定會走到阿茲海默症這一步，那麼時間至關重要。就像癌症診斷一樣，你不想要拖到末期才處理，這時候任何延緩病程進展的介入都毫無意義了。阿茲海默症通常可以分成進程緩慢的三個時期：輕微（初期）、中度（中期）和重度（晚期）。也有人將這三個時期進一步從沒有障礙（第一期）到嚴重衰退（第七期）分為七個階段。但是這裡我使用的是阿茲海默症協會的病程歸類方式[5]。不論是發展速度或是嚴重程度，每個阿茲海默症患者在各個階段的經歷因人而異，因此我們沒辦法預測疾病接下來的發展。光是未知這一點就足以

4 See www.alzdiscovery.org.
5 See www.alz.org.

令人害怕。阿茲海默症患者在確診後，平均可以存活四到八年，但也有人能再活二十年，原因因人而異。很不幸的，大部分患者都是到了晚期才診斷出來，單身或身旁缺乏伴侶幫忙注意到認知行為改變或記憶障礙的人，更是如此。記住：阿茲海默症不是失智症的唯一型態。就如我概述的，其他型態的失智症症狀不見得一樣，還有些人的失智症是混合型的。這些疾病也有相似的發展階段。

阿茲海默症協會將阿茲海默症的病程分為三期：

初期：輕微阿茲海默症

初期階段的患者還是獨立自主的，可以開車、工作並正常社交。但是可能開始出現不尋常的記憶失誤或一時想不起來的情況，像是記不起常見的字詞，或是忘了日常用的東西放在哪裡。朋友、同事和家人等也開始注意到問題。這種情形又稱為輕微認知障礙，特別是失智原因不明時。醫生可以藉著詢問病人特定問題，來偵測患者是否在記憶和專注方面出現困難。常見困難包括：

- 找不到想要用的字詞
- 記不住剛認識的人叫什麼名字

- 無法在社交或工作場合執行任務
- 忘記剛才讀過的訊息
- 遺失重要物品或文件，或是忘記放在哪裡
- 逐漸失去計劃或組織能力

阿茲海默症的十個初期徵兆

1. 記憶喪失和忘記才剛發生的事
2. 情緒和性格變化（改變不見得很明顯，例如原本就意志力堅強的人變得愈來愈固執）
3. 社交退縮
4. 忘記重要物品放在哪裡
5. 無法完成熟悉的任務
6. 混淆時間與地點
7. 判斷力和決策能力變差

8. 溝通困難
9. 視力改變
10. 無法計劃或解決問題

中期：中度阿茲海默症

中期的時程最長，可達數年。隨著疾病進程，症狀會愈來愈明顯，患者需要更多照料。這時患者雖然記得生命中的重要細節，但逐漸無法做些簡單的生活事務，像是付帳單和做家事。

這個階段的病人會開始胡言亂語，無緣無故感到沮喪或生氣，或是出現令人意想不到的行為，像是不願意洗澡或穿衣服。大腦神經細胞受損的程度，讓他們失去表達想法的能力，執行日常任務也成了困難挑戰。常見的症狀包括：

- 忘記某些事件，或是忘了一段自己的過去。
- 情緒起伏大或變得退縮，特別是在社交方面或是挑戰心智的事上。
- 想不起自己的電話、地址，忘了自己是哪一所高中或大學畢業的。
- 不知道自己在哪裡，或不知道今天星期幾

- 需要他人協助挑選日常或特殊場合穿的衣服
- 大小便失禁
- 睡眠習慣改變，例如白天睡覺，晚上不睡
- 走丟或迷路
- 性格和行為改變，像是變得多疑，出現幻想或強迫性的重複行為，例如不停扭手、說同樣的話或擺同樣的姿勢。

晚期：重度阿茲海默症

晚期失智症的症狀已經相當嚴重，患者不再對環境有反應能力，無法與人交談，最後連控制肢體的能力也沒有了。他們或許還能說幾個字詞，但是基本上已經失去溝通能力，並且喪失了對疼痛的感覺。隨著記憶與認知能力持續衰退，性格上的改變十分明顯，日常生活也多仰賴他人協助。這個時期的患者可能：

- 需要全天候的日常生活與個人護理協助
- 對近期發生的事和周遭環境渾然不知
- 失去基本生理功能，例如行走、坐立，甚至吞嚥能力
- 溝通愈來愈困難

• 容易感染疾病，例如肺炎

令人難以置信的是，目前沒有任何測試能斷定一個人是不是患有阿茲海默症。即使掃描了大腦的類澱粉蛋白，我們還是不知道什麼樣的數值是正常的，或什麼程度的類澱粉蛋白累積會出現症狀。對於要累積多少類澱粉蛋白斑塊、以及斑塊要出現在哪才算罹患阿茲海默症，病理學家們至今尚未達成共識。美國預防服務工作組（U.S. Preventive Services Task Force）不建議進行篩檢，但是部分神經學家認為有必要。除非患者的症狀已經嚴重到影響個人的日常生活了，否則醫療照護人員通常不會下失智症的診斷。讓情況更複雜的是某些醫生，特別是基層醫生，不願意下失智症的確診，也不知道怎麼樣告知病人這個消息。有時他們會抱著過時的想法，以為我們對可能患有失智症、或是確定患有失智症的人束手無策。有這類困擾的基層醫師可以參考美國老年學會（Gerontological Society of America）提供的KAER四步驟，來協助發現認知障礙，並提供早期診斷，以有效改善患者的生活品質。

通常需要仰賴神經學家、心理學家、老年醫學醫生和老年醫學精神科醫生，以及多種方法和工具輔助，才能做出診斷。阿茲海默症的標準檢查，通常包含磁振造影或電腦斷層掃描提供的結構影像。我們可以從結構影像得知大腦是否有腫瘤、輕微或重度中風、嚴重頭部受損，或是否有液體累積。第三種掃描是正子斷層掃描，可以顯示大腦活動，以及是否有類澱粉蛋白累積。但是這些掃描都有它們的限制，必須搭配其他臨床診斷一起使用。大部分的測試都是在發現與阿茲海默症症狀相似的疾病，進而採取必要的治療，而不是在偵測阿茲海默症。

與失智症相似的症狀

接下來我們就來看看一些症狀與失智症相似，但往往可以有效治療的情況。

常壓性水腦症

做為一名神經外科醫生，看到常壓性水腦症患者治療成功是個神奇的經歷。就像大部分患者一樣，我治療的這位病人一開始也被診斷為阿茲海默症，還接受了兩年治療。在尋求第二、第三方的意見後，才確認他患的其實是常壓性水腦症，一種腦脊髓液在腦內逐漸累積導致腫脹、形成壓力的情形，長久下來會損害大腦組織。我這名患者有典型的常壓性水腦症症狀，包括走路和平衡問題、尿失禁和記憶障礙。看過他的電腦斷層掃描後，我很肯定排除多餘的液體就可以改善。首先，我做了腰椎穿刺並進行腰椎引流，觀察排出過多的腦脊髓液能不能改善他的症狀。我原本計劃幾天後便請物理治療師和認知治療師進行評估。

但很神奇的，第一天過後，我走進病房時，他已經可以自行坐起了。他對自己的改善情形欣喜若狂，幾乎要拔掉腰椎引流好讓我看他能走路了。他告訴我，在做了引流處理後，他覺得「茅塞頓開」。不管是他或他的家人都很激動，這樣的結果太出人意料了。他們原本已經準備好要過罹患阿茲海默症後的生活了。

在那之後，我幫他裝了分流管（將腦脊髓液從腦室引流到腹腔的導管），他的狀況持續改善。原本可能更嚴重且無法治療的大腦問題，竟然這麼快解決，這可說是我做過最滿意的手術之一了。常壓性水腦症的患者估計約有將近一百萬人，當中得到正確診斷的不到兩成。並不是每個人做了腦脊髓液引流後都有改善，只有很少數的人能像這位病人一樣病情整個翻轉。儘管如此，它仍是需要評估的類失智症疾病之一。

藥物影響

有一半以上的美國人需要服用處方藥物，當中又有一半的人服用的處方藥物多達四種以上〔6〕。隨著年紀增加，我們因為各種原因服用藥物的機率也愈高，在美國更是如此。二十%的美國人服用了五種以上的處方藥物，當中有抗憂鬱藥、抗生素、斯他汀類藥物、類鴉片藥物、苯二氮平類藥物（做為鎮定劑或安眠藥）和降血壓藥。醫生開給這些藥物時，我們通常不太詢問或考慮它們有沒有副作用、彼此間是否會交互影響，更不會想到這些副作用會不會類似阿茲海默症的症狀。醫生開什麼，我們就吃什麼。但有許多常用藥物是會引起認知症狀的。隨著年紀增長，我們的身體代謝和排出藥物的效率會變差，這時藥物便會在體內累積，並引起記憶障礙。哪些藥物會造成這種狀況呢？我第一個想到的罪魁禍首包括麻醉止痛藥（鴉片）、苯二氮平類藥物、肌肉受傷時服用的肌肉鬆弛劑，以及類固醇。

這就是為什麼你必須如實告知醫生你正在服用的每一種藥物，包括保健食品和非處方藥。你或許認為醫生應該知道你家裡有哪些藥（也許這些藥都是他開的），但保險起見，你還是應該主動告知醫生你服用了哪些東西，包括不需要處方箋的維生素和保健食品。

有一類藥物在失智症圈裡特別聲名狼籍，那就是抗膽鹼藥物。顧名思義，抗膽鹼

6 Teresa Carr, "Too Many Meds? America's Love Affair with Prescription Medication," *Consumer Reports*, August 3, 2017. Numbers are based on a survey of nearly 2,000 Americans.

藥物的作用，是阻斷中央和周圍神經系統的神經傳導物質乙醯膽鹼。乙醯膽鹼的功用是在具有特定功能的細胞間傳遞訊息，在大腦的學習與記憶功能扮演重要角色；在其他身體部位，它可以刺激肌肉收縮。抗膽鹼藥物的用途很廣，被用在治療憂鬱症、帕金森氏症，以及消化不良、尿失禁、癲癇和過敏等。許多人家裡的抗組織胺常備藥主要成分二苯安明（diphenhydramine）就是抗膽鹼劑，它也常見於非處方感冒藥和安眠藥。令人非常憂心的是，這類藥物可以讓病人的失智症罹患風險增加五十％以上。據估計，六十五歲以上的美國人中，有二十％到五十％的人至少服用一種抗膽鹼藥物。一篇發表於《美國醫學會內科醫學》的論文指出，六十五歲以上的男女在服用抗膽鹼藥物三年後，罹患失智症的風險比只服用三個月或更短時間的人高出了五四％〔7〕。如果想要大腦常保明晰，就不能長期服用這類藥物。

如果你正在服用抗膽鹼藥物，讓醫生幫你分析一下它的利與弊，看看是不是有替代藥物。我們還不清楚這些藥物的長期影響。有些研究人員發現，服用抗膽鹼藥物治療憂鬱症、尿道問題和帕金森氏症的老人，跟沒有服用這些藥物的老人相比，罹患失智症的機率較高。我們還不清楚這是藥物造成的結果，還是原本的病症本身就會提高罹患失智症的機率。但在服用這些藥物二十年後，失智症的發病率確實提高了。

可能會提高失智症風險的藥物

- 抗膽鹼性抗憂鬱藥物，例如帕羅西汀（paroxetine，即 Paxil）
- 抗帕金森氏症藥物和抗組織胺，例如二苯安明（diphenhydramine，即 Benadryl）
- 抗精神病藥物，例如氯氮平（clozapine，即 Clozaril）
- 膀胱過動藥物，例如氯化羥布托尼（oxybutynin，即 Oxytrol）
- 抗癲癇藥物，例如卡巴馬平（carbamazepine，即 Tegretol）

憂鬱症

這部分比較複雜。嚴重的憂鬱症會引發失智症狀，有時候被稱為「假性失智」（pseudodementia）。憂鬱症治療成功後，認知障礙也會獲得改善。但即使這樣，患者日後罹患失智症的風險還是比較高。讓事情更複雜的是，失智症患者由於大腦情緒迴路受損，罹患憂鬱症的風險也較高，最後形成了惡性循環。這就是為什麼我們必須對懷

7 C. A. C. Coupland, T. Hill, T. Dening et al., "Anticholinergic Drug Exposure and the Risk of Dementia: A Nested Case-Control Study," *JAMA Internal Medicine* 179, no. 8 (June 2019): 1084–1093.

疑患有失智症的人進行憂鬱症的評估。隸屬記憶障礙診所或大型醫學中心的精神科醫師、神經科醫師和老年醫學醫師，都已經將這個評估列在標準方案了。

多項研究指出，患有重度憂鬱症、但記憶正常的老年人，很可能在數年內發展成失智症。我們已經知道，阿茲海默症等相關疾病的病程，可以從出現記憶喪失等明顯病症的數十年前就開始。所以憂鬱症不太可能導致快速發作的阿茲海默症。

因此比較合理的說法是，晚年憂鬱症是阿茲海默症的早期徵兆。有時候，我們很難區分某些憂鬱症和輕微記憶喪失是正常老化或是生病引起的。現在有些技術，例如腦脊髓液蛋白質濃度檢驗和類澱粉蛋白正子斷層掃描，可以用來判斷情緒或記憶力的改變是老化造成的，還是阿茲海默症導致的。大部分醫生都認同，不管有沒有阿茲海默症，都應該採用藥物或非藥物治療憂鬱症症狀。

尿道感染

尿道感染是有害細菌在膀胱、尿道、輸尿管或腎臟累積引起的。老年人尿道感染時，比較不會有典型的高燒或排尿疼痛的現象，而是會有記憶障礙、意識混淆、精神錯亂、頭暈、躁動，甚至幻覺。其中意識混淆最常出現在年紀大的患者、或是已經患有失智症的人身上。以適當的治療方法根除感染源可以緩解症狀。

血管型失智症

血管型失智症有可能是各種心臟血管問題造成的，包括導致部分身體喪失功能或失去說話能力的嚴重中風，或是一連串小中風。後者又稱皮質下血管型失智症（subcortical vascular dementia），這類中風通常是在患者不知情的情況下悄悄發生的，只顯露出認知障礙的症狀。治療這類失智症的方法，是透過飲食和運動來避免再次中風、控制血壓，並且進行認知復健；治療阿茲海默症的藥物有時也有效果。糖尿病、高血壓或動脈粥樣硬化造成的大腦血管破壞，也可能引起血管型失智症。

營養缺失

美國退休人協會的調查發現，五十歲以上的美國人中，有超過二五%的人會為了促進大腦健康而吃保健食品，而這麼做絕大數都在浪費錢。全球大腦健康委員會針對保健食品做的報告指出，除非醫療專家表示患者缺乏特定營養素，否則不建議大家為了大腦健康吃保健食品。然而，如果真的有營養缺失，確實會進而影響新陳代謝等下游效應，造成類似失智症的症狀。常見的營養缺失包括缺乏維生素B12、菸鹼酸（缺乏菸鹼酸會引起糙皮病〔pellagra〕），以及因為全面性缺少健康食物造成的蛋白質熱量營養不良（protein calorie malnutrition）。很幸運的，營養缺失在西方國家很罕見，而且通常可以透過飲食和營養補充劑來改善。

其他發炎

就像先前說的，感染可以引起失智症狀。例如會影響神經系統和大腦的梅毒一直以來就被認為和失智症有關聯。研究人員目前還在了解其他感染（例如萊姆病和巴通氏原生體〔Bartonella〕引起的巴通體症〔bartonellosis〕等）是不是也會傷害大腦。

大腦腫瘤

有一種叫「腦膜瘤」的良性大腦腫瘤聽起來很可怕，但好過失智症。這類腫瘤有機會以手術除去，但是阿茲海默症的斑塊沒辦法。腫瘤有可能壓迫某個大腦部位，造成認知障礙。及早評估這些腫瘤，在初期便將它移除，可以提高認知恢復的機會，更是治療的關鍵。腫瘤愈大就愈難移除，造成永久傷害的機率也愈高。

頭部受傷造成的硬膜下血腫

硬膜下血腫是異常出血（通常是受傷造成）導致血液積在硬膜（腦膜的最外層）和大腦之間。血腫造成的壓力會引起類似失智症的症狀。利用引流手術很容易就能解決這個問題，特別是血腫液化後。小的血腫甚至會逐漸自行消失。由於距離出血通常已經有一段時間，所以病人很可能早就忘了大腦當初是怎麼受傷的。有時看似不礙事的碰撞，像是進車子時撞到頭之類，可能在幾天或幾個星期後就演變成硬膜下血腫，這種情形在老人家尤其常見。

腦部創傷也可能造成類似失智症的記憶喪失，特別是受傷的是跟學習和記憶相關的腦區時。二〇一九年，加州大學洛杉磯分校和華盛頓大學的研究人員指出，以現在的磁振造影技術發展來看，未來我們應該有能力分辨阿茲海默症和創傷性腦傷〔8〕。在正確分辨它們之後，就能給予適當的治療。值得注意的是，隨著年紀增加，跌倒的風險也會跟著提高，因此從預防跌倒這個根源做起，是避免骨折和腦部外傷的要點。

酒精濫用

酒精性失智症是長期過量飲用含酒精飲料引起的。有鑒於整個社會的飲酒量增加，特別是老年人的飲酒量，酒精性失智症已經成了醫生日益擔心的問題。除了會破壞跟記憶、思考、決策和平衡相關的大腦細胞，飲酒過量還會導致受傷，並增加其他

8 Somayeh Meysami, Cyrus A. Raji, David A. Merrill et al., "MRI Volumetric Quantification in Persons with a History of Traumatic Brain Injury and Cognitive Impairment," *Journal of Alzheimer's Disease* (August 2019): 1–8

有害認知功能的健康問題（例如肝功能受損）。特定藥物和酒精一起使用時，也可能造成記憶問題和其他副作用。某些酒精濫用造成的傷害是可復原的，但先決條件是要把酒戒了，這對長期飲酒的人並不容易。

醫學檢查

任何懷疑自己可能罹患失智症的人，都應該盡早接受完整的醫學檢查，並檢視下列事項：

- 疾病史和完整的身體檢查（包含血液和尿液檢驗）
- 精神病史和認知及行為改變的歷史
- 目前和過去曾患的疾病
- 服用的藥物和保健食品
- 影響其他家人的醫療狀況
- 飲食、運動和飲酒等生活習慣

結合生理檢查和實驗室檢查的結果，可以幫助找到造成失智症狀的原因，或許是憂鬱症、睡眠呼吸中止、藥物副作用、甲狀腺問題、缺乏特定維生素或飲酒過量等。

甚至聽力喪失也可能是一種警訊；雖然我們還沒完全明白當中的關聯，但是新的研究指出，中度和重度聽力喪失確實是失智症的風險因子。好消息是有些病人的聽力喪失治好後，失智症就不再惡化了〔9〕。

神經學方面的檢查包括大腦影像和評估個人心智能力。例如是不是有注意到自己的症狀？知不知道今天的日期時間？是否知道自己在哪裡？能不能記住一小段字詞？能不能按指令做事或是做簡單的數學計算？經常用來識別潛在問題的測試如下：

- **阿茲海默症評估量表之認知量表**（The Alzheimer's Disease Assessment Scale–Cognitive Subscale）是較完整、較廣為採用的測試，也是研究人員用來做抗失智症藥物研究與臨床藥物試驗時採用的測試。這份量表建立於一九八〇年代，主要評估記憶、語言和判斷能力（例如解決問題的能力）。它還有一個評估情緒、專注力、活動力等非認知項目的量表，但是使用不如認知量表來得頻繁。這份認知量表共有十一個部分，完成後由檢測人員核計總分。相對於其他測試可能只需要花個幾分鐘，完成這份阿茲海默症評估量表需要三十到三十五分鐘。分數愈高（滿分七十分），代表問題愈嚴重。研究指出，正常沒有阿茲海默症或其他失智症的人，分

9 Elham Mahmoudi, Tanima Basu, Kenneth Langa et al., "Can Hearing Aids Delay Time to Diagnosis of Dementia, Depression, or Falls in Older Adults," *Journal of the American Geriatric Society* 67, no. 11 (November 2019): 2362–2369.

數大約是五分。可能罹患阿茲海默症或中度認知障礙的人，平均分數是三一・二。雖然有人認為，阿茲海默症評估量表在判斷損害的嚴重程度和輕微失智上不是那麼有效，但是比起其他測試，它已經算是比較好的了。

- **簡易心智評估量表**（The Mini-Mental State Exam），又稱為福爾斯坦測試（Folstein test）。這份量表建立於一九七五年，是診所最常用來篩檢失智症的基本測試，完成評估大約需要十分鐘，滿分為三十分。評估內容包括專注力與計算能力、記憶力、語言能力、按指示行事的能力，以及定位感（時間和地點）。這個測試採紙本進行，不需要任何高端設備，甚至連電腦都不用。分數介於二十到二十四分代表輕微失智，十三到二十分代表中度失智，分數在十二分以下則是重度失智。平均而言，阿茲海默症患者的簡易心智評估量表分數，每年大概會下降兩分到四分。
- **迷你認知功能測驗**（The Mini-Cog test）比簡易心智評估量表更容易、更簡短。測驗只需要三分鐘就能完成，主要分成兩個部分：一份有三個項目的記憶測驗，另外再畫一個鐘面，上面寫上十二個數字，並按指示畫出正確的時間。
- **阿茲海默症自我檢測**（The Self-Administered Gerocognitive Examination）是俄亥俄州立大學認知與記憶障礙中心（Center for Cognitive and Memory Disorders）發展出來的簡易測試，一樣是紙上便能完成的作業。和其他測試一樣，受測者會被問到一些基本問題來評估他們的大腦功能，包括語言、記憶和解決問題的能力。整個測試大概需要十五分鐘，雖然它的設計是讓受測者在家或在診所自行進行的，但我建議最好還是在合格醫生的引導下，以正式一點的方式進行。

除此之外，還有許多其他的認知測試。進行研究時，研究人員通常會採取多種測試，因為沒有一種可以全面診斷。也就是說，我們無法憑單獨一項測試來診斷失智症。它們是一種評估——評估整體認知能力，並測量受損的程度。測試結果會成為整個醫學檢查的一部分，用以判斷一個人是否患有某個型態的失智症。

現在已有愈來愈多醫生開始使用電腦化的認知測試了。和傳統的紙本測試相比，它們的優勢是評估思考、學習和記憶能力的準確率比較高，將來也比較容易執行一模一樣的評估來比較狀況是否有改變。另外，臨床測試和電腦測試搭配進行，可以讓醫生更清楚患者所經歷的認知困難。食品暨藥物管理局已經核准多種電腦化的認知測試，包括Automated Neuropsychological Assessment Metrics、CANTAB Mobile、COGNIGRAM、Cognision和Cognivue。

很重要的是，不管是紙本或電腦化的測試，都應該由懂得解讀的專家來執行。不管測試方法多簡單，都不要嘗試自行下載或上網測試做評估。我也建議不要在找專家進行測試前，自己先上網研究這些測試來自欺欺人。這些測試設計得並不完美，它們是可以人為操控的。別忘了，做這些測試的目的，是希望獲得公正的篩檢鑑定。還有一點很重要：這些測試並非總是百分之百正確，所以尋求第二或第三方意見是有幫助的。

需要到頂級機構進行評估嗎？經常有人問我這個問題。答案是「不見得」，但要確定你的醫生或團隊熟悉各種失智症的診斷。如果你的年紀比較大，那麼先找個優秀的老年醫學醫生是不錯的開始。老年醫學醫生向來短缺，在人口逐漸老化的社會更是如此。如果你找不到老年醫學醫生，那至少要找個有經驗的醫生。你不希望為你診斷的是對失智症沒有經驗，不知道接下來應該怎麼做的醫生。另外也別忘了，最早注意到問題的通常是家人、同事和朋友，而不是出現認知衰退跡象的當事人，也不是醫生。家人觀察到的細節非常重要，很可能是找出疾病發展歷程與進程速度，以及是否有其他病因的關鍵。接著再交由醫療團隊來協助評估——醫療團隊理想上是由一位神經科醫師、一位精神科醫師和一位心理醫師組成。

美國的全國性計畫：到哪邊尋求協助？

志工團體阿茲海默症協會（Alzheimer's Association）在阿茲海默症患者的照顧、支持與研究上扮演領導者的角色，提供阿茲海默症患者和家屬、照顧者、醫療專業人士，以及一般大眾相關的知識、支持與服務。免費且保密的熱線服務電話800-272-3900全年無休，訓練有素且具備專業知識的人員隨時準備好聆聽您的問題，任何時間都可以打電話向他們尋求可靠的資訊、建議和協助，取得社區計畫及服務、失智症相關衛教、危機處理的協助和情緒上的支援。提供諮詢的均是專家和臨床醫生。

阿茲海默症協會雖然是美國最早開始關心這個疾病的組織，但顯然不是唯一一個。事實上，許多地方團體雖然不隸屬阿茲海默症協會，但也做了很好的工作，並且提供許多豐富的資源。以下為一些在失智症診斷、治療和研究上貢獻良多的單位，部分關注其他大腦疾病，像是帕金森氏症和中風的團體也參與其中。這分清單並不完整，所以不要吝於向可信任的朋友或醫生諮詢。此外國家老齡化研究中心的網站上，有全美各地合作的研究中心聯絡方式。

- **美國退休人協會**提供患者（aarp.org/disruptdementia）及照顧者（aarp.org/caregiving）完善的資料庫。只需要回答三個簡單的問題，照顧者便可以根據自身情況，取得個人化的資訊和資源。另外美國退休人協會也和阿茲海默症協會合作，協助尋找社區資源，包括社會和醫療服務、住所，並協助與當地的支援服務牽線。不要錯過**美國退休人協會Staying Sharp**計畫，它能幫助你在年紀漸長的過程中學習控制大腦，讓大腦保持清晰。

網址：www.stayingsharp.org/keepsharp

- **克里夫蘭醫學中心（Cleveland Clinic）Lou Ruvo大腦健康中心**（Lou Ruv Center for Brain Health）提供認知障礙患者的診斷與後續治療服務，並統整研究和教育程度的差異，提供患者家屬支援。該中心在俄亥俄州的克里夫蘭和萊克伍德（Lakewood）、內華達州的拉斯維加斯和佛羅里達州的威士頓（Weston）都有服務據點。

網址：my.clevelandclinic.org/departments/neurological/depts/brain-health

- **失智症行動聯盟**是提供失智症患者支持與教育的全國性組織。這個特別的組織以除去大家對失智症的汙名化和誤解，協助患者過勇敢且有目標的生活為宗旨。我與董事會幾位成員談話時，被他們對失智症的觀點，以及以正面而充滿希望的話和患者溝通的方式，深深感動。他們稱照顧者為「照顧夥伴」，並強調要讓患者不只活著，還要充滿活力的活著。確實有些成員發現確診後的生活比過去更好，因為他們打開了新的門，創造了新契機。「看見我，而不是我的失智症」是他們的標語之一。該組織也出版了兩本手冊，一本給確診患者，另一本給他們的親友。

官網：daanow.org

- **家庭照顧者聯盟**（The Family Caregiver Alliance）成立至今已超過四十年，目前因為整合醫療機構和醫療照顧者，提供經證實可提高失智症照護品質的新計畫「最佳照護方案」(Best Practice Caregiving)，而使得聯盟本身與它的服務範圍更廣為人知。他們的目標是透過醫療和社區服務機構，增進親友照顧者的知識，並提倡非藥物但經證實有效的方法。最終希望能協助患者和家人獲得所需資訊，在得知確診後就近取得協助。

網址：www.caregiver.org

- **梅約醫學中心的阿茲海默症研究中心**提供患者參與藥物試驗、臨床研究計畫、特別計畫、支持團體和教育活動的機會。它在亞利桑納州的斯科茨代爾（Scottsdale）、佛羅里達州的傑克遜維爾（Jacksonville）和明尼蘇達州的羅徹斯特（Rochester）都有據點。可以在官網（www.mayoclinic.org）填寫表格進行預約。
- **紐約長老會／康乃爾大學威爾醫學中心**（New York–Presbyterian/ Weill Cornell Medical Center）的記憶障礙計畫（Memory Disorders Program）為記憶障礙患者的照顧管理設立了標準。該計畫的醫生共同撰寫了美國神經學會（American Academy of Neurology）的失智症診斷與治療指南，以及家族性阿茲海默症的基因檢測指引。二〇一三年，該中心設立了阿茲海默症預防與治療計畫，想要降低阿茲海默症罹患機率的人可以接受追蹤，取得根據自身危險因子、遺傳，以及過去和現有病史制定的個人照護計畫。

網址：weillcornell.org/services/neurology/alzheimers-disease-memory-disorders-program/about-the-program

- **國家老齡化研究中心**在美國各地的大型醫學機構均設有阿茲海默症研究中心，致力於實際運用研究上的進展，來改善阿茲海默症的診斷和對患者的照顧，同時也希望找出治療甚至預防阿茲海默症的方法。

網址：www.nia.nih.gov/health/alzheimers-disease-research-centers

- **UCLA阿茲海默症和失智症照護計畫**（UCLA's Alzheimer's and Dementia Care Program）協助為患者安排基層治療醫師與具有護理背景的失智照顧專員間的合作，並按個人的需求、資源和目標，為患者及患者家屬訂定計畫。

網址：dementia@mednet.ucla.edu、www.uclahealth.org/dementia

也可以參考UCLA長壽中心的官網：www.semel.ucla.edu/longevity/

失智人士現身說法

布萊恩・范布倫（Brian Van Buren）是失智症圈裡的英雄，更是個不輕言放棄的人。二〇一五年，六十四歲的他被診斷患有早發性阿茲海默症之後，便試著與這個疾病共存，還成了非裔美國人和同志社群的失智症代言人——在這兩個族群中，失智症是帶著汙衊，大家都噤口不談的。和他談話時，我不禁被他的坦率與幽默吸引。「我在一九七〇年代出櫃。但萬萬沒想到之後還要為失智症確診再出櫃一次，」他直言不諱的告訴我。布萊恩胸前別的「與失智症共存」徽章無疑製造了許多談話的契機。他是失智症行動聯盟（Dementia Action Alliance）的委員會成員，也經常在大型聚會或廣播節目演說。他告訴我，生命不是在確診後就結束了。這不是死刑宣判，你不用急著「回家安排後事」——至少最初階段不必如此。一開始，你會難過一陣子，接著去了解接下來該怎麼做。布萊恩緊跟著一位失智症生活訓練專家的協助，並參加了「沙發旅行」（couch surfing）[10]，經常有來自世界各地的訪客在他家中免費住上幾晚。他很喜歡這些旅客的陪伴，只要還有能力，他打算這麼一直做下去。

10 譯註：沙發旅行是一個國際性的非營利寄宿計畫，目的是提供家中的沙發給旅行者過夜。

展望未來

有很多方法可以延緩疾病進程。我說過很多次了：早期發現是關鍵。你或許覺得發現了又如何，畢竟我們沒有有效的藥物或治癒的方法。但我發現，確診能讓家人的心定下來，即使確診的疾病是阿茲海默症也不例外，因為大家終於在漫長的未知後找到了答案，也讓患者在還有能力時參與安排照護計畫，向家人或照顧他們的人表達自己的需求和看法，並對未來做規畫，包括事務安排和照護費用等。早期發現也有利於患者參加臨床試驗，尋找未來有效的治療方法。我們的目的是提升患者的能力，而不是打擊這些能力。失智症患者仍能有許多貢獻，也可以繼續學習新事物。有些人在最初的症狀出現後，還活了二十年。每個人的病程進展速度差異很大，一些症狀已經逐漸在我們的掌控中了，所以患者的生活品質會愈來愈好，壽命也會愈來愈長。有很多方式能改善患者的生活品質，親自參與照護計畫可以讓將來的照顧者提供合意的照顧方式，這麼做對提升健康狀況和照顧品質很有幫助。

幾十年前，大家都不願意談及癌症；但現在癌症患者可以大方討論他們的疾病，帶著希望和決心向前邁進。癌症已經成功的去汙名化了，我們可以根據患者的病情、價值觀、資源和家庭組成，制定個人化的治療策略。現在我們正處於改變大家對失智症的看法和治療方式的浪頭上，不管是患者或照顧者的體驗都將大幅改善。

據估計，只要將失智症發病時間往後延五年，便能讓失智症的發生機率減半，還可以大幅改善生活品質和健康情形，並降低家庭和社會的醫療支出。接下來幾年，我相信在人工智慧以及以大數據探勘尋找生物標記的協助下，我們在早期發現上會有很大的進展。生物標記可能是我們平常在實驗室檢驗發現的可疑項目，也可能是全新的事物，像是喪失嗅覺之類。有研究發現，嗅覺失靈可能是認知衰退的早期徵兆。這些神經退化可能會影響和嗅覺有關的大腦迴路。用一些常用氣味，例如丁香、皮革、紫丁香、香菸、肥皂、葡萄和檸檬進行測試，既便宜又沒有侵入性，還可能引導我們發現新療法。

失智症的血液檢驗可能比我們預期的更早問世——甚至在接下來幾年就會發生。科學家正逐漸接近這個目標，希望很快便能藉由隱藏在血液中的跡象，來篩檢出可能罹患失智症的人。血液檢驗比其他需要借助大腦掃描或脊髓液的檢查更經濟、也更容易。如果能在症狀真正出現的幾年前診察出日後可能罹病，便可以立刻對病人施行介入措施來改變大腦的未來。

問：我應該自行下載或上網做失智症的篩檢測試嗎？

答：有些市面上的測試確實不需要醫生的處方或監督就可以進行，但是沒有科學證據證實它們的準確性，所以應當謹慎使用。你最不想得到的是假陽性的結果，也就是測試結果說你有失智症，但事實上並沒有。如果是找醫生做測試，幾乎不會有假陽性的情形。市面上的自我檢測很吸引人，但應該盡量避免，真的想要評估的話，還是找醫療專業人員協助。

至於正子斷層掃描，沒有必要的話就不要做。這類檢查不但費用昂貴，還可能有不必要的後果。正子斷層掃描發現類澱粉蛋白斑塊，不代表你就會罹患失智症，還可能迫使你接受一些昂貴卻沒有效果的治療。同樣的，檢查結果呈陰性也不代表你不會罹患失智症。加州大學洛杉磯分校生物統計學家的計算發現了很有趣的結果，七十五歲有類澱粉蛋白的男性，日後罹患失智症的機率比十七％多一些；同年齡女性的罹患機率則是二四％，但她們的平均壽命也比較長〔11〕。除非這些測試更有用也更值得信賴，否則還是交給臨床實驗的研究人員使用吧。

治療方法：以藥物為主和以人為主的治療

失智症的複雜程度，讓它的治療比神經科學領域的任何其他疾病都要困難。一旦它埋下的種子開始萌芽，我們能對付它的方法就不多了。食品暨藥物管理局核准的兩類阿茲海默症藥物，目標都是讓大腦細胞繼續溝通，以維持大腦正常運作，但是這些藥物的療效有限，本身也有副作用。它們可能短暫改善記憶喪失和思考及推理能力，但是一旦疾病繼續發展，就會失去效果。也就是說，這些治療無法阻止大腦細胞衰退和死亡；它們只是沿路丟了些障礙物來爭取時間。〔11〕

第一類藥物是膽鹼脂酶的抑制劑，它們可以抑制膽鹼脂酶分解乙醯膽鹼，好讓它維持在正常濃度。你或許還記得，乙醯膽鹼是一種重要的神經傳導物質，負責神經系統中的訊息傳遞工作，在記憶上扮演關鍵角色。（相反的，乙醯膽鹼抑制劑〔anticholinergic〕會阻斷乙醯膽鹼的作用，也就是說膽鹼脂酶抑制劑和乙醯膽鹼抑制劑在體內的作用是相反的。）臨床試驗上，對於治療阿茲海默症患者的大腦功能與認知衰退，膽鹼脂酶抑制劑有些效果。這些藥物有些大家較為熟悉的名稱，例如愛憶欣

11 R. Brookmeyer and N. Abdalla, "Estimation of Lifetime Risks of Alzheimer's Disease Dementia Using Biomarkers for Preclinical Disease," *Alzheimer's & Dementia* 14, no. 8 (August 2018): 981–988.

（Aricept）、憶思能（Exelon）和加蘭他敏（Razadyne）。乙醯膽鹼在正常情況下原本就會被分解，只不過分解情形在阿茲海默症患者身上更為嚴重，以至於他們腦內的乙醯膽鹼濃度較正常人低得多。

第二類用藥是麩氨酸受器（NMDA受器的一種）的拮抗劑，它的主要作用也是保持大腦細胞彼此溝通順暢。這個名為美金剛（memantine或Namenda）的藥物會調節麩氨酸鹽的活性。麩氨酸鹽也是與大腦學習和記憶有關的化學訊息傳遞物質，因為阿茲海默症受損的大腦細胞會排出過多麩氨酸鹽，導致更多腦細胞受損。

醫生通常會同時開給這兩種藥物，特別是病人已經進入疾病晚期時。另外也會根據患者的個別情形開給治療症狀的藥物，例如有些失智症患者特別容易有情緒障礙和睡眠問題，這些症狀可以藉由藥物緩解。不過要確定這些藥物結合使用會不會加劇副作用，或是讓原本的藥物失去作用。例如患有帕金森氏症的人服用膽鹼脂酶抑制劑可以控制顫動，也不會有阿茲海默症進程加快的風險。也有人擔心同時服用膽鹼脂酶抑制劑和乙醯膽鹼抑制劑會產生拮抗問題，讓兩者都發揮不了作用。

二〇一八年，食品暨藥物管理局修訂了神經系統疾病的用藥指南，降低臨床前阿茲海默症的臨床藥物試驗門檻。這項重大的政策改變意味著食品暨藥物管理局也希望患者盡早獲得治療，因為在這個階段進行介入治療最有機會成功。這類試驗將有助於阻止或延緩疾病進程。

另一個充滿希望的發展，是由藥廠、非營利基金會和政府顧問聯合組成的重大疾病抵禦協會（Coalition Against Major Diseases）成立的阿茲海默症臨床試驗數據的共享平台，以及它跟臨床數據標準協會（Clinical Data Interchange Standards Consortium）合作建立的數據標準。數據共享能加速研究和藥物發展。就在你讀這本書的時候，研究人員正在努力尋找有效的治療方法。但在還沒找到之前，有一件事是科學家們都有共識的，那就是在確診得知有神經退化性的問題時，最重要的是不要放棄。就像桑迪・哈柏林一樣，你可以為自己發聲，為疾病發聲，做個模範病人。

失智症的「治療方法」恐怕不會是超級藥丸，而可能是改善確診後的照護品質和終身的照護計畫。病人受照顧的情形是疾病發展的關鍵，這過程中，照顧者有如病人的嚮導和牧羊人。有效介入已經逐漸在改善患者的生活品質，但我們需要從根本加快它的速度。「優質的失智症照護」聽起來有點矛盾，其實不然，特別是有了網路的協助，我們可以結合世界各地的資源，建立像是美國失智症友善組織（Dementia Friendly America）和失智症行動聯盟的組織。很不幸的，大家過去在這個領域一直抱持著「無能為力」的心態，導致讓它的發展甚至是倒退的。凱蒂・馬斯洛（Katie Maslow）對於這些新計畫的前景非常期待。她是美國國家醫學研究所（Institute of Medicine）的前駐校學者、阿茲海默症策略資深研究人員，以及美國老年醫學會的訪問學者，對失智症的最佳處理方式再了解不過。她呼應了其他專家的看法：每個患者的情況都不一樣，對A病人有效的方法，對B病人不見得有效，我們應該採取個人化治療。由於大家普遍把重點放在「尋求治癒方法」，有些應該注意的事反而遭到忽略——我們可以積極的將病情控制在相對穩定的初期階段，同時改善患者的生活經歷與品質。

加州大學洛杉磯分校的老人醫學醫生大衛．魯本（David Reuben）資歷非常豐富。除了是該校老年醫學部主任，以及大衛．格芬醫學院（David Geffen School of Medicine）的教授，他也持續擔任臨床基礎醫療醫師，並指導加州大學洛杉磯分校的克勞德．佩珀老年獨立中心（Claude D. Pepper Older Americans Independence Center）和阿茲海默症及失智症中心照護計畫（UCLA Alzheimer's and Dementia Care）。就像我訪問過的其他專家，魯本醫生也強調依個別情形照顧失智症患者很重要。千篇一律的治療方法起不了作用，只有從患者的病情、個人資源和目標規畫介入，才能獲得更好的結果和生活品質。即便許多看護者對自己的工作很有成就感，但不代表這份工作沒有壓力。我們在下一章會提到，關心照顧者跟關心失智症患者一樣重要。過程中的轉折太多了，沒有人能做到萬全的準備。魯本醫生表示，論到失智症的個人經驗時，最重要的人不是醫生，而是照顧者。

11

致照顧者：前方的道路——財務和情感上該注意的事

Navigating the Path Forward: Financially and Emotionally, with a Special Note to Caregivers

慈故能勇。——老子

寫這本書時我才發現，想為剛確診的家人尋找最適合的照護方式，竟然是這麼大的挑戰。令人難過的是，我發現有些人不再提及他們有認知障礙的家人，也對把家人送到外面的看護中心感到矛盾。一方面怕自己照顧不來，另一方面又擔心看護中心的品質不好。在美國，看護中心的雙人房收費每個月超過七千美元，單人房則要八千美元以上[1]。對於嚴重失憶，需要額外看護與關照的人，費用還會更高。輔助生活住宅的單人房費用可能低一點，但是看護人員較少，也沒那麼專業，所以不是那麼理想，

1 See longtermcare.acl.gov/costs-how-to-pay/costs-of-care.html.

特別是對阿茲海默症或相關失智症的患者而言。全美各地都能找到失智症患者的長期看護中心，有完善的設備和專業的人員。但即使你負擔得起費用，這些長期看護中心還是有它的問題。這幾年，我曾經報導了當中的一些爛蘋果，發現我們對這些輔助生活住宅缺乏嚴謹的監管，以致於有些住宅不但環境危險，也無法提供妥善照料。更糟的是還有居民受到不當對待，甚至虐待的情形。這當中不乏以記憶障礙和失智症為專業號召的設施。在輔助生活住宅中建立記憶看護單位，已經成了老年看護服務中成長最快速的一環。正因為如此，我接下來要介紹的地方，很可能是我的旅程中最不可思議的。

我去過一百多個國家，所以經常有人問我：你去過的地方中，哪個地方讓你印象最深刻？為什麼？我的大腦很快掃過戰區、天災、疾病等我目睹過人類受難的場景，但隨後很快就有英雄人物出現，以超乎我們想像的方式面對新生活。對這些人而言，當真需要的是發明之母，對於失智症患者的家人也是如此。

全村總動員

距離荷蘭首都阿姆斯特丹只有幾分鐘車程的韋斯普市（Weesp），有個名為侯格威村（De Hogeweyk，weyk的意思類似於村落）的封閉式村莊。我聽說這地方在進行一項大規模實驗，實驗時間已經超過十年了，它的結果將改變重度失智症患者度過餘生的方式。這個地方很少讓媒體進去拍攝。幾年前，我很榮幸的受創辦人邀請，實地造訪了這個村子。

這個設施的想法來自兩位在傳統看護中心工作的荷蘭女士，兩人曾經聊到要是有一天自己的父母罹患了失智症，她們不想將他們安置在傳統安養中心。失去記憶的同時還要失去家園，這震撼太大了。畢竟傳統安養中心是完全陌生的環境，也沒有協助病人以它為家的打算。於是，她們便興起了這個想法。她們的長遠目標是將安養中心生活化，讓裡頭的居民能過著輕鬆而熟悉的生活。於是，在荷蘭政府斥資二千五百萬美元打造後，侯格威村便誕生了。這個四英畝大的封閉式社區於二〇〇九年啟用，一度被稱為「失智村」，但實際情形比這個名字描述的好多了。接下來請你跟著我的文字想像那畫面，讓它引起你的興趣，就像它曾經引起我的興趣那樣。

我首先注意到的是它只有一個出入口。滑動的玻璃門將侯格威村和外面的世界隔開，這裡是你唯一會見到保全人員的地方。進到這個美麗的荷蘭村，映入眼簾的是荷蘭鬱金香環繞的噴水池，感覺像中西部的大學校園，有自己的街道、廣場、宿舍和餐廳，街上有電影院、街頭藝人。只不過大學城住的是年輕學子，侯格威村住的則是嚴重失憶的老人。整個設施看起來和外面的世界沒有兩樣，餐廳、美容院應有盡有。

村裡共有二十三棟兩層樓的宿舍型住宅，每一棟都是根據住宿者的興趣和背景設計的。例如那些來自上層社會的人可以選擇有荷蘭貴族風格的屋子，居民們平常會參加古典音樂會或喝個下午茶。你也可以選有印度血統，或是有共同宗教信仰、固定參與宗教活動的人同住。有些人則是按著過去從事的職業類別，例如工程類、醫學類和法律類等，同住一個單位。藝術家、木工和水電工人也是如此。這麼做的目的是讓居民跟生活經驗相仿的人聚在一起。每棟房子可以住六到七個人，另外有一名員工同住。他們可以自行煮飯、洗衣，甚至使用社區貨幣在功能齊全的超級市場「購買」生活雜貨（但實際上並沒有真正的買賣；所有費用都已包含在住宿費裡了）。看護人員和居民的比例相當高，大約是二比一。

屋外有許多花園和公設，讓住戶有地方能活動和交流，不會一直待在屋裡。社區把焦點都放在患者有能力做的事，而不是沒有能力做的事。這已經成了特殊老人看護的先驅模式，世界各地的老人照護專家都想要來這裡，見證大腦退化的老年人生活在充滿活力的環境，跟生活在沮喪、隔離、沒有生氣的看護中心有什麼不同。這裡的社區裡依舊生氣蓬勃，有各種社團和活動，賓果之夜、戲劇之夜，甚至還有酒吧。

雖然外表看起來很平常，但是隨處可見他們鉅細靡遺的規畫，為了照顧這一村子嚴重認知衰退的人花了多少心思。例如走丟是令人擔心的問題，因此村子裡隨時隨地有監控攝影機，非常安全。電梯是自動感應的，只要有人進來，電梯就會自動上到二樓。每個在村子工作的人，包括理髮師、餐廳裡的服務生、商店或郵局裡的員工，都是受過訓練的醫療專業人員——老人醫學護士和專家——他們的主要任務是提供遠比傳統醫療設施更好的照顧。沒有簡陋的建築、匿名的病房、穿白袍來回穿梭的醫護人員、從來不關的電視機，以及大量鎮定劑——這是這個地方和其他安養中心最大的不同，它沒有長長的走廊和一間接著一間的病房。即使這些住宿者並不明白周遭環境發生了什麼事，但這麼做能給他們一種親切感。他們鼓勵患者的家人朋友經常來訪，住在侯格威村附近的居民也可以使用村裡的部分設施，像是餐廳、酒吧和電影院。這是個重要的目標，因為一般狀況下，一個人確診失智症後，他的家人朋友就會慢慢疏遠。這個病可以很孤獨，而孤獨會加重病情。讓病人有事做、有社交活動很重要。

居民們可能不知道他們在哪裡，但他們覺得很自在——這就是這家機構的目的。如果有人走到出口那扇門，工作人員會告訴他們門壞了。我發現居民通常就轉身往另一個方向走，沒有人想要「逃離」。工作人員告訴我：「他們只是搞不清楚狀況。」漸漸的，侯格威村的居民不再那麼倚賴鎮定劑，他們的食慾改善，心情也變好了，而且比起住在傳統安養中心的人活得更久。

我知道你在想什麼：這就像金凱瑞主演的《楚門的世界》（*The Truman Show*）一樣，他的整個生活就是一部電視節目，所有他以為真的東西，其實都是電視製作人製造的假象。我問侯格威的共同創辦人伊凡・范阿莫隆根（Yvonne van Amerongen），會不會覺得這麼做是欺騙這裡的居民。她很快的回答：「為什麼他們應該覺得被騙？這裡就是一個社會……我們想幫助他們享受生活，覺得他們在這個世上受到歡迎。」這是我聽過最有人性的話了，讓這些人在生命即將結束時保有尊嚴。伊凡回憶道，幾年前，她的父親因為心臟病發作突然去世時，她想到的第一件事是太好了，他不用住養老院。她建立侯格威村的靈感有一部分就是從這件事來的。

親人搬進侯格威村時，家屬都知道這是他們人生的最後一站了，住在這裡有人照顧、有人安慰，直到生命終了，這通常發生在他們入住的三年到三年半後。有人離世了，才會有空缺釋出。多虧荷蘭醫療照顧系統，侯格威村的計畫才得以實現（它和其他安養中心一樣都有政府資助，這裡的住宿費每個月將近八千美元，但荷蘭政府提供了不同程度的補助。每個人都有自己的房間，按著家人的收入收費，但是絕不會超過三千六百元。從開業以來，一直處於客滿的狀態。）

侯格威的工作人員會根據失智症對大腦的影響，設法讓大腦保持活躍。例如讓我們具有音樂能力，包括記得歌詞、並將歌詞配上旋律的大腦區塊功能最持久。我和艾妲這對夫妻花了很多時間相處。他們結婚的這六十多年來，經常以音樂做為消遣。艾妲彈鋼琴，班唱歌。但自從班罹患阿茲海默症後，便逐漸失去與人互動的能力。最後，班再也無法與人交談了。但是住在侯格威的班依舊靠著音樂和他的太太交流。聽到艾妲的琴聲，班便不再沉默了，他突然開口唱起荷蘭傳統歌曲。那真是一幅美好而神奇的景象，這讓深受打擊的艾妲每次離開時，都能獲得一點慰藉。「我們沒辦法像從前那樣無所不談，但是唱歌時……我們還是最好的搭檔。這對我而言非常重要。」

我在侯格威學到最重要的一課，就是不要急著去糾正失智症患者。我和住在裡面的裘有過一場非常難以應付的交談。年近九十歲的她活潑迷人，臉上的微笑可以溫暖整個房間。她一直以為自己還在上班，只不過記不起來做什麼工作。「明天我就會想起來了，」她告訴我，「我明天得去上班。」她也以為她的父母還健在，而且昨天才剛見過面。我轉向她的居家社工，想要知道該怎麼回應，他告訴我，回應這種意識混淆的方法會因著失智症的不同時期而改變。對初期失智症患者，你可以試著問他的年齡，像是：「你幾歲了？」如果他回答：「我八十四歲了。」那麼你可以接著問：「那你父母幾歲了？」這時他可能會突然回過神來，「嗯，這不太合理。」你最不應該做的就是糾正他們。例如患者說要吃晚餐，但明明才用過晚餐，只是他忘了。這時，不要急著否定他，可以改問他是不是餓了，不要強迫他去回想大腦已經遺忘的經驗。

我還發現很多夫妻是牽著手的，其中一個狀況很糟了，另一個還撐得過去。其中一對是柯莉和塞奧，他們兩人似乎透過牽手來交流。塞奧是病患當中比較健康的，他告訴我柯莉如果看到或感覺到熟悉的事物，就會握緊他的手一下。他們整天就這麼握著。塞奧告訴我，在他們近六十年的婚姻中，現在是最美好的時刻。

離開侯格威村時，我心裡想著：這種方式在其他地方行得通嗎？如果在美國，會是什麼樣子？

做好心理準備

在美國，大多數失智症患者住在家中，其中的七五%由親人或朋友照料〔2〕，當中又以配偶佔大多數，接著是孩子和孩子的配偶，而且大多是女性。典型照顧失智症患者的人為中年或年紀更大一點的女兒或媳婦。不支領薪水的照顧者中，妻子、女兒和媳婦、孫女或其他親人佔了六十%以上。整體而言，大約有六千萬個美國人在照料失智症患者。這是德州人口的兩倍以上。

瑪麗亞．雪里佛很直接的告訴我，在得知親人確診後她是怎麼做的：「做好準備，照顧好自己。我見過很多女性除了照料父母外，還要照顧孩子。她們承受極大的壓力，沮喪、想哭。你必須向其他人尋求協助。阿茲海默症是一種消耗情緒、財務和身體的疾病，沒有人能獨自承受這一切。她的父親薩爾金・雪里佛（Sargent Shriver）在二〇〇三年確診，當時她還不太了解失智症。她陪伴父親走過了整個病程，最後他在八年後過世。」這個經歷讓她成為相當活躍的倡導者，而且不只倡導阿茲海默症研究，還倡導大腦健康，特別是為女性發聲。她那時候成立了婦女阿茲海默症運動，並藉由屢次獲獎的紀錄片，以及和頂尖科學家合作提倡大腦健康計畫，傳播阿茲海默症帶來的挑戰，並支持受影響的家庭。我留言告訴她我在寫這本書後，她立刻回電話給我。「任何有大腦的人都必須思考罹患阿茲海默症的可能性，」她開頭便這麼說，接著她強調了預防和延緩疾病的重要性。瑪麗亞提到一個我沒想過的事：在美國，阿茲海默症有一個明顯的矛盾，照顧阿茲海默症患者的多為女性，而罹患阿茲海默症的也以女性居多。有三分之二的阿茲海默症患者是女性，據估計，女性到了六十五歲，每六個就有一個罹患阿茲海默症（乳癌患者則是每十一人中有一人）〔3〕。此外醫學研究上也出現了性別差異，雖然女性罹患阿茲海默症的比例較高，但是參與臨床試驗的機會卻比男性少。

2 For facts and figures on people living with dementia and their caregivers, see the Alzheimer's Association website: www.alz.org/media/documents/alzheimers-facts-and-figures-2019-r.pdf.

3 alz.org; mybrain.alz.org/alzheimers-facts.asp?_ga=2.131831943.961943911.1572215697-1067122304.1571678924.

有很長一段時間，大家都誤會罹患阿茲海默症的女性之所以比男性多，是因為她們的壽命比較長。但是新的研究考量了一系列複雜的因素後指出，這中間的差異除了是生物特性造成的，也和診斷方式有關。例如研究人員發現早期失智症與停經過渡期的關聯後，便研究起雌激素和黃體素對女性的大腦是否有保護或破壞作用。近期一點，有研究指出，女性患者的tau蛋白擴散情形，在發病初期就比男性嚴重了。這代表女性的大腦受阿茲海默症影響的範圍較大。從診斷的觀點來看，女性患者在阿茲海默症初期和中期時的字彙記憶表現比較好，以致於在晚期才被診斷出來。瑪麗亞表示，這些男女之間的差異，或許能為將來在診斷與治療阿茲海默症時提供一些線索，這部分還需要更深入的研究。我也跟瑪麗亞討論到，很多照顧者都面臨了得同時照顧父母和孩子的難題。在跟專家及目前投身照顧阿茲海默症患者的一般大眾談話時，有一點愈來愈清楚：每一天，他們都得為了讓事情得以掌控而拚命。

我們對於治療方法、費用和補助還沒有共識，很遺憾的，也沒有像侯格威那樣專門收失智病人的社區，不過這一點可能很快就能實現。（我找到最接近的是位於南加州的格倫納廣場〔Glenner Town Square〕，這個一九五〇年代風格的復古小鎮專門收阿茲海默症患者，不過它只提供日間照顧。我相信之後會有許多以失智症患者為照顧對象的村莊式設施誕生。）大部分的美國家庭都苦於找不到最適合的照顧方式，以及支付費用的金錢來源。我們推測，至少有一千五百萬人家中有阿茲海默症患者，而且持續增長中。全美每年花在照顧阿茲海默症患者的無薪時數，大概是一百八十一億小時。阿茲海默症或其他類型失智症患者的花費，要比一般人高出許多。照顧失智症患者每年的花費，比照顧其他疾病患者要高出一〇六九七美元[4]。我們可以說，重度失智症是造成家庭情緒和財務動盪最激烈的疾病。

我真的不知道哪一個更糟：財務或是情緒上的折騰。要是我被診斷得了失智症，我第一個擔心的，會是我的家人為了照顧我得付出多少代價。寫這本書這幾年，我對這些問題有很深的認識。這個診斷會顛覆生活，衍生各種問題。它對我和我的家人意味著什麼？我的未來該怎麼安排？去哪裡尋求協助？要怎麼支付這筆開銷？誰來主導這些事？如果我失去做決定的能力該怎麼辦？我還會有多餘的財產給我的孩子嗎？

阿茲海默症協會提供患者和他們的照顧者相當豐富的訊息。所有服務，包括全年無休的電話熱線800-272-3900和官網www.alz.org都是免費的。美國退休人協會（www.aarp.org/disruptdementia）和全球大腦健康委員會（www.aarp.org/gcbh）也有豐富的免費資源，可以回答關於失智症和大腦健康的關鍵問題。美國退休人協會的照顧者熱線

4 Rainville et al, Family Caregiving and Out-of-Pocket Costs: 2016 Report. Washington, DC: AARP Research, Nov. 2016. doi.org/10.26419/res.00138.001.

為1-877-333-5885，服務時間從早上七點起到晚上十一點（美國東部時間）。另有照顧者的線上社群，照顧者可以在當中彼此交流，並從專家得到答案。退休人協會的照顧者資源中心（Caregiving Resource Center）網址為www.aarp.org/caregiving。

以下是確診後，我會立刻著手確認的事。有些顯而易見，有些沒那麼直截了當，但都是有經驗的照顧者告訴我，他們希望當初有人告訴他們的事。

- **尋求當地的支援和衛教計畫**。有可以尋求意見、獲得鼓勵和知識的支援網絡很重要。你必須知道接下來會發生什麼事，以及如何為前方的挑戰做好準備。
- **患病初期的社交活動計畫**。這類計畫是為了幫助初期患者繼續維持人際關係和社交活動。確診不代表與生活脫節，只能躺在沙發上或住在安養院。許多城市現在都有專門照顧失智患者的成人日間看護中心。也可以選擇參加一些認知復健的治療計畫，這些課程都有受過專業訓練的人員，來協助腦部受傷或認知衰退的人重新學習失去的技能。認知復健可以訓練患者彌補患病初期的記憶和思考能力缺失。要記得，患病初期做的事，對日後的病情發展有重大影響。確診也不代表你就不能學習新事物。有些人確診後還是維持健康好一段時間，在適當的支持下，甚至還能獨自生活。
- **尋找合適的臨床試驗**。你可以藉此參與重要研究，還可能減緩疾病的進程。參與臨床試驗未必能找到有幫助的治療方法，更別說治癒疾病，但是鮮少有害處。

- **維持住家安全**。初期患者通常是獨立生活的，想要維持這種狀態需要做些準備和困難的取捨，像是不能開車或單獨出門。病情嚴重一點時，患者會需要人協助處理生活瑣事，像是金錢管理、付帳單、採買、煮東西、一般家事和個人的儀容整理、穿衣服、洗漱、上廁所和吃藥等。最後，不管做了多少安全措施，都不再適合獨居了。
- **法律事務規畫**。這包括整理家中的法律文件——立遺囑和信託。如果都還沒有安排，可以找家庭律師或不動產律師協助草擬方案，並制定持久授權書（durable power of attorney，指定由什麼人為你做財務和其他方面的決定）和醫療持久授權書（決定由什麼人為你做醫療上的決定）等重要法律文件〔5〕。持久授權書一旦簽署後持續有效，直到你死亡。這些文件通常非常冗長，而且有許多細項，內容都是大家遲早得面對、最實際也最困難的決定，像是照護的機構、治療的方法，以及病危的措施（例如是不是要插管？）和是否放棄急救等。這些決定都非常重要，在沒有事先指示的情況下，醫生只能按常規操作，這些措施除了所費不貲，對於延

5 編註：在台灣可以根據〈病人自主權利法〉規定，在預立醫療照護諮商機構進行相關諮商後，簽署「預立醫療決定書」委託醫療代理人。

長壽命通常沒有太大的幫助。一位年輕女士跟我分享了她母親的經驗，「生命很快成了生理和經濟交替的死亡漩渦，毫無情感可言。」你想想看：你可能辛苦了一輩子，攢了一些積蓄想要留給後代。但是你如果沒有做好規畫，很可能會在你生命的最後階段花光這些積蓄。

- **擬定財務計畫**。這部分你可能會不知如何下手，而且有部分和法律規畫是重疊的。你需要整理財務、債務、保險，以及現有的健保、退休金和社會安全福利金等。（在美國，阿茲海默症協會官網上的財務和法律文件表單能協助你整理資產。）這當中，你還要考慮自己接下來的花費，這包括基本的醫療費用、藥物費用，和成人的日間照護、居家照護、全天候的居家照護，以及到了疾病末期必須搬進專門照護阿茲海默症患者的設施。你會有很多事需要決定。如果覺得應付不來，或是你的資產狀況比較複雜，可以考慮請合格的（有執照，而且經過認證的）財務顧問協助。選擇人選時要非常小心，最好是在這方面有經驗，而且了解老年照護和長期照護計畫的人。如果你對尋找這位重要人物沒有頭緒，可以參考阿茲海默症協會的官網提供的名單。另一個可以參考的資源是美國退休人協會的《給家人的清單：我的歷史、財務計畫和遺願》。
- **建立照護團隊**。你沒辦法獨自走這條路。除了家人之外，你的朋友、鄰居和專業的照護人員，甚至社區的志工，都是團隊的一份子。愈早確認並組織你的團隊成員愈好。有些話可能很難開口，特別是你還沒有準備好向他人公開確診的消息時。但是專家一再告訴我，愈早讓這些人進入你的圈子，愈有機會過得充實、活得更久。同樣的，選擇團隊人選時也要非常留意！

問：有人告訴我要立生前遺囑，那是什麼？

答：生前遺囑是一種法律文件，你可以在上面指定你希望的治療與照護模式，以及生命臨終的選擇。內容包括這些事由什麼人負責，你也可以附上醫療持久授權書。目前只有不到三十％的美國人簽署了生前遺囑，來指示自己想要什麼醫療照護模式。但是這件事非常重要，放棄這些文件可能會為家庭帶來財務上的損失，導致家人必須負擔龐大的醫療費用，甚至因而破產，留下棘手的財務問題給你親愛的家人。沒有立生前遺囑會使醫療費用飆升，美國衛生保健研究和質量監督局（Agency for Healthcare Research and Quality）指出，有四分之一的美國聯邦醫療保險（Medicare）支出，是用在比例只有五％、生命只剩下十二個月的臨終病人身上〔6〕。也就是說，美國聯邦醫療保險支出中，有二五％是花在五％的病人身上，而且他們的生命只剩下十二個月。生前遺囑也能避免一些不想要或不必要、而且會讓親人很受折磨的醫療措施。數據提出了警訊：病人的臨終照護如果沒規劃好，事後配偶早死的機率會高出一倍〔7〕。為什麼會這樣？我想是壓力造成的。面對家人的失智症，我們當然得考慮花費，但別忘了有些花費不是用金錢能衡量的。有將近六十%的阿茲海默症或其他失智症患者的家屬表示，照顧病人時，他們的情緒壓力會變「高」或是「非常高」。

問：我沒有太多不動產，所以不需要信託，這是有錢人才要做的事，不是嗎？

答：錯，不是特別有錢的人才需要這麼做，任何名下有財產和資產——包括不動產和銀行存款——的人，都應該立遺囑或信託。如果你擁有龐大資產，理想情況是你在活著時便立好生前信託，也就是將你的所有資產合併，設立信託，以避免身後的家人得花大量時間和金錢，經由法院認證程序來分配遺產。設立信託時，你必須決定一旦你失去處理能力時，你的資產要如何分配，同時選定幫你執行指令的受託人和備用的後續受託人。生前信託和遺囑通常是一起擬定的。沒有準備好這些文件的代價，依你所住的地方而異。在某些州，沒有遺囑和信託可能會讓你的受益人以及你的遺產損失慘重。遺囑認證的費用、律師的費用，以及對資產分配有異議的家庭成員，有可能讓你賠上全部的房地產。

不斷溝通

其實不是只有那些擔心罹患失智症的人，我們每個人都應該完成這些文件。南希的父親過世前沒有立遺囑或信託，以致於她和兄弟姊妹間為了安排照顧患有中期阿茲海默症、無法獨立生活和做決定（正式名稱為缺乏「法律行為能力」）的母親，而爭論不休。先前沒有任何規畫，所以大家對怎麼做對母親最好無法達成共識。其中一個人認為，母親應該住到專門照顧失智者的輔助生活中心。另一個人則表示不管花費多高，都堅持母親應該住在家，必要的話就請二十四小時的看護。老三覺得每個提議都有好有壞，無法做選擇。爭議愈多愈久，戰況愈來愈激烈，母親也一路受折磨。最後，其中一個人向法院遞交了請願書，要求一位監護人介入擔任領導。這種情形不常見，但是在美國，當家庭成員一直無法決定如何處理一個人的法律、財務或醫療照護決定時，可以請法院介入處理。

這不是理想的解決方法，當中涉及法律程序、額外的費用和律師，另外家庭成員

6 Ensocare, "The High Cost of Forgoing Advance Directives," June 15, 2017, www.ensocare.com/knowledge-center/the-high-cost-of-forgoing-advance-directives.

7 Ibid.

可能失控，或是無法決定監護人人選，以及未來的事應該怎麼進行。每一個州在這方面有各自的家庭法法規，但多充滿問題且欠缺監督，使得監護人的不道德行為層出不窮。根據信託監管機構和家庭律師的觀察，認知障礙加上家庭成員間的爭執，對當事人特別不利。全國各地都有大批房地產經過這個操作就不見了的故事，失智症老人被當成獵物，財物被剝奪的故事時有所聞。監護人的工作確實是在保護資產和個人，但是他們的權力之大，讓他們不但可以替當事人做所有醫療決定，還能決定如何處理他們的資產，甚至居住的地方——完全不需要顧慮家人的考量和期望。監護人通常同時擔任受託人，這使得他們的權力再度擴大。一旦監護人和不動產扯上關係，沒有經過艱鉅而昂貴的法庭審理，很難終止或否決他們的保管或監護。這些程序非常消耗精神，對那些既要照顧失智症患者、又得面對彼此爭吵帶來的壓力的家人，更是情何以堪。

避免由法院指定監護人最好的方法，就是盡早且經常與家庭成員坦誠溝通。把這件事當成首要任務，看完這本書後立刻去做。把你的遺囑和信託都準備好。我知道這樣的溝通對某些家庭有困難，失智症會讓問題變得更複雜，但這是必須做的事。安排一個家庭會議，必要的話，邀請一位家人信得過的好友參加。如果沒辦法在一次會議搞定，就多開幾次會。如果有人沒辦法到場，就利用視訊確保所有成員都能參與。

照顧者——隱形的第二位病人

這裡有個乍看之下難以置信的數據：照顧失智症患者的配偶，罹患失智症的機率高達一般人的六倍。事實上，任何照顧失智親人的人，罹患失智症的風險都會提高〔8〕。我們稱這些人為「隱形的第二位病人」。這個事實幾近諷刺而殘忍，但是想想這當中的互動情形就不難理解。這些配偶與患者的結婚時間平均是三十年，現在夫妻倆共有的生活突然有了天翻地覆的改變，而且隨著改變而來的是壓力、孤單、抑鬱和活動限制。專注於照顧病人的代價，就是自己的生活品質變差。就像我一再聽到的，目睹配偶在自己的照顧與陪伴下，病情依舊每況愈下，於是產生了一種沉重的無力感。

媒體上每天都有人提及毒性壓力（toxic stress）〔9〕對身體帶來的生物影響——或許是緩緩發酵的破壞性慢性發炎，又或是壓力荷爾蒙皮質醇隨時間累積造成的生物性傷害。我曾經報導過毒性壓力的弊端，指出在收入懸殊而貧富差距大的社區中，較弱勢的一方普遍對未來不感樂觀，這樣的嚴重焦慮狀態可能會造成依賴毒品和自殺，死於

8 Maria C. Norton, Ken R. Smith, Truls Ostbye et al., "Greater Risk of Dementia When Spouse Has Dementia? The Cache County Study," *Journal of the American Geriatric Society* 58, no. 5 (2010): 895–900.

9 譯註：毒性壓力是指巨大而難以承受的壓力。

心血管疾病和中風的機率也比較高。但是我們不太注意到，照顧者往往也承受著相同的毒性壓力，擔負著相同的心理與生理後果。他們罹患失智症的風險較高，有一部分也是來自相同的原因：慢性發炎對身體（包括大腦在內）帶來破壞。照顧者不只罹患失智症的風險比較高，他們得到任何與慢性發炎相關疾病的機率都提高了；而所有已知的退化性疾病，包括心臟病和癌症在內，都和慢性發炎有關。

提到失智症，我們通常會認為它是某種程度的「健忘」，不太會想到失智症帶來的其他症狀，像是易怒、躁動、情緒不定、幻覺、冷漠、睡眠障礙、尿失禁和走失等棘手的狀況，特別是對照顧者而言。這些失智症狀帶來的挑戰，是患者被安置在輔助生活中心或安養中心的主因，照顧這樣的患者不容易，壓力更是大。當過父母的應該都清楚記得孩子還是嬰兒，尚未養成規律睡眠習慣時，那些想要好好睡一覺都難的夜晚。但至少我們知道那樣的日子會結束，孩子很快就會長大，就會有穩定的睡眠模式。現在想像一下，如果要照顧的是一名永遠無法維持正常睡眠規律的成人，會是什麼情形。他的睡眠時間晝夜不分，毫無規律，大家在睡覺時他卻頻繁的下床。吃東西、上廁所，甚至走路都成問題（大小便失禁也是患者被安置在安養中心的主要原因）。另外，患者的性格也可能因生病轉變。原本刻薄的人可能因為失智而變得溫柔可愛。原本慈祥、隨和而好相處的人，可能變得愛與人爭吵、缺少社交禮節，三不五時就情緒爆發，愈來愈難以相處。這讓照顧者如履薄冰，永遠不知道患者下一秒鐘會是什麼樣子。這些行為會持續惡化，那些遊蕩的夜晚或幻覺，很快就會讓人難以消受或應付不來。很不幸的，我們無法預測哪些人會出現這些棘手的行為和症狀，而這些症狀也會隨著患者的病程、還有受影響的大腦部位改變而不同。

疾病初期，認知只有輕微障礙，患者知道發生了什麼事，所以會焦慮、生氣、衝動，還可能引發輕度憂鬱症。二十%的阿茲海默症患者到了傍晚，會有困惑、焦慮、不安和躁動的情形，稱為日落症候群（sundowning或sundowner's syndrome）。晚期一點，患者因為失智情形變嚴重，比較感覺不到自己的情緒變化，可能會開始出現妄想或幻覺。這些情形目前還沒有有效的治療方法，有些研究也認為抗精神病藥物會提高失智症患者的死亡風險。除了疾病本身的治療，目前也有研究在針對這些破壞性的症狀研發藥物，甚至非藥物的治療方法，像是利用光對身體睡眠覺醒週期的影響，來調整失智症患者的睡眠模式，藉以改善他們的情緒和行為。

問：我媽媽有妄想和幻覺，她指控我各種不是，包括偷東西，甚至殺人。這正常嗎？我該怎麼做？

答：中期到晚期的阿茲海默症患者可能會出現妄想或幻覺。這兩種情況並不相同。妄想是對沒有發生過的事堅信不已，像是懷疑別人偷竊就是一種多疑妄想（suspicious delusion）；我們有時也稱它為偏執狂。幻覺則是錯誤感知與理解某件事或某個東西。阿茲海默症患者可能會看見、聞到、嘗到、聽到或感覺到不存在的東西。照顧者應該將患者的妄想或幻覺行為盡可能仔細的記錄下來，並告知醫生。親身經歷這些事可能會讓患者深感不安，因而有自我傷害或傷害照顧者的傾向。醫生可以根據特定症狀和失智症的發展階段，提供治療選項。

別忘了你自己——給照顧者的話

照顧失智症的親人必須家庭成員和親友們團隊合作。但是對於主要照顧者（總會有這麼個人），最重要的是照顧病人之外，別忘了照顧自己。注意自己的飲食、規律運動，參與有益身心的活動、花些時間和家人朋友相處，並且讓自己有喘息的時間——一天中安插幾次短暫的休息（五分鐘也好），每個星期或每個月安排較長的休息。本書第二部的〈計畫一〉是為所有人設計的——不管你是照顧患者的人、等待親人確診的人，或是自己正在步向嚴重認知衰退的人都適用。把自己排入你的待辦事項。

如果你在照顧患者之外，還有全職或兼職的工作，要特別留意自己的時間安排、體力、情緒和個人需求。你有極高的倦怠風險，倒不是你承受不起照顧病人的壓力，更多的時候是因為你忽略了自己的情緒、身體和心靈健康。我再強調一次，請把自己列入待辦事項，留意自己的身體症狀。或許一開始不覺得有問題，但是你不會知道這麼蠟燭兩頭燒能維持多久。這條艱辛的道路可能很漫長，如果照顧者持續忽略對自己的照顧，等發現自己累垮時，往往已經病了。

別不好意思請別人幫助你，或是幫助生病的親人。跟你的兄弟姊妹或周遭能協助你的人談一談。我見過許多人因為太晚開口，最後自己也病了，而且病情跟失智親人相比有過之而無不及。我遇過一個悲慘的例子，太太在照顧患有嚴重失智症的先生時，心臟病發作走了。她不想給其他人帶來「負擔」或造成「麻煩」，於是自己攬下所有事情。我不禁要想，如果她多照顧自己一點，現在是不是還活得好好的？

選擇自己照顧生病的親人可能出於幾種動機，可能是愛，也可能是罪惡感或責任感。確定自己的動機，在挑戰特別大時提醒自己這麼做的初衷。除了文化傳統和社會壓力，在很少數的情況下，動機可能是貪婪。很多人告訴我，他們因為在這個生命階段照顧生病的親人，精神層面獲得很大的滿足。我一點也不感到意外。然而，動機如果是來自負面的力量，例如責任感、罪惡感或社會壓力，會讓照顧者厭惡自己扮演的角色，因而比正向動機的人承受更多心理壓力。用正面角度看待自身角色的人，比較不覺得承受重擔，他們的健康情形和人際關係較好，照顧患者的過程較容易獲得滿足，也較能感受到社會的支持。

照顧者面對的事情中最困難的是「否認」，至少一開始是這樣的。接受父母、配偶或其他親人罹患阿茲海默症這樣令人害怕且致命的疾病，不是件容易的事。在學校讀書時，沒有人教我們這一點。即使在醫學院，也沒有人告訴我們家人得知如此殘忍的確診時，應該如何調適心理。執業這些年，我從面對絕望的病患家屬身上學了很多，也陪我的父母和外公走過這段路。這從不是件容易的事。這樣的確診讓人不願意相信，難以接受。你的生活可能已經因為各種責任忙得不可開交，現在又多了個幾乎全天候的工作。一開始拒絕接受其實是健康的應對機制，它提供了緩衝的機會，讓人慢慢適應新的現實，接受這個難處。但你不能永遠拒絕相信，特別是接下來還有許多決定和計畫需要你去執行時。如果你一直無法面對這個事實，建議你尋求治療師的專業協助。這樣的診斷結果可能對自信心帶來極大的打擊，治療師能幫助你重新整理思緒，讓你擁有向前邁進所需的信心。

罪惡感是許多人在一開始會出現的另一種情緒，它會隨著你拒絕接受事實而高漲。你怪自己沒有早點看出徵兆，質疑自己為什麼沒看到它們。如果你早一點帶家人去看醫生、讓他早點接受治療，情況會不會比較好呢？這些情緒很常見，但我要再說一次，照顧好你自己的情緒、心理和生理健康非常重要。你可以多了解這方面的知識和資源，認識一些有類似狀況的照顧者。

我必須一再強調：請建立你的支持網絡，尋求協助，為未來做規畫的同時隨需求調整計畫，學習接受不確定性。阿茲海默症是一種捉摸不定、無法預測的疾病，而且夾雜著多種情緒——焦慮、恐懼、難過、抑鬱、憤怒、挫折和憂傷。留意你的感受，適時回應自己的需求。別忘了，每個病人的情況差別可以很大，進程速度也因人而異，所以別在跟別人比較後，發現自己的處境比另一個照顧者糟而怪罪自己。對自己好一點，要知道你接受的是一份最具挑戰的事。美國退休人協會和阿茲海默症協會都提供了照顧者各種照護選項、不同階段的護理重點、各種支持，以及經濟和法律上的規畫。這些網站還提供了許多處理複雜狀況的策略，這些都不是我們可以事先做好萬全準備，等著派上用場的。遇到一個人的行為舉止異常或難以預測時，確實有最理想的處理方式。但由於事情變化迅速，我們很難隨時注意到病人是否舒適或有什麼需求。遇到異常棘手的狀況時，更讓人不知道如何是好。例如病人不斷重複說同一個字、講同樣的話或做同樣的動作時，應該怎麼處理？這種行為在疾病晚期很常見，這是因為病人想在大腦持續衰退的過程中，尋求熟悉和安心的感覺。除了保持冷靜和耐心，你也可以試著轉移病人的注意力，來打破這種重複性的行為。阿茲海默症協會的網站上，提供了一些支持團體的信息交流連結，讓大家可以彼此分享心得。你分享的經驗也會幫到他人。不管在家庭層級或世界層級，我們都需要團隊合作。

照顧者的最終目標，是幫助失智的病人好好生活。這是個吃重、報酬低，而且不太被感激的工作。我不知道有沒有所謂真正的平衡，但是我認為維持平衡是扮演好這個角色最重要的事。

到了某個時間點，你可能會發現自己無法繼續勝任主要照顧者的角色了。這時候不要排斥重新安排照護病人的模式，讓自己卸下獨當一面的責任。你可以求助於訓練有素、專門照顧失智症患者的專業人員，他們會帶著尊重，以維護病人尊嚴的方式照顧病人。不要讓自己像是被綑綁一樣，或是產生憎惡的念頭。你只需要做到你做得到的事就夠了。寫日記記下自己的感受或許會有幫助。記下你的經驗，為這段旅程留下紀錄。

結論　樂觀的未來
Conclusion: The Bright Future

在事發的許久以前，未來便已來到我們中間，試圖改變自己的未來。

——奧地利詩人萊納・瑪利亞・里爾克（Rainer Maria Rilke）

我答應過要給這本書一個樂觀的結局。從我這麼說到你讀到這句話中間，已經又有數千篇和阿茲海默症相關的論文發表了。在尋找更好的治療和治癒方法上，我們從不缺少熱情和動力。二〇一九年，新墨西哥大學的科學家在小鼠身上注射以tau蛋白為標靶的病毒樣顆粒，這會讓小鼠產生能將異常tau蛋白從大腦的學習和記憶區移除的抗體。這個實驗讓阿茲海默症的疫苗研究再現曙光，但是否能在人體產生抗失智效果還有待證實。

另一個團隊則致力於研究「內體抗體疫苗」（endobody vaccines）——這種疫苗會促使免疫系統去對抗原本被免疫系統無視的體內功能失調。內體抗體疫苗不同於一般用來抵抗體外細菌或病毒所引起的疾病（像是流感或麻疹等）的疫苗，它可以在不引起發炎反應的情況下，讓身體產生清除β類澱粉蛋白斑塊的抗體反應。目前研究人員正以臨床試驗確認這類疫苗是否能改善認知和記憶，但恐怕還得過幾年才能得到結果。還有一個來自耶魯大學的團隊表示，「含有設計分子（designer molecules）的雞尾酒飲料」可以讓用基因工程引發阿茲海默症的小鼠恢復記憶。究竟這是科幻小說，還是具有潛力的治療方法，只能等待未來的研究結果揭曉。未來的研究還可能為我們終止各種大腦相關疾病，包括憂鬱症、焦慮症、躁鬱症和思覺失調等心理疾病，還有帕金森氏症、漸凍人等神經退化性疾病。雖然這些疾病都很獨特，但是我有預感，治療或治癒了其中任何一種疾病，都會讓我們對大腦科學有更深的了解，例如研究憂鬱症會幫助我們更了解阿茲海默症。醫學領域裡有太多不可思議的交互關係，我們要做的就是找出這些關聯。

我對將來我們會如何解讀阿茲海默症這樣複雜的疾病，以及會發展出什麼樣的治療方法，非常期待。新療法就在不遠之處，或許有一天連「失智」這字眼都會被我們遺忘。我也認為患者如果能控制住病情繼續生活，稱他們為失智症患者是不公平的。將來談及退化性大腦疾病時，我們用的會是全新的詞彙，討論的內容會是可靠的預防措施和治療症狀的新方法。預防和治療大腦疾病不再被簡化成單一行動，而是多管齊下的操作，內容包含調整生活型態、改變日常習慣，到藥物和基因療法等一系列的措施。

我希望我給的訊息足以讓你打造一個健康有活力的大腦。目前處於青少年的孩子，大概會是將人類壽命推向極限的第一代——健康而長壽的活到九十多歲，甚至更久。因著醫療的個人化，以及新藥物和新療法帶來的革命性與民主化醫學，我們正處於邁向物種演化的轉捩點。改變的速度只會愈來愈快。想像一下，將來只要以智慧型手機或iPad掃描視網膜，就能得知哪些分子混合物或生物製劑可以清除你大腦中的可疑蛋白質，修復突觸並提高認知能力。或是由機器人在正確時間點提供正確的療法，就能增進大腦處理訊息的速度，而且沒有任何副作用。再過不久，我們就可以窺入大腦，看看究竟是哪裡出了問題，手上同時握有解決這些問題的各種化學分子或天然植物。一些良好習慣，像是多吃蔬菜、多運動是永遠不會錯的，擁有這些不退流行的好習慣，再加上未來這些新項目，我們將過上最美好的生活——一個我們想要記住、而且記得住的生活。永遠的清晰敏銳。

致謝
Acknowledgments

謝謝那些每天早晨起床都深信疾病不是命定，年老不一定要伴隨記憶喪失，每個人都可以擁有更好的大腦的科學家們，他們激發了我寫這本書的靈感。過去二十年，我在大型會議、實驗室或這些科學家的住所與他們交談。他們跟我分享科學上的發現，也更深入的告訴我他們選擇研究大腦的個人原因。他們說服我有一天失智症將成為歷史，原本健康的大腦也能變得更好、更有韌性。感謝你們不吝分享，讓任何人都能獲得這些關於大腦的重要知識。

Priscilla Painton，雖然你的職稱是執行編輯，但是它完全不足以描述你在這本書扮演的角色。從一開始，你就擁有清楚的目標，你提供的協助遠遠超過我的預期，你的評論和見解總是切中要點，可以隨時掌握這本書的方向。我很幸運有個非常投入的專業團隊一起來完成這本書，合作的過程讓我們逐漸變得像家人一樣。謝謝Richard Rhorer、Julia Prosser、Elizabeth Gay、Elise Ringo、Yvette Grant、Carly Loman、Jackie

Seow、Lisa Erwin、Marie Florio、Hana Park，以及回覆電子郵件最迅速的紀錄保持人、而且總是帶著笑臉做這件事的Megan Hogan。

Jonathan Karp，你是紳士和學者的典範。打從我們第一次在你的辦公室見面，從幹細胞聊到了斯史普林斯汀（Bruce Springsteen），我就知道我的合作對象是個真正關心這個世界的人。謝謝你相信我，也相信這本書。

Bob Barnett是世界知名的律師，曾經擔任多位總統和教宗的版權代理人。但是你絕對不知道他有多麼謙遜和勤奮。他答應協助我的事業的那天，是我人生中最美好的日子之一。他的引導非常具有先見之明。

我和我的夥伴和朋友Kristin Loberg間的合作非常特別。我很慶幸有Kristin這麼一位心靈契合的人，她總是知道我要說什麼，而且能清楚的把我的意思表達出來。她是捉刀的高手，簡單的說，沒有她就沒有這本書。

FOCUS 25

大腦韌性 高齡化時代最重要的健康資產

KEEP SHARP Build a Better Brain at Any Age

作　　者　桑賈伊・古普塔（Sanjay Gupta）
譯　　者　張瓊懿
責任編輯　林慧雯
封面設計　萬勝安

編輯出版　行路／遠足文化事業股份有限公司
總 編 輯　林慧雯
社　　長　郭重興
發行人兼出版總監　曾大福
發　　行　遠足文化事業股份有限公司
23141新北市新店區民權路108之4號8樓
代表號：（02）2218-1417　客服專線：0800-221-029　傳真：（02）8667-1065
郵政劃撥帳號：19504465　戶名：遠足文化事業股份有限公司
歡迎團體訂購，另有優惠，請洽業務部（02）2218-1417分機1124、1135
法律顧問　華洋法律事務所　蘇文生律師
特別聲明　本書中的言論內容不代表本公司／出版集團的立場及意見，由作者自行承擔文責。

印　　製　韋懋實業有限公司
初版一刷　2021年7月

定　　價　480元

國家圖書館預行編目資料

大腦韌性：高齡化時代最重要的健康資產
桑賈伊・古普塔（Sanjay Gupta）著；張瓊懿譯
一初版一新北市：行路出版，
遠足文化事業股份有限公司發行，2021.07
面；公分
譯自：Keep Sharp: Build a Better Brain at Any Age
ISBN 978-986-06129-4-3（平裝）
1.健腦法　2.腦部　3.神經生理學
411.19　110006284